Fortbildung Osteologie

Klaus M. Peters

Dietmar Pierre König

Andreas Roth

(*Hrsg.*)

Fortbildung Osteologie 4

Mit 118 Farb- und Schwarzweiß-Abbildungen

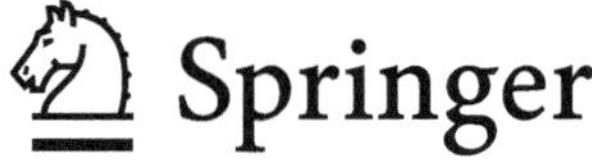

Springer

Klaus M. Peters
Dr. Becker Rhein-Sieg-Klinik
Nümbrecht, Germany

Dietmar Pierre König
Rheinische Klinik für Orthopädie Viersen
Viersen, Germany

Andreas Roth
Universität Leipzig
Leipzig, Germany

Fortbildung Osteologie
ISBN 978-3-662-52747-4   ISBN 978-3-662-52748-1 (eBook)
https://doi.org/10.1007/978-3-662-52748-1

Die Deutsche Nationalbibliothek verzeichnet diese Publikation in der Deutschen Nationalbibliografie; detaillierte bibliografische Daten sind im Internet über http://dnb.d-nb.de abrufbar.

Umschlaggestaltung: deblik Berlin
Zeichnungen: Birgit Brühmüller, Waghäusel

Springer ist ein Imprint der eingetragenen Gesellschaft Springer-Verlag GmbH, DE
und ist ein Teil von Springer Nature
Die Anschrift der Gesellschaft ist: Heidelberger Platz 3, 14197 Berlin, Germany

Vorwort

Die Osteologie als dynamisches, interdisziplinäres Fach hat sich in den letzten Jahren erheblich weiterentwickelt. Eine S3-Leitlinie zur Diagnostik und Therapie der aseptischen Femurkopfnekrose ist erschienen, die erneute Aktualisierung der S3-Osteoporoseleitlinie des Dachverbandes Osteologie (DVO) ist abgeschlossen; ihre Veröffentlichung steht unmittelbar bevor. Die ersten Fracture-Liaison-Services sind in Deutschland entstanden, um die Versorgung der Osteoporosepatienten zu verbessern.

Neue Medikamente, nicht nur zur Behandlung der Osteoporose, sind für die Osteologen verfügbar oder stehen kurz vor der Zulassung: z. B. Asfotase alfa zur Behandlung der Hypophosphatasie, der Sklerostinantikörper Romosozumab und das Hormon-Analogon Abaloparatid als neue osteoanabole Therapien gegen Osteoporose, sowie einige andere mehr.

Parallel dazu hat der DVO auch die Qualifizierung zum „Osteologen DVO" auf eine breitere Basis gestellt. Dadurch wird ein Einstieg in die Qualifizierung jetzt auch für Interessenten möglich, die noch keine abgeschlossene Facharztausbildung haben.

Für diesen vierten Band der Reihe „Fortbildung Osteologie" haben wir Themen als Schwerpunkte gewählt, die in den drei vorigen Bänden bisher nicht zum Zuge kamen oder bei denen es relevante Innovationen gibt: Supportive Methoden zur Knochenheilung, Diagnostik und interdisziplinäre Therapie von Knochenmarkmetastasen, Verkalkungen und Ossifikationen, Enthesiopathien und Kleinwuchs sowie die Begutachtung osteoporotischer Frakturen.

Für die Realisierung des Bandes IV danken wir ganz herzlich dem Springer-Verlag, insbesondere Frau Barbara Knüchel und Frau Antje Lenzen, sowie Frau Michaela Mallwitz als Lektorin.

Klaus M. Peters
Dietmar Pierre König
Andreas Roth
Nümbrecht, Viersen und Leipzig im Februar 2018

Inhaltsverzeichnis

Uwe Maus, Thomas Vetter, Oliver Semler, Christine Hofmann, Klaus M. Peters,
Andreas Roth, André Sachse

Mitarbeiterverzeichnis

Arbab, Dariusch, Dr. med.
Orthopädische Klinik
Klinikum Dortmund
Dortmund

Best, Norman, Dr. med.
Institut für Physiotherapie
Universitätsklinikum Jena
Jena

Eberhardt, Christian, Priv.-Doz. Dr. med.
Orthopädie und Unfallchirurgie
Asklepios Klinik
Langen

Engelhardt, Martin, Prof. Dr. med.
Klinik für Unfall- und Handchirurgie
Klinikum Osnabrück
Osnabrück

Fakler, Johannes, Dr. med.
Klinik für Orthopädie, Unfallchirurgie
und Plastische Chirurgie
Universitätsklinikum Leipzig
Leipzig

**Fassbender, Walter Josef,
Prof. Dr. med. M.Sc.**
Medizinische Laboratorien Dr. F. Kaeppeli AG
medica Zürich
Schweiz

Fischer, Rainer, Pastor Dr.
Krankenhaus- und Altenheimseelsorger
Evangelisches Krankenhaus
Bergisch Gladbach

Goost, Hans, Dr. med.
Unfallchirurgie und Orthopädie
Kreiskrankenhaus Wermelskirchen GmbH
Wermelskirchen

Haversath, Marcel, Dr. med.
Klinik für Orthopädie und Unfallchirurgie
Universitätsklinikum Essen
Essen

Hofmann, Christine, Priv.-Doz. Dr. med.
Kinderklinik der Bayerischen Julius-Maximilians-
Universität
Pädiatrische Rheumatologie und Osteologie
Universitätsklinikum Würzburg
Würzburg

Jäger, Marcus, Prof. Dr. med.
Klinik für Orthopädie und Unfallchirurgie
Universitätsklinikum Essen
Essen

König, Dietmar Pierre, Prof. Dr. med.
Klinik für Orthopädie
LVR-Klinik
Viersen

Kurth, Andreas A., Prof. Dr. med.
Abteilung für Orthopädie und Unfallchirurgie
Zentrum für Knochengesundheit
Berlin-Brandenburg
Asklepios Klinik Birkenwerder
Birkenwerder

Magosch, Petra, Dr. med.
Orthopädie und Unfallchirurgie
ATOS Klinik Heidelberg
Heidelberg

Maus, Uwe Martin, Prof. Dr. med.
Universitätsklinik für Orthopädie und
Unfallchirurgie
Pius-Hospital Oldenburg
Oldenburg

Müller, Mark

Niedhart, Christopher, Prof. Dr. med.
Facharzt für Orthopädie
Heinsberg

Nöth, Ulrich, Prof. Dr. med.
Krankenhausbetriebs gGmbH
Evangelisches Waldkrankenhaus Spandau
Berlin

Peters, Klaus M., Prof. Dr. med.
Orthopädie und Osteologie
Dr. Becker Rhein-Sieg-Klinik
Nümbrecht

Placzek, Richard, Prof. Dr. med.
Klinik und Poliklinik für Orthopädie
und Unfallchirurgie
Universitätsklinikum Bonn
Bonn

Rader, Christof, Prof. Dr. med.
Franziskushospital
Praxisklinik Orthopädie
Aachen

Randau, Thomas, Dr. med.
Klinik und Poliklinik für Orthopädie
und Unfallchirurgie
Universitätsklinikum Bonn
Bonn

Rolf, Olaf, PD Dr. med.
Franziskus-Hospital Harderberg
Klinik für Orthopädie und Unfallchirurgie
Georgsmarienhütte

Rompe, Jan-Dirk, Prof. Dr. med.
Gesundheitszentrum Orthopädie Alzey
Alzey

Roth, Andreas, Prof. Dr. med.
Klinik für Orthopädie, Unfallchirurgie
und Plastische Chirurgie,
Bereich Endoprothetik/Orthopädie,
Universität Leipzig
Leipzig

Sachse, André, Dr. med.
Lehrstuhl für Orthopädie
der Friedrich-Schiller-Universität Jena
Orthopädische Klinik am Waldkrankenhaus
Rudolf-Elle
Eisenberg

Schmitz, Christoph, Prof. Dr. med.
Lehrstuhl Anatomie II – Neuroanatomie
Anatomische Anstalt der LMU München
München

Schöffel, Dieter, Dr. med.
Facharzt für Rheumatologie
Mannheim

Schröter[†], Frank, Dr. med.

Semler, J. Oliver, PD Dr. med.
Klinik für Kinder- und Jugendmedizin
Universitätsklinikum Köln
Köln

Skripitz, Ralf, Prof. Dr. med.
Roland Klinik gemeinnützige GmbH
Zentrum für Endoprothetik, Fußchirurgie,
Kinder- und Allgemeine Orthopädie
Bremen

Theis, Christoph, Dr. med.
Orthopädische Universitätsklinik
Friedrichsheim gGmbH
Frankfurt a.M.

Todenhöfer, Tilman, Dr. med.
Klinik für Urologie Tübingen
Eberhard-Karls-Universität Tübingen
Tübingen

Vetter, Thomas, Dr. med.
Orthopädie und Unfallchirurgie
Universitätsmedizin der Johannes Gutenberg-
Universität
Mainz

Walther, Markus, Prof. Dr. med. habil.
Schön-Klinik München Harlaching
Zentrum für Fuß- und Sprunggelenkchirurgie
München

Willmann, Birgit
Unterfrintroper Hausarztzentrum
Essen

Zimmermann, Gerald, Prof. Dr. med.
Klinik für Unfallchirurgie
Theresienkrankenhaus und
St. Hedwig Klinik GmbH
Mannheim

Begutachtung osteoporotischer Frakturen

Christopher Niedhart, Frank Schröter[†], Klaus M. Peters,
Walter Josef Fassbender, Birgit Willmann, Dieter Schöffel

© Springer-Verlag GmbH Deutschland, ein Teil von Springer Nature 2018
K. M. Peters et al. (Hrsg.), *Fortbildung Osteologie 4*, Fortbildung Osteologie
https://doi.org/10.1007/978-3-662-52748-1_1

1.1 Differenzierung traumatische versus osteoporotische Wirbelkörperfraktur

Christopher Niedhart

Die Unterscheidung Osteoporose-bedingte atraumatische Fraktur versus traumatische Wirbelkörperfraktur ist unter zwei Gesichtspunkten relevant:

- Bei Feststellung einer Deformierung eines Wirbelkörpers im Röntgenbild muss entschieden werden, ob es sich überhaupt um eine Fraktur handelt oder um eine Deformierung anderer Genese. Im Falle einer radiologisch nachgewiesenen Fraktur ist hinsichtlich der Unterscheidung manifeste oder nicht manifeste Osteoporose wichtig, ob eine per Zufallsbefund im Röntgenbild festgestellte Fraktur einer alten osteoporotischen Fraktur entspricht oder einer Jahrzehnte zurückliegenden Wirbelkörperfraktur bei adäquatem Trauma.
- Im Rahmen der gutachterlichen Tätigkeit ist bei der Beurteilung von Wirbelkörperfrakturen eine Entscheidung zur Kausalitätsprüfung, Feststellung einer Vorschädigung, gegebenenfalls anteiligen Anerkennung und Feststellung des entstandenen Schadens notwendig.

Bei bestehender Osteoporose finden sich nicht selten Frakturen, denen ein Trauma vorausgegangen ist, das am knochengesunden Menschen in der Regel nicht zu einer Fraktur geführt hätte. Diese Fälle müssen individuell differenziert werden.

Die Festlegung der Therapiebedürftigkeit bei Osteoporose erfolgt in erster Linie anhand der Knochendichte und der vorhandenen Risikofaktoren nach den Leitlinien des DVO. Zur Einschätzung des Risikos hinsichtlich der Entwicklung weiterer Frakturen ist die Kenntnis vorhandener atraumatischer Frakturen wichtig und insbesondere eine Abgrenzung gegenüber älteren traumatisch bedingten Frakturen notwendig. Das Risiko für weitere Frakturen korreliert sowohl mit der Anzahl als auch dem

Schweregrad vorbestehender Wirbelkörperfrakturen. Dies gilt sowohl für klinisch manifeste Wirbelkörperfrakturen als auch radiologische Zufallsbefunde.

Umstritten ist die Wertigkeit von Wirbelkörperfrakturen 1. Grades nach Genant. Hier stellt sich jedoch die Frage, ob es sich bei im Rahmen der hierzu durchgeführten Studien bei den festgestellten Frakturen 1. Grades tatsächlich um atraumatische, Osteoporose-bedingte Frakturen handelt, oder ob andere Deformationen vorliegen (Ferrar et al. 2012).

Im Rahmen der Abklärung der Therapiebedürftigkeit bei Osteoporose empfiehlt die Leitlinie (Dachverband Osteologie 2017) eine bildgebende Diagnostik der Wirbelsäule in folgenden Situationen:

- Akute, neu aufgetretene starke und oder unverändert über Tage anhaltende umschriebene Rückenschmerzen zum Ausschluss einer akuten Fraktur.
- Chronische Rückenschmerzen, die bisher nicht abgeklärt worden sind.

Bei mehr als einem klinischen Risikofaktor (s. Übersicht) für Wirbelkörperfrakturen ist eine Röntgendiagnostik ebenfalls überlegenswert (Gunnes et al. 1996; Kaptoge et al. 2004).

> **Klinische Risikofaktoren für Wirbelkörperfrakturen**
> - hohes Lebensalter,
> - Größenverluste seit dem 25. Lebensjahr um mehrere Zentimeter oder um mehr als 2 cm bei Verlaufsuntersuchungen,
> - Rippen-Becken-Abstand von weniger als 2 cm,
> - niedrige Knochendichte,
> - periphere Vorfrakturen

Auch die Beurteilung der DXA-Knochendichtemessung gestaltet sich ohne Kenntnis bestehender Frakturen schwierig.

Schwierigkeiten bereitet zusätzlich die Abgrenzung verschiedener Wirbelkörperdeformi-

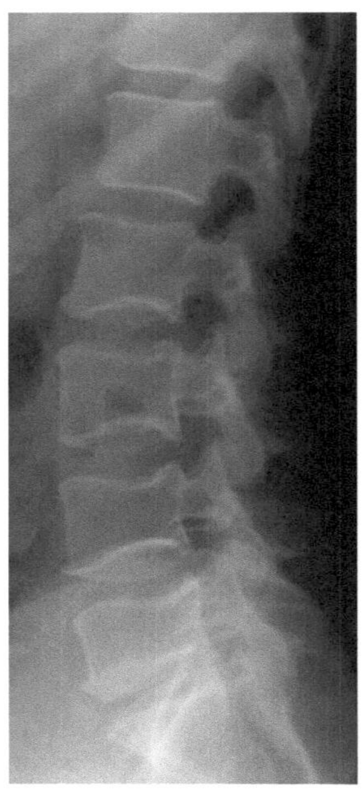

Abb. 1.1 Bild des klassischen „Cupid's bow" bei LWK 3–5 als Abgrenzung zur Fraktur

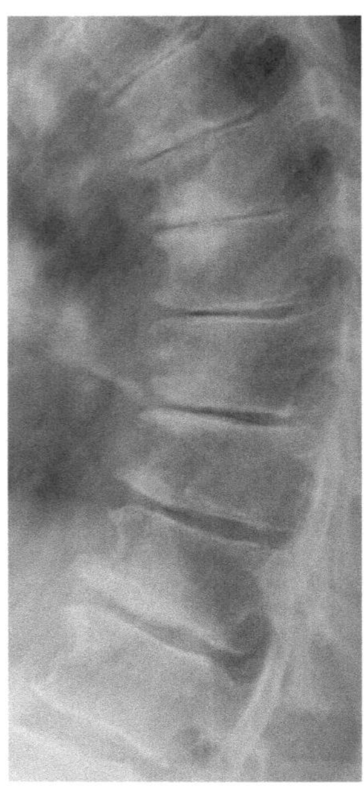

Abb. 1.2 Fortgeschrittene degenerative Veränderungen mit resultierender ventraler Höhenminderung als Abgrenzung zur Fraktur

täten, bei denen es sich nicht zwingend um stattgehabte Frakturen handeln muss.

Eine Wirbelkörperfraktur kann angenommen werden bei Höhenabnahmen der Vorder-, Mittel-, oder Hinterkante eines Wirbels um mehr als 20%, sofern sich diese Deformitäten nicht auf andere erkennbare Ursachen zurückführen lassen (Griffith et al. 2013). Andere Ursachen wie Schmorl-Knötchen im Rahmen eines M. Scheuermann, eine persistierende Corda dorsalis, der sog. „Cupid's bow" (eine Formatypie der Wirbelkörper mit bikonkav eingezogenen Grund- und Deckplatten überwiegend im Bereich des 3.–5. Lendenwirbelkörpers, **Abb. 1.1**) oder Höhenminderungen der Wirbelkörper im Rahmen degenerativer Veränderungen (**Abb. 1.2**) müssen differenzialdiagnostisch berücksichtigt werden.

Wirbelkörperdeformitäten jeglicher Art kommen bei Frauen über 50 Jahren in einer Häufigkeit von etwa 25% vor (Melton et al. 1989, 1993). Davon werden etwa 35% klinisch als Wirbelfrakturen entdeckt (Cooper u. Silman 1992).

Zwar handelt es sich bei jeder Fraktur um eine Deformierung des betroffenen Wirbelkörpers, jedoch ist nicht jede Deformierung eines Wirbelkörpers mit einer Fraktur gleichzusetzen.

Die atraumatische osteoporotische und die traumatische Fraktur unterscheiden sich klar hinsichtlich auftretendem Ereignis und Stabilität des betroffenen Knochens.

1.1.1 Pathophysiologie der osteoporotischen Wirbelkörperfraktur

Die Stabilität der Spongiosa wird prinzipiell von folgenden Faktoren bestimmt:

- 1. Knochenmasse,
- 2. Mikroarchitektur (v. a. Anzahl, Ausrichtung, Vernetzung und Durchmesser der Trabekel),
- 3. Qualität der Knochenmatrix.

Der Wirbelkörper ist überwiegend spongiös aufgebaut. Da der Knochenmasseverlust im

Rahmen der Osteoporose zunächst v. a. die spongiösen Bereiche betrifft, ist der Wirbelkörper hier besonders gefährdet. Die Abnahme der Knochenmasse im trabekulären Bereich führt in der Regel zunächst zu einer Ausdünnung der vorhandenen Elemente, nachfolgend durch die Perforation durch Osteoklasten zur Entfernung der Quertrabekel. Dies resultiert in einer erheblichen Verminderung der Belastungsfähigkeit.

Häufig führt der Verlust der Quertrabekel – falls nicht direkt eine Fraktur eintritt – zu einer reaktiven Verbreiterung der Längstrabekel, ohne dass dies zu einer relevanten Verbesserung der Stabilität führen würde. Die zweidimensional gemessene Knochendichte, z. B. im Rahmen der DXA-Knochendichtemessung, kann aufgrund der Verbreiterung der Längstrabekel durchaus nur eine geringe Minderung der Knochendichte anzeigen, obwohl die Stabilität des Knochens bereits erheblich gemindert ist. Aufgrund der kontinuierlichen Überlastung der noch vorhandenen Strukturen kann es in diesem Bereich zu Stress-/Insuffizienzfrakturen kommen, ohne dass der Knochen in der Lage ist, diese adäquat zu reparieren.

Im Rahmen der kontinuierlichen Umbauvorgänge kommt es zu einer weiteren Schwächung des Knochens, welche zu einem kontinuierlichen Einknicken der Längstrabekel führen kann. Dies führt zur langsam fortschreitenden, in der Regel über einen längeren Zeitraum schmerzhaften Kompressionsfraktur des betroffenen Wirbelkörpers.

Alternativ können bei einem erheblich destabilisierten Knochengerüst bereits minimale Traumata, z. B. das leichte Stolpern über eine Teppichkante oder das feste Hinsetzen auf einen Stuhl, zu einer Wirbelkörperfraktur führen, auch wenn ein solch geringes Trauma am gesunden Knochen niemals eine Fraktur zur Folge gehabt hätte.

Bei Osteoporose-bedingten Frakturen ohne adäquates Trauma handelt es sich aufgrund des oben beschriebenen pathophysiologischen Vorgangs fast vollständig um Kompressionsfrakturen, nicht selten multipel auftretend (◘ Abb. 1.3).

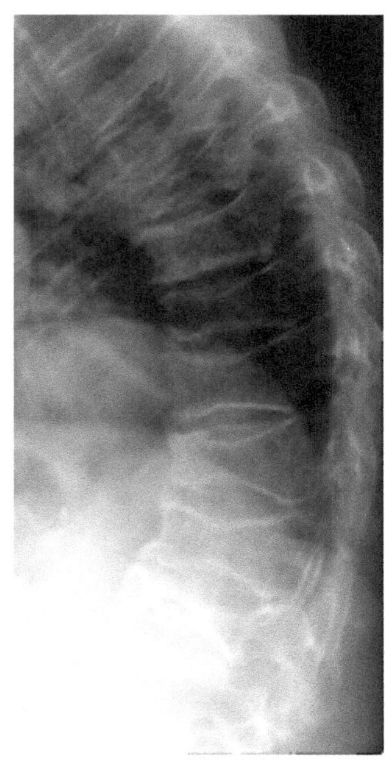

◘ **Abb. 1.3** Vollbild der Osteoporose mit multiplen, unterschiedlich geformten Wirbelkörperfrakturen

Bei der rein atraumatischen Fraktur liegt in der Regel auch keine Beteiligung der Hinterkante vor. Da jedoch spätestens im Rahmen der fortschreitenden Insuffizienzfraktur wenigstens geringe traumatische Einflüsse auf den Wirbelkörper wirken, ist auch in diesen Fällen eine Beteiligung der Hinterkante nicht ausgeschlossen. Im Unterschied zur traumatischen Fraktur finden sich jedoch in der Regel keine Zeichen einer Berstungsfraktur (◘ Abb. 1.4). Im Falle des Vorliegens mehrerer Fragmente ist wenigstens in Teilen von einem traumatischen Geschehen auszugehen (◘ Abb. 1.5).

Auch alle anderen Frakturarten als die reine Kompressionsfraktur, also Flexions-, Distraktions- oder Rotationsverletzungen, lassen in der Regel den Schluss auf eine traumatische Ursache oder wenigstens Mitkomponente zu.

Die Differenzierung der atraumatischen osteoporotischen gegen die eher traumatische Wirbelkörperfraktur erfolgt im akuten Falle über die Schilderung des Unfallhergangs, die Darstellung der Fraktur im Röntgenbild und gegebenenfalls über weiterführende Schichtaufnahmen (CT oder MRT, ◘ Abb. 1.6).

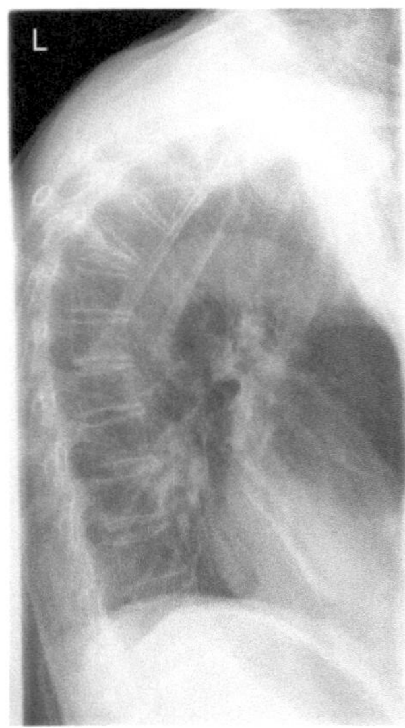

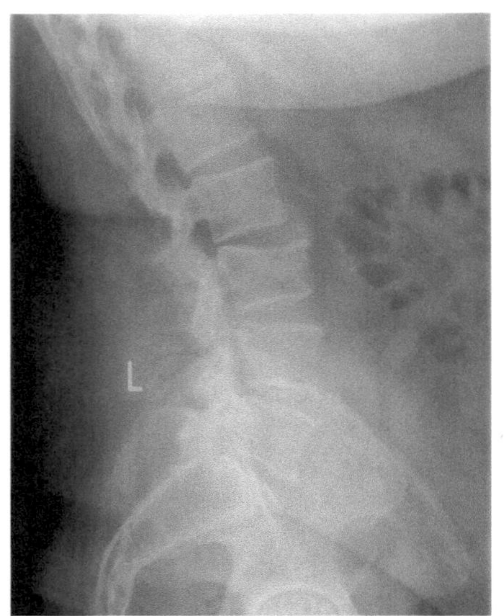

Abb. 1.4 Typische osteoporotische ventrale Kompressionsfraktur

Abb. 1.5 Typische traumatische Fraktur mir Nachweis des nach ventral ausgesprengten Fragmentes

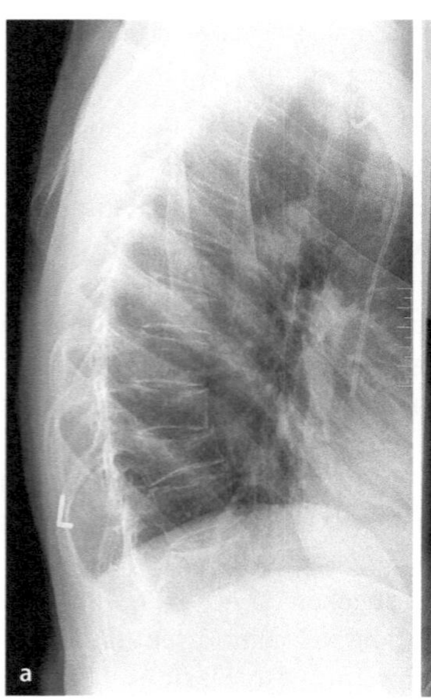

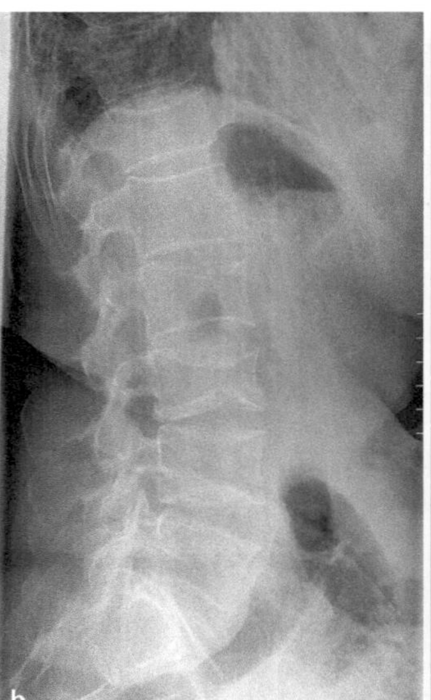

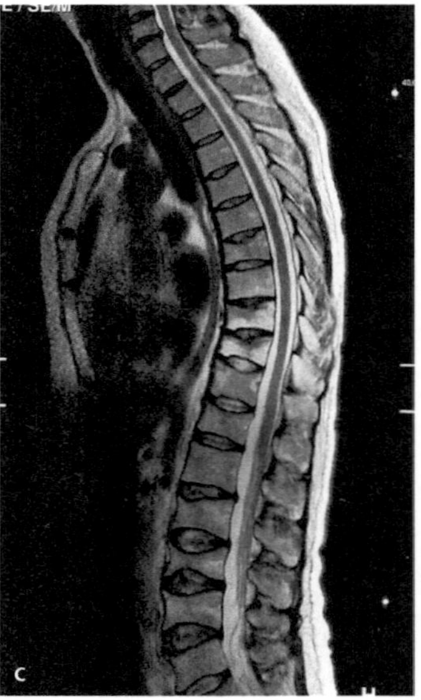

Abb. 1.6a–c Multiple osteoporotische Sinterungsfrakturen. Im Bereich der LWS kaum Knochenmarködem, welches in der BWS als Zeichen der frischeren oder weiterhin instabilen Frakturen nachweisbar ist

Anamnestisch findet sich bei traumatischer Genese immer ein klar definierbares, beschriebenes Trauma. Bei der Osteoporose-assoziierten atraumatischen Fraktur fehlt üblicherweise ein adäquates Trauma. Häufig kann ein eindeutiger, definierter Beschwerdebeginn nicht angegeben werden. Häufig werden Bagatellbelastungen als auslösendes Ereignis genannt.

Bei der klinischen Untersuchung lassen sich in der Regel keine eindeutigen Befunde erheben, die für oder gegen ein traumatisches Ereignis sprechen. Neurologische Ausfälle sind bei der Osteoporose-assoziierten atraumatischen Fraktur zwar selten, jedoch möglich.

Deutlich schwieriger ist der Fall bei der Fragestellung, ob eine per Zufallsbefund im Röntgenbild festgestellte Fraktur eine alte traumatische, gegebenenfalls schon Jahrzehnte zurückliegende Fraktur ist, oder ob es sich um eine asymptomatische atraumatische Wirbelkörperfraktur handelt. Soweit ältere Röntgenaufnahmen der Wirbelsäule zur Verfügung stehen, ist hier eine weitere Differenzierung hinsichtlich des zeitlichen Auftretens möglich. Liegen keine alten Bilder vor, kann versucht werden, über die Form der Wirbelkörperfraktur einen Hinweis auf die Schwere des Traumas zu ziehen. Prinzipiell kann hier festgestellt werden, dass bei Hinweisen auf mehrere Fragmente oder eine ausgeprägte Abstützreaktion eher von einer traumatischen Fraktur auszugehen ist.

Prinzipiell bestehen zwei verschiedene Arten der typischen Osteoporose-assoziierten Fraktur:

- Zum einen der klassische Einbruch der Grund- und/oder Deckplatten bis hin zur Ausbildung der sog. Fischwirbel ohne wesentliche Höhenminderung der Vorder- oder Hinterkante,
- zum anderen die klassische Kompressionsfraktur mit Höhenminderung insbesondere der ventralen Anteile.

Im Bereich der BWS finden sich bei Osteoporose eher Keilwirbel, im Bereich der LWS eher Fischwirbel (Melton 1989).

Bei massiver Osteoporose ist ein vollständiges Einsintern des Wirbelkörpers bis zur Vertebra plana möglich. Im Falle einer Vertebra plana sollten jedoch maligne Ursachen, insbesondere ein Plasmozytom, ausgeschlossen werden.

Bei der klassischen Darstellung eines Fischwirbels ist eine traumatische Genese extrem unwahrscheinlich, im Rahmen der Kompressionsfraktur muss abgewogen werden.

> **Kurzanleitung zur Beurteilung einer Wirbelkörperdeformität**
> - Handelt es sich wirklich um eine Fraktur oder eine Deformierung anderer Genese?
> - Besteht oder bestand ein adäquates Trauma?
> - Bestehen neben der Fraktur Zeichen für eine Osteoporose?
> - Zeigt sich das Bild einer klassisch atraumatischen Fraktur (Fischwirbel), einer typisch traumatischen Fraktur (z. B. Berstungsfraktur, deutliche Höhenminderung) oder zeigt sich ein Mischbild?

1.1.2 Fallbeispiele

Zwei Fallbeispiele sind in ◙ Abb. 1.7 und ◙ Abb. 1.8 dargestellt.

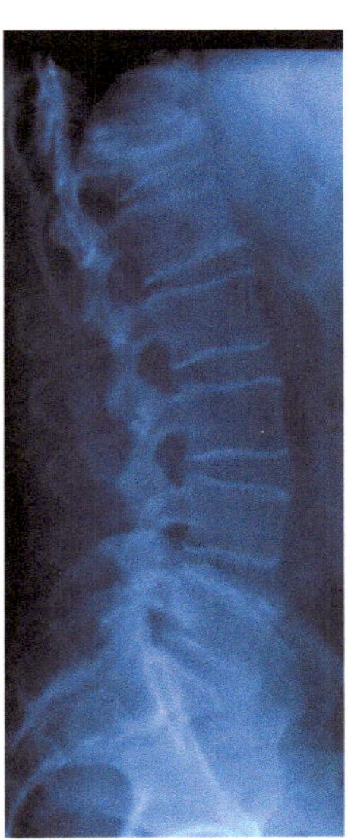

◙ **Abb. 1.7** Fallbeispiel 1: 57 Jahre alter Schlosser, vormals Untertagebau. Bekannte COPD, regelmäßige Einnahme 5 mg Prednisolon oral, bekannte Knochendichteminderung an der LWS: T-Score L1–L4 –2,0, keine vorbestehenden Frakturen. Bei der Renovierung des eigenen Hauses Sturz von der Leiter aus 3 m Höhe auf den Rücken, radiologisch Nachweis einer BWK-12-Fraktur, keine neurologischen Defizite. Hier zeigt sich bei adäquatem Trauma das typische Bild einer traumatisch bedingten Kompressionsfraktur

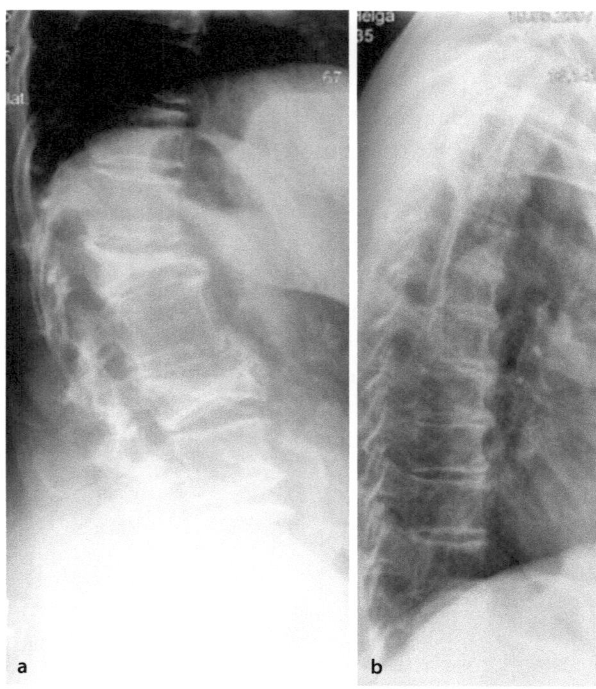

a   b

▣ Abb. 1.8 72 Jahre alte Rentnerin, beim Spazierengehen von großem Hund (45 kg Körpergewicht) von hinten umgeworfen worden. Bekannte Osteoporose mit 3 Jahre alter LWK-1-Fraktur, DXA total hip T-Score −2,8, antiresorptive Therapie. Beurteilung im Rahmen der privaten Unfallversicherung: Klares Unfallereignis im Sinne der PUV, bei Knochengesundem jedoch Fraktur diesen Ausmaßes eher selten. Berücksichtigung des Vorschadens Osteoporose

1.2 Osteoporose der Wirbelsäule – gutachtliche Beurteilung in verschiedenen Rechtsbereichen

Frank Schröter†, Klaus M. Peters

Das Krankheitsbild der Osteoporose hat in den modernen Industriestaaten infolge vielerlei Auswirkungen des modernen Lifestyles (s. a. ▣ Tab. 1.4) eine beachtliche Dimension erreicht. Im Jahr 2009 waren 6,3 Millionen Menschen in der Bundesrepublik Deutschland – dies entspricht etwa 7,5% der Gesamtbevölkerung – an einer Osteoporose erkrankt, davon 5,2 Millionen Frauen und 1,1 Millionen Männer. Pro Jahr sind ca. 885.000 Neuerkrankungen zu verzeichnen. Jede 4. Frau sowie jeder 17. Mann älter als 50 Jahre weisen diese Erkrankung auf. Über die Hälfte der Betroffenen erleidet innerhalb von 4 Jahren nach Diagnosestellung mindestens eine Fraktur (Hadji et al. 2013).

Nach den Daten der Bundesagentur für Arbeit üben in der Bundesrepublik Deutschland derzeit über 40 Millionen Menschen eine berufliche Tätigkeit aus. Selbst wenn man davon ausgeht, dass nur jede 10. Arbeitnehmerin bzw. Arbeitnehmer älter als 50 Jahre ist und in diese Lebensphase sich die Arbeitnehmerschaft zu etwa einem Drittel aus Frauen und 2/3 aus Männern zusammensetzt, würde dies in einer groben Schätzung bedeuten, dass ca. 350.000 berufstätige Frauen und ca. 150.000 berufstätige Männer eine Osteoporose aufweisen und pro Jahr somit mindestens 250.000 berufstätige Personen eine Fraktur erleiden, an der die Osteoporose ursächlich zumindest mitbeteiligt ist.

Bei vielen dieser Fälle wird eine gutachtliche Klärung der Kausalitätsfrage anstehen, die von den gutachtlich tätigen ärztlichen Kollegen kompetent bewältigt werden muss.

Ein ähnliches Problem besteht im Bereich der privaten Unfallversicherung: Bei einem Bestand von 27,3 Millionen Verträgen (2011) mit der PUV ergibt eine sehr vorsichtige Schätzung, dass in mehr als 10.000 Fällen im Jahr eine gutachtliche Überprüfung dahingehend erfolgen muss, inwieweit die vorbestehende Osteoporose an einem Fraktureintritt mitwirkend beteiligt war. Diese unfallfremde Mitwirkung ist in Prozent zu beziffern, was auch heute noch Sachverständige, die nicht mit dem hierzu vorliegenden speziellen Schrifttum vertraut sind, vor ein fast unlösbares Problem stellt.

Neben diesen schwierig zu beurteilenden Kausalitätsfragen ergeben sich auch die Fragestellungen im Berufskrankheitenrecht, nämlich dann, wenn eine anerkannte Berufskrankheit über viele Jahre hinweg mit Glukokortikoiden behandelt wurde und dies zu einer Kortikoid-induzierten Osteoporose geführt hat.

Im Bereich des Schwerbehindertenrechtes wird vom Sachverständigen außerordentlich häufig die Frage zu beantworten sein, welcher Grad der Behinderung (GdB) mit dem in jedem konkreten Einzelfall bestehenden Schweregrad der Osteoporose zu verknüpfen ist. Letztendlich stellt sich auch die Frage, ab welchem Schweregrad Auswirkungen auf die berufliche Leistungsbreite bestehen, wie diese Auswirkungen aussehen und ob damit eine Erwerbsminderungsrente begründbar ist.

1.2.1 Belastungsminderung im Berufsleben

Die Osteoporose führt zu Veränderungen der Knochenmasse und auch der Knochenstruktur, was eine verminderte Knochenfestigkeit nach sich zieht, die die Belastbarkeit z. B. der Wirbelkörper vermindert, was sich mit einem erhöhten Frakturrisiko bemerkbar macht (Roth u. Abendroth 2006). Dabei ist eine Absenkung des T-Scores der Osteodensitometrie bis –1,0 unerheblich, kann auch nicht als Ursache von Rückenbeschwerden angesehen werden und bewirkt keine Leistungsminderung, auch nicht für Berufe mit schweren körperlichen Belastungen.

Auch bei einem T-Score-Wert von –1,0 bis –2,4 (Osteopenie, Stadium 0 der Osteoporose) ergibt sich keine Leistungsminderung, zumindest so lange nicht, wie hiermit keine Wirbelkörpersinterungen verbunden sind. Bei diesem Schweregrad ist auch keine spezifische medikamentöse Therapie nach der aktuellen DVO-Leitlinie erforderlich, außer bei Frauen oberhalb des 75. und Männern oberhalb des 85. Lebensjahres, die jedoch regelhaft nicht mehr beruflichen Belastungen ausgesetzt sind.

Wie sich aus ◘ Tab. 1.1 von Scheibe und Minne (1998) ergibt, wird eine Belastungsminderung erst zu unterstellen sein, wenn das Stadium I der Osteoporose (Knochendichteminderung mit einem T-Score-Wert unterhalb –2,5, jedoch noch ohne Frakturen) erreicht ist.

◘ **Tab. 1.1** Stadieneinteilung der Osteoporose nach Scheibe u. Minne (1998)

Stadium der Erkrankung		Erwerbsbezogenes Leistungsvermögen
Stadium 0	T-Score –1,0 bis –2,4 Keine Frakturen	Keine Leistungsminderung
Stadium I	T–Score ≤ –2,5 Keine Frakturen	Berufe mit Heben und Tragen bis 10 kg möglich
Stadium II	T–Score ≤ –2,5 (wie Stadium I), 1–4 Wirbelkörperfrakturen	Berufe mit Heben und Tragen bis 5 kg möglich Mehrmonatige Arbeitsunfähigkeit bei frischen Frakturen
Stadium III	T–Score ≤ –2,5 (wie Stadium I) mehr als 4 Wirbelkörperfrakturen	Längerdauernde Arbeitsunfähigkeit über 6 Monate oder – ggf. nur zeitweise – Berentung möglich

Dabei handelt es sich um eine präventive Beurteilung zum Schutz der Arbeitnehmerinnen und Arbeitnehmer, da auch in diesem Schweregrad der Osteoporose hieraus resultierende Schmerzempfindungen im Rückenbereich nicht unterstellt werden können.

Nach heutigem Erkenntnisstand wird man mit einer Schmerzentstehung ausgehend von der Osteoporose erst dann rechnen müssen, wenn sich die Statik des Achsenorganes z. B. durch Sinterungen der Abschlussplatten verändert, die vermehrte Kyphose eine höhere kompensatorische Muskelarbeit erfordert, dementsprechend myostatische bzw. myofasziale Beschwerden kaum ausbleiben können. Diese Problematik betrifft umso mehr diejenigen Patientinnen und Patienten, die Sinterungsfrakturen mit gröberen Veränderungen der Wirbelsäulenstatik erleiden.

Ab dem Stadium II der Osteoporose – definiert durch mindestens 1 bis maximal 4 Formveränderungen der Wirbelkörper (◘ Tab. 1.1) – bestehen u. U. erhebliche Beeinträchtigungen der Leistungsbreite, besonders bezüglich des Hebens und Tragens. In Betracht kommt für diesen Personenkreis nur noch eine leichtere berufliche Tätigkeit, die unter Umständen – je nach muskulärer Kompensationsbreite – auch nur noch zeitlich limitiert zumutbar ist.

Im Stadium III der Osteoporose, definiert durch mehr als 4 Wirbelkörperverformungen, wird man in der Regel mit andauernden, insbesondere unter Belastung zunehmenden Rückenschmerzen zu rechnen haben, die wiederholte und auch längerfristige Arbeitsunfähigkeitszeiten nach sich ziehen und relativ häufig in eine zeitlich begrenzte oder auch dauerhafte Berentung einmünden.

Für den Sachverständigen besteht die Verpflichtung einer sorgfältigen Diagnostik, unter Umständen mit Veranlassung einer osteodensitometrischen Untersuchung, sofern diese – gar nicht so selten – bisher nicht durchgeführt wurde. Es bedarf einer sorgfältigen und qualitativ hochwertigen Röntgendiagnostik, um Verformungen der Wirbelkörper zu erfassen, um eine möglichst präzise Stadienbestimmung vornehmen zu können.

Von nicht unerheblicher Bedeutung ist aber auch der klinische Befund, nicht nur zur Entfaltbarkeit des Achsenorganes, sondern eben auch zur muskeldynamischen Suffizienz der Kompensationsmechanismen, die bei einer muskelschwachen Person eher versagen als bei einer muskelkräftigen Person.

Der Sachverständige muss darüber hinaus prüfen, ob der bestehende Arbeitsplatz durch eine geeignete Umgestaltung, eventuell durch Nutzung von Hilfsmitteln etc., krankheitsgerecht angepasst werden kann. Er muss prüfen, ob klinische Rehabilitationsmaßnahmen erfolgversprechend sind. Sofern die gutachtliche Beurteilung auf eine Verneinung einer noch bestehenden Einsatzfähigkeit im ausgeübten Beruf hinausläuft, muss nach dem Rentenversicherungsrecht geprüft werden, ob eine andere – in der Regel leichtere – Tätigkeit noch ohne zeitliche Begrenzung ausgeübt werden kann. Erst wenn hierfür der Zeitrahmen von 6 Stunden – unter Umständen sogar von 3 Stunden – unterschritten wird, bewirkt dies eine teilweise bzw. volle Erwerbsminderungsrente.

1.2.2 Private Berufsunfähigkeitsversicherung (BUV)

In diesem Rechtsbereich mit der hier bestehenden Notwendigkeit einer Beurteilung streng bezogen auf die konkret zuletzt ausgeübte berufliche Tätigkeit kommt es sehr viel häufiger als im Bereich der gesetzlichen Rentenversicherung (GRV) zur Feststellung einer Leistungspflicht. So wird bei einem Berufskraftfahrer, der täglich schwere Ladetätigkeiten zu verrichten hat, schon im Stadium II eine Berufsunfähigkeit zu attestieren sein, in Extremfällen – Bewältigung hoher Einzelgewichte – sogar schon im Stadium I. Bei Sitzberufen ist die raschere muskuläre Ermüdbarkeit des Rückens bei einer gröberen Kyphosierung zu bedenken, was zumindest im Stadium III so gut wie immer zu einer Leistungsempfehlung führen muss.

1.2.3 Arbeitsunfähigkeit und Rehabilitation

Eine Arbeitsunfähigkeit ergibt sich aus der Erkenntnis einer reduzierten Knochenmasse ohne Fraktureintritt zunächst nicht, da eine suffiziente Behandlung in der arbeitsfreien Zeit möglich ist. Dementsprechend lässt sich in der Regel eine Dienstunfähigkeit für Beamte mit dieser Diagnose nicht begründen.

Bei einem Fraktureintritt gelten die Regeln für die Frakturbehandlung und die damit verknüpfte Arbeitsunfähigkeit. Bei schweren körperlichen Tätigkeiten kann u. U. die Rückkehr in den zuletzt ausgeübten Beruf nicht mehr möglich sein.

Rehabilitative Notwendigkeiten lassen sich allein aus dem Kalksalzdefizit nicht ableiten. Handelt es sich um muskelschwache und bewegungsarme Patienten, sind klinische Rehabilitationsverfahren zur Remobilisierung und Muskelkräftigung jedoch durchaus unter prophylaktischen Aspekten sinnvoll. Diese Art der Rehabilitation ersetzt jedoch nicht die längerfristige medikamentöse Behandlung, z. B. mit Bisphosphonaten.

1.2.4 Kausalitätsproblematik bei Unfalleinwirkungen

Bei Wirbelkörperfrakturen ist zunächst einmal zu hinterfragen, ob eine Einwirkung mit axialer Belastung im Spiel war. Ist dies zu verneinen, entfällt schon die sog. natürliche Kausalität im naturwissenschaftlich-philosophischen Sinn. Gemeint ist hiermit, dass eine „irgendwie" geartete gesetzmäßige Verkettung nach dem Prinzip „Ursache → Wirkung" bestehen muss, was in unfallmedizinischem Sinn voraussetzt, dass die Einwirkung topografisch das „Zielorgan" – kongruent mit dem Ort der eingetretenen Gesundheitsstörung – mechanisch belastend erreichen konnte. Ein Kompressionsbruch eines Wirbelkörpers muss also mit der mechanischen Kompressionsbelastung oder Hyperflexionseinwirkung – sog. „Einwirkungskausalität" – verknüpft gewesen sein, da z. B. die Distraktion

der Wirbelsäule, eine dorsale oder seitliche Prellung u. v. a. m. keine komprimierende Belastung eines Wirbelkörpers mit sich bringt und damit keine Kompressionsfraktur bewirken kann.

Voraussetzung für alle weiteren Kausalitätsüberlegungen ist sodann der Vollbeweis der Osteoporose („Schadensanlage"), aber auch der Vollbeweis der eingetretenen Gesundheitsstörung im Sinne der frischen Kompressionsfraktur (Erstschadensbild). Erst wenn diese beweisrechtlichen Eingangshürden genommen sind, schwenkt die Kausalitätsprüfung ein auf den jeweiligen „Schutzzweck der rechtlichen Norm", was im Bereich der GUV und im SER zur Anwendung der Lehre von der rechtlich wesentlichen Bedingung („Relevanztheorie") führen muss.

Hiervon erheblich abweichend bedarf es im Bereich der PUV einer Ermittlung der „Partialkausalität", also der schicksalhaften Mitwirkung in Prozent.

Im Bereich der Haftpflichtversicherung gilt der Zurechnungszusammenhang („Adäquanztheorie"), der besagt, dass selbst ein geringer unfallbedingter Ursachenanteil zur vollumfänglichen Haftung des Verursachers führt.

1.2.5 Durchführung der Kausalitätsprüfung im Bereich der GUV

Führte die Eingangsfrage nach einer „irgendwie" möglichen Verknüpfung (Ursache → Wirkung) im Sinne der naturwissenschaftlich-philosophischen Kausalität zum Ergebnis, dass eine solche Verknüpfung nicht auszuschließen ist, also die Möglichkeit eines Kausalzusammenhangs (… geeignet für …) besteht, sind sowohl die Schadensanlage als auch das frische Erstschadensbild vollbeweislich belegt, so stellen sich in der Fortführung des Prüfverfahrens im Bereich der GUV zwei ganz entscheidende Fragen, die – handwerklich richtig abgearbeitet – eigentlich in jedem Fall zu einer plausiblen und schlüssigen Beurteilung führen.

Die erste Frage erscheint recht banal und setzt nicht unbedingt ein hohes Maß an medizinischem Wissen voraus, kann daher meist schon von der auftraggebenden Verwaltung oder dem Gericht beantwortet werden. Nur dann, wenn nur mit ärztlichem Sachverstand die Gefährdung erkannt und beurteilt werden kann, muss sich hierzu auch der Sachverständige äußern.

Diese erste Frage lautet:

- „Hat es sich bei der Einwirkung um einen mehr als lebensalltagsüblichen Belastungsvorgang gehandelt?"

Ist diese Frage mit „nein" zu beantworten, hat es sich also z. B. um eine Hebe- und Tragebelastung gehandelt, wie sie im normalen Lebensalltag regelmäßig wiederkehrend – z. B. Anheben eines Sprudelkastens oder Wäschekorbs – vorkommt, besteht eine gedankliche Austauschbarkeit. Insofern gilt dann die berechtigte Annahme, dass eine solche lebensalltagsübliche Belastung im privaten Bereich im fraglichen Zeitraum zu dem gleichen „Erfolg" einer Kompression eines osteoporotisch hochgradig reaktionsbereiten Wirbels geführt hätte. Die Einwirkung ist damit *nicht* „rechtlich-wesentlich". Eine Anerkennungsempfehlung lässt sich dann nicht mehr begründen.

Wird diese erste Frage jedoch mit „ja" beantwortet, hat es sich also um mehr als eine lebensalltagsübliche Belastung gehandelt, z. B. ein ruckhaftes Anheben einer Waschmaschine durch den Servicetechniker, muss das Prüfverfahren mit einer zweiten, dann allerdings auch bereits abschließend entscheidenden Frage fortgeführt werden, bei deren Beantwortung nunmehr ein sehr solides medizinisches Fachwissen benötigt wird.

Diese zweite Frage lautet:

- „War in etwa dem gleichen Zeitraum ohne das Ereignis mit der diagnostisch gesicherten frischen Kompressionsverformung des Wirbelkörpers zu rechnen?"

Der dabei in Betracht kommende Zeitraum wird von der Rechtsprechung nicht präzise vorgegeben. War in einer engen Zeitphase mit einer gleichartigen Wirbelkörperverformung auch ohne das Ereignis zu rechnen, schließt dies eine Anerkennungsempfehlung aus. Dies setzt eine Verminderung der Knochendichte mit einem T-Score von mindestens 2,5 Standardabweichungen und das Vorliegen mindestens einer vorausgegangenen osteoporotischen Wirbelkörperverformung in einer anderen Etage (ohne Unfalleinwirkung) voraus, was also dem Stadium II einer Osteoporose entspricht.

Handelt es sich nur um eine in vorgenannter Größenordnung bestehende Minderung der Knochendichte ohne zusätzliche vorbestehende Wirbelkörperverformung (Osteoporose Stadium I), beweist dies, dass Belastungen des normalen Lebensalltags (noch) nicht ausreichend waren, um eine solche Verformung herbeizuführen. In dem Moment ist die vorgenannte zweite Frage mit „nein" zu beantworten, da eben nicht im gleichen Zeitraum ohne das Ereignis mit dieser Wirbelkörperverformung zu rechnen war.

Damit erlangt das Ereignis die Bedeutung der rechtlich wesentlichen Bedingung (wesentliche Teilursache), was die Anerkennungsempfehlung zur Folge haben muss und dazu führt, dass der gesamte eingetretene Gesundheitsschaden, also die Wirbelkörperfraktur inkl. dem Ausmaß der Verformung des Wirbelkörpers, als versicherte Unfallfolge aufzufassen und zu entschädigen ist. Nicht zu berücksichtigen ist dabei der „Vorschaden", also eine evtl. schon vor dem Unfall bestehende anderweitige Wirbelsäulenerkrankung und die damit verknüpfte funktionelle Störung.

Hieraus ergibt sich der dem Mediziner eigentümlich anmutende, dem Juristen jedoch durchaus eingängige Sachverhalt, dass ein und dieselbe Einwirkung – z. B. das ruckhafte Anheben einer Waschmaschine – infolge einer unterschiedlichen Erkrankungsschwere der vorbestehenden Osteoporose zu gegensätzlichen Entscheidungen führen kann. Nicht die Größenordnung der einwirkenden Kräfte ist maßgeblich, sondern das Ausmaß der vorbestehenden Schadensanlage, sofern es sich nicht nur um einen Belastungsvorgang in lebensalltagsüblicher Größenordnung gehandelt hat.

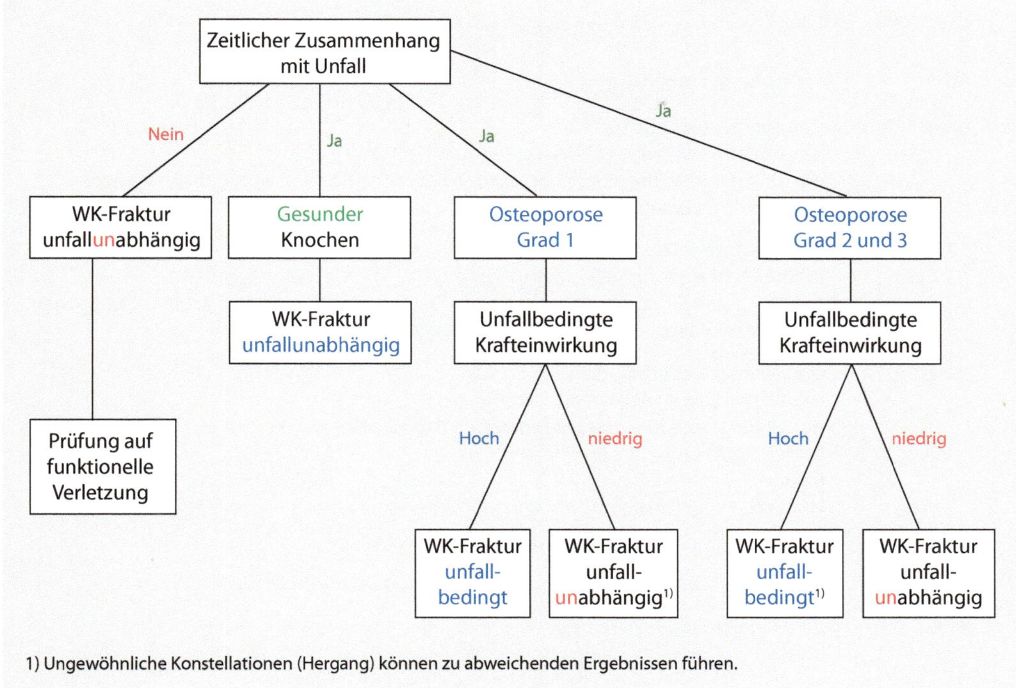

Abb. 1.9 Schema zur Kausalitätsprüfung bei Wirbelkörperfrakturen

Hat es sich hingegen um eine Unfalleinwirkung mit axialer Stauchung gehandelt, bei der selbst beim Wirbelsäulengesunden ohne jegliche Entkalkungsreaktion die Entstehung einer Kompressionsfraktur naheliegend erscheint, wird dieser Wägungsprozess von einem „aliud" geprägt mit der Feststellung, dass dann die eintretende Wirbelkörperfraktur in jedem Falle einer Anerkennungsempfehlung bedarf.

Hilfestellung bei der gutachtlichen Überprüfung eines solchen Sachverhalts ergibt sich aus **Abb. 1.9**, verknüpft mit dem Hinweis auf die in dieser Hinsicht überzeugenden Ausführungen von Grosser et al. (2000).

1.2.6 Glukokortikoid-induzierte Osteoporose

Berufserkrankungen allergischer/asthmatischer Art bedürfen sehr häufig einer Dauerbehandlung mit Glukokortikoiden, die zu einer Osteoporose führen kann. In diesen Fällen müssen sämtliche konkurrierenden Risikofaktoren für eine Osteoporoseentwicklung abgeprüft werden. Sodann ist zu prüfen, in welcher Dimension und Dauer die Glukokortikoid-Zufuhr erfolgte.

Prednisolon-Dosis

Patienten mit einer täglichen Prednisolon-Dosis von 7,5 mg und mehr erleiden im ersten Jahr der Einnahme den größten Knochendichteverlust (Braun u. Sieper 2001), besonders im Bereich der Wirbelsäule. Bei einer Dosis zwischen 2,5 und 7,5 mg täglich ist die Risikoerhöhung mit abhängig vom Vorliegen anderer Risikofaktoren. Unterhalb eines Prednisolon-Äquivalents von 2,5 mg pro Tag besteht kein erhöhtes Risiko.

MdE-Bemessung (GUV)

Die MdE-Bemessung (GUV) (**Tab. 1.2**) orientiert sich vordergründig – bei noch nicht eingetretenen Formveränderungen der Wirbelkörper – an den funktionellen Verhältnissen, die

◻ Tab. 1.2   MdE-Bemessung am Ausheilungsergebnis

MDE	Ausheilungsergebnis
unter 10%	stabil verheilter Knochenbruch keine oder nur geringe Fehlstatik (Keilwirbel <10°) ggf. Höhenminderung der angrenzenden Bandscheibe ohne wesentliche segmentbezogene Funktionsstörung
10%	stabil verheilter Wirbelbruch leichter Achsenknick (Keilwirbel 10° bis <25°*) ggf. Höhenminderung der angrenzenden Bandscheibe mit mäßiger segmentbezogener Funktionsstörung
20%	stabil verheilter Wirbelbruch statisch wirksamer Achsenknick (Keilwirbel >25°*) ggf. Höhenminderung der angrenzenden Bandscheibe mit deutlicher segmentbezogener Funktionsstörung oder verheilter Wirbelkörperbruch mit verbliebener segmentaler Instabilität (muskulär teilkompensiert) oder Versteifung von 2 Segmenten der LWS einschließlich BWK 12/LWK 1
30%	Verheilter Wirbelbruch mit statisch wirksamem Achsenknick (Keilwirbel >25°*) und verbliebener segmentaler Instabilität (muskulär teilkompensiert)
>30%	MdE-Werte über 30 v. H. können sich bei groben, muskulär nicht kompensierbaren Instabilitäten ergeben; derartige Fälle sind aber selten einzuschätzen, da – bei Fehlen von Kontraindikationen – in aller Regel eine Indikation zur operativen Behandlung besteht Neurologische und urologische Defizite

*Carstens (2014).

insofern bei dieser Ausprägung eine MdE (Erhöhung bei Berufskrankheiten) um 10% kaum erlaubt werden. Treten Formveränderungen der Wirbelkörper hinzu, sind diese in gleicher Weise zu beurteilen wie Wirbelkörperfrakturen (Thomann et al. 2010). Ausgeprägteste Osteoporosen mit hochkontrakten Rundrückenbildungen – häufig einhergehend mit einer ausgeprägten Reduktion der Muskelmasse im Rückenbereich – können im Extremfall eine sehr hohe MdE begründen (Schröter 2006). Solche Fallgestaltungen finden sich aber so gut wie ausschließlich bei Begutachtungen im Schwerbehindertenrecht.

1.3   Die Beurteilung der osteoporotischen Wirbelkörperfraktur in der privaten Unfallversicherung

Frank Schröter[†], Klaus M. Peters

Im Bereich der privaten Unfallversicherung (PUV) bedarf es bei einer vorbestehenden Osteoporose mit Eintritt einer Wirbelkörperverformung durch eine Unfalleinwirkung der Bezifferung der unfallfremden Mitwirkung. Bei dieser Überprüfung gilt der Grundsatz, dass eine erhebliche Unfalleinwirkung, die nach gesicherten ärztlichen Erfahrungen auch einen gesunden Wirbelkörper in ähnlicher Weise und in gleicher Lokalisation geschädigt hätte, nur die Annahme einer geringen unfallfremden

---

◘ Tab. 1.3 Unfallfremde Mitwirkung nach dem Z-Score-Wert der DXA*

Ohne vorbestehende WK-Fraktur

Z-Score	−1,5 bis −2,0%	−2,1 bis −2,5%	−2,6 bis −3,0%	−3,1 bis −3,5%	über −3,5%
− Trauma leichtgradig	**25%**	**35%**	**40%**	**45%**	**50%**
− Trauma mittelschwer	20%	30%	35%	40%	45%
− Trauma schwer	15%	25%	30%	35%	40%
Vorbestehend mit					
− Sinterung eines Wirbelkörpers			mindestens/zuzüglich		**30%**
− Sinterung mehrerer Wirbelkörper			mindestens/zuzüglich		**40%**

*Unfallfremde Mitwirkung bei Z-Score unter −1,5 nur relevant bei vorbestehender WK-Sinterung.

Mitwirkung unterhalb von 25% erlaubt, die in dieser Größenordnung nicht zu einem Abzug bei den Versicherungsleistungen führt.

Es gilt also abzuwägen zwischen

- der Schwere der Unfalleinwirkung und
- der Schwere der vorbestehenden Osteoporose.

Ein Anhaltspunkt für die Größenordnung der unfallfremden Mitwirkung ergibt sich aus dem Ergebnis der Knochendichtebestimmung nach dem Z-Score (◘ Tab. 1.3), sodass die lebensalterstypische, also altersübliche Kalksalzminderung (Z-Score = 0) in jedem Fall als „normal" – ohne Berechtigung zur Feststellung einer unfallfremden Mitwirkung – eingeordnet wird.

Die abschließende Invaliditätsbemessung orientiert sich an den tabellarischen Vorgaben für die Folgen von Wirbelkörperfrakturen, wie sie in der Literatur (z. B. Schröter u. Ludolph 2013) zu finden sind (◘ Tab. 1.4).

1.3.1 Haftpflichtversicherung

Im Bereich der Haftpflichtversicherung hat eine Beurteilung nach der „Adäquanztheorie" zu erfolgen. Hier gilt, dass jede einzelne Bedingung, die für die Herbeiführung des Schadens auch nur in geringem Umfang mitwirkend von Bedeutung war, einen uneingeschränkten Haftungsanspruch bewirkt, da der Schädiger keinen Anspruch hat auf einen zuvor gesunden Geschädigten. Eine vorbestehende Schadensanlage mit wesentlicher Bedeutung für den Schadenseintritt ist insoweit unerheblich und führt *nicht* zu einer Leistungsbegrenzung. In der jüngeren Rechtsprechung ist die Rede von der „Zurechnungslehre" mit der Fragestellung, wie die/der Geschädigte dastünde, wenn er die fremdverursachte Einwirkung nicht erlitten hätte.

Insoweit ist – überdeutlich formuliert – selbst der letzte Tropfen, der das Fass zum Überlaufen bringt, ursächlich und führt zu einem vollumfänglichen haftungsrechtlichen Eintritt des Verursachers und/oder seiner Haftpflichtversicherung. Ein Wägungsprozess wie bei der gesetzlichen Unfallversicherung oder Abzüge durch eine unfallfremde Mitwirkung gibt es im Bereich des Haftpflichtrechtes nicht.

Zur Haftungsfreistellung müsste der Schädiger beweisen, dass der Schaden auch ohne das schädigende Ereignis aufgrund der vorbestehenden Erkrankung in annähernd dem gleichen Umfang zum gleichen Zeitpunkt (hypothetische Kausalität) oder zeitlich später (überholende Kausalität) eingetreten wäre. Ab die-

◘ Tab. 1.4 Invaliditätsbemessung infolge von Wirbelkörperverformung und Segmentschaden:

Verheilte Deckplattenimpression – da ohne Auswirkungen – nicht messbar	
Vorderkantenhöhenminderung nach Kompressionsfraktur um	
– 1/5 der ursprünglichen Höhe	5%
– 2/5 der ursprünglichen Höhe	10%
– 3/5 der ursprünglichen Höhe	15%
– 4/5 der ursprünglichen Höhe	20%
Grobe Wirbelkörperverformungen nach Berstungsfraktur	20%
Anatomiegerecht fusioniert mit Ausschaltung zweier Bewegungssegmente	10%
Zuzüglich Segmentschaden:	
Gefügelockerung eines Segmentes	5% Zuschlag
objektiv belegte Instabilität	10% Zuschlag
Nach operativer Versorgung:	
reizfrei einliegendes Implantat	kein Zuschlag
OP-Narbe	kein Zuschlag
Abweichungen hiervon bedürfen einer plausiblen Begründung mit Zuschlag von 5% bis maximal 10%	
Überschreitung von 30% nur mit neurologischen Unfallfolgen begründbar	

sem Zeitpunkt wäre der Schädiger von seiner Leistungspflicht befreit. Da hierfür die Beweispflicht beim Schädiger liegt und das hohe Beweismaß „zur vollen Überzeugung" abverlangt wird, kann eine solche haftpflichtrechtliche Befreiung von einer Leistung nur sehr selten gelingen. Diese Kausalitätsprüfung aufbauend auf der Rechtsprechung des BGH weist eine gewisse Ähnlichkeit mit dem Prüfungsvorgang im Bereich der gesetzlichen Unfallversicherung (GUV) auf.

1.3.2 Osteoporose infolge Immobilisierung

Eine andauernde Immobilisierung führt – noch stärker als eine Sportkarenz – zu einem Verlust an Knochenmasse, was von Uthoff u. Jaworski (1978) umfassend untersucht wurde. Danach führt eine 6-wöchige Bettruhe z. B. infolge eines Schädel-Hirn-Traumas mit notwendiger Beatmung etc. zu einem durchschnittlichen Knochenmasseverlust von etwa 16%, was im Verlauf der nachfolgenden Monate eine sukzessive Vermehrung erfährt. Nach etwa einem halben Jahr kann ein Knochenmasseverlust von bis zu 50% eingetreten sein. Dauert die Immobilisierung noch länger, setzt die sog. inaktive Phase ein: Der Knochenmasseverlust ist dann nicht mehr, zumindest nicht mehr komplett, reversibel.

Bei einem Knochenmasseverlust von 50% ist von einem 3-fach erhöhten Frakturrisiko (Wirbelsäule) auszugehen (Sabo 2014). Vom gleichen Autor wurde vorgeschlagen, einem so ausgeprägten Knochenmasseverlust – hervorgerufen durch eine unfallbedingte Immobilisierung – mit einem allein osteoporosebedingten MdE-Anteil von 40 v. H. zu entsprechen. Dies würde bei einem Knochenmasseverlust von ca. 16% – nach 6-wöchiger Immobilisierung – rein rechnerisch eine MdE-Erhöhung um 10 v. H. mit sich bringen. Bei der subsumierenden Bildung der Gesamt-MdE dürfte dieser Aspekt dann jedoch nicht mehr von relevanter Bedeutung sein.

Eine Invaliditätsbemessung nach der Gliedertaxe (PUV) stellt sich in der Regel nicht. Allerdings berichteten Uthoff u. Jaworski (1978), dass eine 6-wöchige konsequente Immobilisation – z. B. nach einer Beckenfraktur – zu einem Knochenmasseverlust von 25% führen kann. Ist ein solcher Knochenmasseverlust – aus welchen Gründen auch immer – bis zum Ende des 3. Unfalljahrs nicht wettzumachen, könnte dies in einem seltenen Ausnahmefall zu einer etwas höheren Invaliditätsbemessung führen als allein funktionell begründbar. Dabei sind wiederum unfallfremde Mitwirkungsfaktoren angemessen zu berücksichtigen.

1.4 Die Beurteilung der osteoporotischen Wirbelkörperfraktur im Schwerbehindertenrecht

Frank Schröter[†], Klaus M. Peters

1.4.1 Grad der Behinderung (GdB) im Schwerbehindertenrecht

Grundsätzlich ist der ärztliche Gutachter gehalten, im Schwerbehindertenrecht die Vorgaben in den versorgungsmedizinischen Grundsätzen (VmG) – maßgeblich und bindend für die ärztliche Gutachtertätigkeit – zu beachten und anzuwenden.

Dort ist zur GdB-Bemessung bei einer Osteoporose Folgendes nachzulesen:

„Eine ausschließlich messtechnisch nachgewiesene Minderung des Knochenmineralsalzgehalts rechtfertigt noch nicht die Annahme eines GdB-Grades."

Vielmehr ist der GdB abhängig zu machen vom Ausmaß der funktionellen Störung und ggf. auch von dem Schmerz, der durch Verformungen und damit Mehrbelastungen dynamischer Strukturen hervorgerufen wurde. Eine auf das Staging der Osteoporose abgestellte tabellarische Vorgabe enthalten die versorgungsmedizinischen Grundsätze (VmG) jedoch nicht. Ersatzweise wurden hierfür von Kleinschmidt u. Kleinschmidt (2002) tabellarische Bewertungsvorschläge vorgetragen, die sich als akzeptabel erwiesen und Eingang fanden in die Rechtsprechung (◘ Tab. 1.5).

Diese gestaffelten Bewertungsvorschläge wurden abgestellt auf die bleibenden Beeinträchtigungen durch Schmerz und Funktionsstörung trotz optimaler Langzeittherapie. Ein GdB von 50 und mehr setzt in der Regel voraus, dass die mit Ausbleiben der Heilung einer osteoporotischen Verformung verknüpfte Instabilität im Wirbelsäulenbereich zur Verordnung und dem permanenten Gebrauch einer Orthese geführt hat.

◘ Tab. 1.5 GdB im Behindertenrecht. (Nach Kleinschmidt und Kleinschmidt 2002)

Symptome/Befund	GdB
Langandauernde Rückenschmerzen mit altersüberschreitenden Bewegungsminderungen der Wirbelsäule trotz Behandlung (Röntgenbild noch unauffällig)	bis 10
Dauerschmerz, verminderte Beweglichkeit und Belastbarkeit, Haltungsschwäche mit leichter Abnahme der Körperlänge binnen 2–3 Jahren; vermehrte Strahlentransparenz der Wirbelkörper, Nachweis einer Wirbelfraktur, ohne gravierende Verformung stabil verheilt	20
Zusätzlich mehrfache osteoporotische Frakturen über Monate verteilt und deform verheilt, mit deutlicher Funktionsminderung	30–40
Zusätzlich Pseudarthrose nach osteoporotischen Frakturen	50 und höher

1.4.2 Fazit

Die mit einer Osteoporose verbundenen gutachtlichen Fragestellungen sind – wie aufgezeigt – vielfältiger Natur, teils schwierig zu beantworten und bedürfen einer gehörigen Erfahrung des Sachverständigen, der sich insbesondere mit der hierfür zur Verfügung stehenden Literatur vertraut machen muss, da ansonsten Fehlbeurteilungen zu erwarten sind. Der Sachverständige muss dabei stets genau beachten, in welchem Rechtsbereich er sich bei der Erstellung seines Gutachtens bewegt. Im Einzelfall ist es durchaus möglich, dass die gesetzliche Unfallversicherung ihre Zuständigkeit gänzlich verneint, die private Unfallversicherung aber eine Invaliditätsleistung – wenngleich durch die unfallfremde Mitwirkung gekürzt – zu erbringen hat und im Haftpflichtfall selbst eine nur geringfügige unfallbedingte Mitursächlichkeit dem vollen Haftungseintritt des Verursachers nicht entgegen steht.

Insofern erscheint es auch nicht ratsam, ein Gutachten – erstellt für die Berufsgenossenschaft – auf Anfrage einfach so an eine Versicherung in einem anderem Rechtsbereich weiterzugeben, da dies zu Missverständnissen und Fehlinterpretationen führen muss.

1.5 Begutachtung osteoporotischer Wirbelkörperfrakturen aus internistischer Sicht: Einfluss auf die Lungenfunktion und andere innere Organe

Walter Josef Fassbender, Birgit Willmann

1.5.1 Einleitung

Die osteoporotische Wirbelkörperfraktur gehört zu den Kombinationsschäden bei Systemerkrankungen. Sie wirkt sich nicht allein auf den Halte- und Bewegungsapparat aus, sondern manifestiert sich diffus im gesamten Organsystem. Für die betroffenen Personen nimmt eine osteoporotische Wirbelkörperfraktur damit auch unabhängig von der Grunderkrankung Einfluss auf die Gesundheit, Leistungsfähigkeit und Lebensqualität.

1.5.2 Grundlagen der sozialmedizinischen Begutachtung der Wirbelsäule

Grundsätzlich werden bei der Wirbelsäule die drei verschiedenen Funktionen Stabilität, Mobilität und Störungen der Schutzfunktion betrachtet.

- Stabilität meint die Fähigkeit, der zunehmenden mechanischen Belastung der Wirbelsäule von kranial nach kaudal standzuhalten. Hierbei sind die Übergangsregionen, insbesondere der thorakolumbale Übergang, erhöhter Krafteinwirkung ausgesetzt. Jede unphysiologische Veränderung im Bereich der Wirbelkörper, der Bandscheiben sowie des Muskel- und Bandapparates führt immer, wenngleich unterschiedlich ausgeprägt, zu einer Instabilisierung des gesamten Systems.
- Mobilität beschreibt im oberen Bereich der Wirbelsäule die Beweglichkeit des Kopfes und der Arme, im unteren Bereich die Beweglichkeit und Stabilität der LWS, also die Geh- und Stehfähigkeit. Schädigungen der Wirbelsäule können also die dynamische Belastbarkeit der Wirbelsäule einschränken, sodass je nach Lokalisation Zwangshaltungen, monotone Bewegungen, Arbeiten über Kopf oder Rundumbewegungen deutlich erschwert sein können (Deutsche Rentenversicherung 2011). Zusätzlich führen Kälte, Nässe und Zugluft zu muskulären Verspannungen, welche die Beschwerden erheblich verschlimmern können und deswegen unbedingt vermieden werden sollten.
- Anatomisch bildet die Wirbelsäule den Schutzraum für das Rückenmark und austretende Nerven. Kommt es durch eine Wirbelkörperfraktur zur Irritation, Kom-

◘ **Tab. 1.6** Sozialmedizinische Beurteilung von Patienten mit Osteoporose. (Nach Pfeifer et al. 2003)		
Stadium der Osteoporose	**Erwerbsbezogenes Leistungsvermögen**	**Grad der Behinderung**
Grad 0		<20
Grad 1	Berufe mit Heben und Tragen bis 10 kg	20–50
Grad 2	Berufe mit Heben und Tragen bis 5 kg: mehrmonatige Arbeitsunfähigkeit bei frischen Frakturen	>50
Grad 3	längerdauernde Arbeitsunfähigkeit über 6 Monate oder zeitweise Berentung notwendig	60–100

pression oder Verletzung des Spinalkanals, resultieren häufig neben Schmerzen auch neurologische Defizite.

1.5.3 Krankheitsspezifische Begutachtung

Die osteoporotische Wirbelkörperfraktur ist das bei beiden Geschlechtern am häufigsten auftretende Anzeichen einer Osteoporose. Der Anteil der Neuerkrankungen steigt exponentiell mit dem Lebensalter, wobei Frauen im Vergleich zu Männern ungefähr doppelt so oft betroffen sind (Scheidt-Nave 2003).

Die sozialmedizinische Beurteilung osteoporotischer Wirbelkörperfrakturen erfolgt nach lokaler, regionaler und Gesamtfunktion sowie Schmerzzustand und zeitlichem Verlauf. Da die osteoporotische Wirbelkörperfraktur in der Regel im unteren Bereich der BWS, dem thorakolumbalen Übergang und der LWS imponiert, ist dabei besonders hinsichtlich der klinisch-neurologischen Zuordnung wichtig, zwischen Thorakalsyndrom, Lumbalsyndrom und Lumboischialgie unterschieden. Bei neurologischer Beteiligung muss eine sorgsame Differenzierung zwischen medullärer (BWS) bzw. radikulärer (LWS) Symptomatik und muskulärer, subjektiver Veränderungen vorgenommen werden.

Beurteilt werden insbesondere auch der Spontanverlauf mit akutmedizinischer Therapie, medizinische und berufliche Rehabilitation sowie medikamentöse Dauertherapien, schubweise Verläufe und der chronisch voranschreitende Charakter der Erkrankung (◘ Tab. 1.6, ◘ Tab. 1.7).

Eine Begutachtung allein nach pathologisch-anatomischen Gesichtspunkten anhand der Lokalisation der Funktionsstörung kann einerseits vor dem Hintergrund einer fehlenden Korrelation von Schmerzwahrnehmung, bildgebendem Befund, Ausmaß der Bewegungseinschränkung, neurologischen Defiziten sowie dem Wissen um das Vorliegen einer fortschreitenden Systemerkrankung nicht mehr ausrei-

◘ **Tab. 1.7** Stadien der Osteoporose. (Einteilung der Schweregrade nach Minne 1995, zit. in Pfeifer et al. 2003)	
Einteilung	**Kennzeichen**
Grad 0	Knochendichte zwischen –1,0 und –2,5 SD/T-Score keine Frakturen
Grad 1	Knochendichte unter –2,5 SD/T-Score keine Frakturen (WHO-Osteoporose)
Grad 2	Knochendichte unter –2,5 SD/T-Score 1–4 Wirbelkörperfrakturen
Grad 3	Knochendichte unter –2,5 SD/T-Score >4 WK-Frakturen und periphere Frakturen

chen (Schöffel et al. 2011; Deutsche Rentenversicherung 2011). Andererseits müssen die internistisch relevanten Begleiterkrankungen und Sekundärkomplikationen, welche oftmals zu einem hochkomplexen Beschwerdebild führen, wahrgenommen und in die Begutachtung miteinbezogen werden.

1.5.4 Internistisch relevante Sekundärkomplikationen

Klinisch zeichnet sich die Osteoporose durch eine zunehmende Rundrückenbildung, reaktive fehlstatische muskuläre Beschwerden, häufigen Spontanschmerz, und in fortgeschrittenem Stadium durch eine erhöhte Frakturgefahr aus. Kommt es nun zusätzlich zu osteoporotischen Wirbelkörperfrakturen, häufig Deckplattenimpressionsfrakturen, resultieren weitere Deformierung der Wirbelsäule mit Höhenminderung und Fehlbelastungen von Bandscheiben, Facettengelenken und muskulärem Halteapparat. Bewegungseinschränkungen und Schmerzen, sowohl akut als auch chronisch, gehen mit einem solchen Krankheitsverlauf einher (Schöffel et al. 2011).

Insbesondere die drastische Höhenminderung und der häufig fast vollständig aufgehobene Rippen-Becken-Abstand führen zur Einschränkung des Raumes der Thoraxorgane und zu einer Vorwölbung des Abdomens durch Verdrängung der Bauchorgane (Scheidt-Nave 2003). Hieraus resultieren teils erhebliche internistische Folge- und Begleiterkrankungen.

Lungenfunktion

Zur Begutachtung von Krankheiten der Atmungsorgane dienen neben Anamnese, körperlicher Untersuchung, Labordiagnostik, Bildgebung und Lungenfunktionstest v. a. die Leitsymptome (Husten, Auswurf, Atemnot) und die messbaren Funktionsstörungen.

▪▪ Restriktive Ventilationsstörung

Ausgehend von der bei fortschreitender Osteoporose zunehmenden BWS-Kyphose und akuten Höhenminderung der Gesamtlänge der Wirbelsäule bei Frakturereignis resultiert eine Verminderung der Gasaustauschfläche mit allen Auswirkungen restriktiver Ventilationsstörungen. Zum Verständnis der Einschränkungen der Leistungsfähigkeit und Lebensqualität der Betroffenen können daher im Analogschluss die sozialmedizinischen Beurteilungskriterien diffus parenchymatöser Lungenerkrankungen (DPLD), früher auch als interstitielle Lungenerkrankungen bezeichnet, herangezogen werden.

Kennzeichen restriktiver Ventilationsstörungen sind

- eine verminderte totale Lungenkapazität und
- eine verminderte Vitalkapazität bei normalem Atemwegswiderstand und erhöhter Atemarbeit gegen elastische Widerstände.

Die verminderte Diffusionskapazität der Lunge mit Abfall des Sauerstoffpartialdrucks wird beispielsweise durch den 6-Minuten-Gehtest oder definierte ergometrische Belastung nachgewiesen (Deutsche Rentenversicherung 2011).

Die klinischen Symptome Atemnot, trockener Reizhusten und Zyanose treten im Frühstadium nur bei Belastung auf und erst im fortgeschrittenen Stadium bereits in Ruhe. Unter Zunahme der Zyanose imponieren im Spätstadium Trommelschlägelfinger und Uhrglasnägel als Zeichen der chronischen Sauerstoffunterversorgung. Im schlimmsten Falle resultiert eine respiratorische Insuffizienz in Ruhe und die Ausbildung eines Cor pulmonale (◘ Tab. 1.8, ◘ Tab. 1.9).

▪▪ Obstruktive Ventilationsstörung

Im Gegensatz zur restriktiven Ventilationsstörung findet sich bei der obstruktiven Ventilationsstörung ein erhöhter Atemwegswiderstand mit einem verminderten forcierten exspiratorischen Sekundenvolumen (FEV$_1$). Die forcierte Vitalkapazität (FVC) bleibt dabei zunächst unverändert, erst im fortgeschrittenen Stadium nimmt die FVC ab, und das Residualvolumen steigt.

Ursächlich für den erhöhten Atemwegswiderstand können sein:

�‣ Tab. 1.8 Beurteilung von Lungenfunktionswerten. (Nach Nowak u. Kroidl 2009)

Lungenfunktions-einschränkung	Obstruktion FEV$_1$ % Soll	FRC % Soll	R$_{aw}$ (kPa*s/l)	Restriktion IVC % Soll	FRC % Soll	C$_{stat.}$ (l/kPa)
Keine	>80	<120	<0,35	>80	>80	>2,1
Leichte	70–80	120–135	0,35–0,50	70–80	70–80	1,6–2,1
Mittelschwere	50–70	135–150	0,5–1,0	50–70	50–70	1,2–1,6
Schwere	<50	>150	>1,0	<50	<50	<1,2

◼ Tab. 1.9 Beurteilung von Gasaustauschwerten. (Nach Nowak u. Kroidl 2009)

Gasaustauschstörung	Blutgasanalyse		CO-Diffusionskapazität
	pO$_2$ Ruhe und Belastung Soll = Grenzwert (U$_{LMER}$)	pCO$_2$ (mm Hg)	Einatemzugmethode (ml/min × mm Hg) % Soll
Keine	>Soll	<45	>80
Leichte	<5 mm Hg unter Soll	<45–50	65–80
Mittelschwere	5–10 mm Hg unter Soll	<50–60	50–65
Schwere	>10 mm Hg unter Soll	>60	<50

— verlegte Atemwege wie bei chronischer Bronchitis,

— Druck von außen beispielsweise durch Tumoren oder Ödeme, aber auch

— chronische Überblähung der Lunge wie beim Lungenemphysem und

— Verengung der Bronchien wie bei Asthma bronchiale.

Nach aktueller Studienlage wird die chronisch obstruktive Lungenerkrankung nicht mehr rein organbezogen, sondern als Systemerkrankung mit Komplikationen wie Muskelabbau, verstärktem Knochenumbau, Osteoporose, Anämie, hormonellen Störungen und Stimmungsschwankungen gewertet (Evans u. Morgan 2014; Názara Otero u. Baloira Villar 2014). Die wichtigsten Begleiterkrankungen sind hierbei die Osteoporose und osteoporotische Wirbelkörperfrakturen. Komorbiditäten sind Herzerkrankungen, Adipositas und das metabolische Syndrom (Evans u. Morgan 2014; Masala et al. 2014).

Auch wenn der Mechanismus für diesen Zusammenhang bislang noch nicht ausreichend geklärt ist, kann festgehalten werden, dass die COPD nicht nur unabhängig von Steroidgabe, sondern auch alters- und geschlechtsunabhängig ein Risikofaktor für die Entstehung einer Osteoporose und ein erhöhtes Frakturrisiko ist (Chen et al. 2015; Watanabe u. Okazaki 2014). Die Behandlung der chronisch obstruktiven Lungenerkrankung muss daher bereits initial auch die Behandlung der Sekundärerkrankungen, insbesondere also eine Osteoporoseprohylaxe, beinhalten. Leider ist die COPD aktuell nicht nur unterdiagnostiziert, sondern es ist auch der systemische Behandlungsansatz nicht der Standard im klinischen Alltag.

Da die COPD jedoch keine Folge osteoporotischer Wirbelkörperfrakturen ist, können die sozialmedizinischen Begutachtungskriterien für die obstruktiven Atemwegserkrankungen in diesem Zusammenhang nicht ohne Weiteres hinzugezogen werden. Eine COPD

1

▣ Tab. 1.10 Rentenzugänge wegen verminderter Erwerbsfähigkeit nach SGB IV bei Versicherten der Deutschen Rentenversicherung im Jahr 2009 mit Krankheiten des Atmungssystems (Erstdiagnose). (Nach Deutsche Rentenversicherung 2010)

ICD-10-Nr.	Diagnose	Frauen		Männer	
		Anzahl	Durchschnittliches Alter in Jahren	Anzahl	Durchschnittliches Alter in Jahren
C34	Bösartige Neubildung der Bronchien und der Lunge	1.124	52,9	2.250	54,4
J44	COPD	1.079	54,2	1.914	55,3
J45	Asthma bronchiale	226	52,7	170	53,2
J00–99 ohne J44–45	Sonstige Erkrankung des Atmungssystems	475	51,9	762	53,5
Σ	Krankheiten des Atmungssystems	2.904	53,2	5.096	54,6
Σ	Alle Diagnosen	80.702	49,7	90.427	50,8

vorausgesetzt, resultieren eine Osteoporose, osteoporotische Wirbelkörperfrakturen und konsekutiv eine restriktive Ventilationsstörung, sodass letztlich die individuelle Begutachtung einer kombinierten Ventilationsstörung erfolgen muss. Die betroffenen Personen erleben insbesondere Einschränkungen in den Bereichen

- Ausübung von Arbeit und Beschäftigung,
- Mobilität,
- Selbstversorgung, Aufrechterhaltung des Haushaltes,
- mitunter auch Wissenserwerb und -anwendung sowie
- Teilhabe am Sozialleben (Deutsche Rentenversicherung 2011).

Die Notwendigkeit einer intensiven Auseinandersetzung mit diesen Systemerkrankungen spiegelt sich allein in der von der Deutschen Rentenversicherung im Jahr 2010 veröffentlichten Statistik zur Anzahl der Neuzugänge von Beziehern einer Erwerbsminderungsrente wegen Erkrankungen der Atmungsorgane wider. Bereits für das Jahr 2009 wurde für die Hauptdiagnose Atemwegserkrankung ein Zuwachs an Leistungsbeziehern von 5% bei den unter 50-Jährigen (davon 16% Männer und 23% Frauen) registriert (▣ Tab. 1.10).

„Erwerbsminderung" meint dabei allein die Leistungsfähigkeit im Arbeitsleben und nicht die Teilhabe am Leben in der Gesellschaft, wie es der „Grad der Behinderung" beschreibt. Nach § 43 SGB VI ist eine Person, die unter den üblichen Bedingungen des allgemeinen Arbeitsmarktes weniger als 6 Stunden täglich erwerbstätig sein kann, erwerbsgemindert und grundsätzlich berechtigt, Erwerbsminderungsrente zu beantragen.

Kardiale Komplikationen

Hinsichtlich der Frage nach Folgeerkrankungen osteoporotischer Wirbelkörperfrakturen lassen sich zurzeit kardiale Komplikationen osteoporotischer Wirbelkörperfrakturen nur über die Lungenfunktionsstörungen herleiten. Diese führen insbesondere zu einer zunehmenden Rechtsherzbelastung mit Ausbildung eines Cor pulmonale. In diesem Fall liegt die präkapilläre Form der pulmonalen Hypertonie vor, der pulmonalarterielle Druck ist bei normalem pulmonalkapillären Druck isoliert erhöht.

Die Diagnose einer pulmonalarteriellen Hypertonie (PAH) ist mit einer Inzidenz von

2–3 Erkrankten von 1 Mio. eine seltene Erkrankung, sie wird häufig erst spät diagnostiziert (Deutsche Rentenversicherung 2011) und bedarf insbesondere vor dem Hintergrund der Systemerkrankung COPD und Osteoporose besonderer Aufmerksamkeit.

Da das Niederdrucksystem sogar den Verlust eines gesamten Lungenflügels kompensieren kann, bedeutet eine Erhöhung des pulmonalarteriellen Drucks eine Verminderung des Lungengefäßquerschnitts von mehr als 50% und damit eine erhebliche Einschränkung der Lungenfunktion. Im weiteren Verlauf bildet sich aufgrund der Funktions- und Zirkulationsstörung der Lunge mit Anstieg des pulmonalarteriellen Drucks ein Cor pulmonale aus, also eine Hypertrophie und oder Dilatation des rechten Ventrikels. Bei langsamer Anpassung können im fortgeschrittenen Stadium kurzfristig pulmonalarterielle Drücke bis 100 mm Hg kompensiert werden. Ein chronischer Verlauf führt zur kardialen Dekompensation bei Rechtsherzinsuffizienz und letztlich zum Rechtsherzversagen.

Nachvollziehbar führt eine solche Erkrankung zu erheblichen Schädigungen der Körperstrukturen und -funktionen. Die Betroffenen leiden bei rascher Ermüdbarkeit insbesondere an Belastungs-, später auch Ruhedyspnoe und erleben eine erhebliche Einschränkung der körperlichen und psychomentalen Leistungsfähigkeit.

Die Prognose der Herzinsuffizienz ist stadienabhängig sehr unterschiedlich, da es sich bei Krankheitsprogress dennoch um einen dynamischen Prozess mit Phasen kurzfristiger Kompensation handelt. Insgesamt ist die Prognose einer mittelschweren bis schweren pulmonalen Hypertonie und des Cor pulmonale mit einer 5-Jahres-Überlebenswahrscheinlichkeit von 30% bei einem PAP >30 mm Hg und von 10% bei einem PAP >50 mm Hg sehr schlecht. Eine Rechtsherzinsuffizienz bedeutet für die Betroffenen dann sogar eine Sterbewahrscheinlichkeit von 70% nach 2 Jahren (Deutsche Rentenversicherung 2011). Da die Diagnose einer pulmonal-arteriellen Hypertonie und oder eines Cor pulmonale häufig erst

sehr spät gestellt wird, ist die Erwerbsfähigkeit meist schon erheblich eingeschränkt und führt je nach Progress der Erkrankung früh zu einer Einschränkung auch der Teilhabe am Leben, sodass eine Beurteilung des Grades der Behinderung vorgenommen werden muss.

Gastrointestinale Komplikationen

Durch die anatomisch veränderte Wirbelsäulenarchitektur bei Osteoporose und nach osteoporotischer Wirbelkörperfraktur darf vermutet werden, dass die verstärkte Brustkyphose und Höhenminderung auch Einfluss auf den Gastrointestinaltrakt nimmt. Klinisch imponiert eine Vorwölbung des Abdomens durch Verdrängung der Bauchorgane. Patienten berichten häufig über

- Übelkeit,
- Reflux,
- Meteorismus,
- diffuse Bauchschmerzen,
- paradoxes Stuhlverhalten und gelegentlich Koprostase bis hin zum mechanischen Ileus.

Nicht selten sind diese abdominellen Beschwerden die ersten Symptome einer osteoporotischen Wirbelkörperfraktur, hervorgerufen auch durch die medulläre bzw. radikuläre Schmerzausstrahlung.

> **Leider wird die osteoporotische Wirbelkörperfraktur mit ihren Begleiterscheinungen und Folgeerkrankungen im klinischen Alltag immer noch viel zu selten differenzialdiagnostisch miteinbezogen. Sozialmedizinische Begutachtungskriterien existieren zu diesem komplexen Krankheitsbild ebenfalls noch nicht.**

1.5.5 Fazit

Zusammenfassend stehen aus sozialmedizinischer Sicht hinsichtlich osteoporotischer Frakturen die Begutachtung der Bewegungseinschränkung sowie bewegungs- und belastungsabhängige Schmerzen im Vordergrund.

Aktivitäten wie Gehen, Stehen, Rotationsbewegungen, Zwangshaltungen sowie das Heben und Tragen von Lasten können mitunter erheblich eingeschränkt sein. Wenngleich die Osteoporose und osteoporotische Wirbelkörperfrakturen als Kombinationsschaden bei Systemerkrankung definiert sind, finden internistische Begleit- und Folgeerkrankungen zwar mitunter Erwähnung, die additive Wirkung auf Verminderung der Leistungsfähigkeit und Lebensqualität fließen jedoch bislang bedauerlicherweise kaum in die Begutachtung ein.

1.6 Einfluss des Schmerzes auf die Begutachtung beim Osteoporosepatienten

Dieter Schöffel

Knochenbrüche sind das führende klinische Ereignis bei der Osteoporose. Wirbelkörperfrakturen gehen oft, periphere Frakturen fast immer mit Schmerzen einher. Diese Schmerzen sind nicht nur belastend, sondern sie schränken auch die Mobilität der Betroffenen erheblich ein. Da das Schicksal der Osteoporosepatienten eng mit der Erhaltung der Mobilität korreliert ist, muss die Mobilität erhalten werden. Die Mobilität ist häufig durch die Schmerzen behindert.

Zu bedenken ist, dass bei osteoporotischen Wirbelkörperfrakturen in ca. 70% ein akutes Schmerzereignis nicht erinnerlich oder aber von akuten oder chronischen Rückenschmerzen anderer Genese nicht abzugrenzen ist (Nevitt et al. 1998).

◨ Tab. 1.11 zeigt den Zusammenhang von Schmerzart, Schmerzursache und Charakter des Schmerzes bei osteoporotischen Wirbelkörperfrakturen.

Obwohl Schmerzen und deren Therapie eine wesentliche Rolle bei der Osteoporose spielen, ist die Datenlage zur Entstehung, zu den klinischen Befunden und zur Therapie eher spärlich. Zur Begutachtung osteoporotischer Schmerzen gibt es noch weitaus weniger Daten.

In der Begutachtung ist es üblich, objektivierbare Befunde stärker zu werten als subjektive Angaben. Gerade die Schmerzempfindung ist aber besonders subjektiv. Die Begutachtung chronischer Schmerzen gilt deshalb als eines der problematischen Gebiete der Sozialmedizin. Hilfreich ist hier die AWMF-Leitlinie „Leitlinie für die ärztliche Begutachtung von Menschen mit chronischen Schmerzen" (AWMF 2012, 2017). Im Folgenden wird auf beide Versionen der Leitlinie Bezug genommen.

Bei der Begutachtung osteoporotischer Schmerzen wird – analog zur Begutachtung anderer Störungen – so verfahren, dass zunächst eine Begutachtung der objektivierbaren Befunde erfolgt und anschließend die Auswirkungen der Schmerzen auf das Erleben, auf die Befindlichkeit und auch auf das verbliebene Leistungsvermögen des Probanden berücksichtigt wird.

◨ **Tab. 1.11** Schmerzart, Schmerzursache und Charakter des Schmerzes bei osteoporotischen Wirbelkörperfrakturen

Schmerzart	Schmerzursache	Charakter des Schmerzes
Akuter Schmerz	Frakturschmerz	Schmerz mit Warncharakter
Chronischer Schmerz	Schmerz bei pathologischer Anatomie, pathologischer Biomechanik	Schmerz mit Warncharakter
Chronifizierter Schmerz	Schmerz ohne direkten ursächlichen Bezug zu der auslösenden Struktur	Schmerz ohne Warncharakter

1.6.1 Epidemiologie von schmerzhaften osteoporotischen Frakturen

Einteilung osteoporotischer Schmerzen

Unterschieden werden muss zwischen der akuten Schmerzsymptomatik nach frischen osteoporotischen Frakturen und dem Schmerz, der durch prävalente Frakturen bedingt ist. Zusätzlich können ggf. chronifizierte Schmerzen vorliegen; darunter versteht man Schmerzen, die mit den anatomischen Veränderungen nicht mehr korreliert sind, sondern als Schmerzkrankheit ein eigenständiges Krankheitsbild darstellen.

Eine Osteoporose, die nur durch eine Minderung der Knochendichte diagnostiziert wurde, bei der aber keine Frakturen bestehen, geht in der Regel nicht mit Schmerzen einher. Wenn in dieser Situation trotzdem Schmerzen bestehen, dann werden Mikrofrakturen als mögliche Schmerzursache diskutiert, eine solche Hypothese ist jedoch nicht belegt. Hingegen treten diffuse Knochenschmerzen häufig bei einer Osteomalazie auf.

Schmerzen bei akuten Frakturen

Schmerzen bei frischen osteoporotischen Frakturen werden wie andere Frakturschmerzen gewertet. Sie sind durch die Bewegung der Frakturfragmente gegeneinander und durch ein eventuelles Knochenödem, eventuell auch durch begleitende entzündliche Vorgänge bedingt. In einer Untersuchung von Suzuki et al. (2009) fand sich bei 107 Patienten mit Wirbelkörperfrakturen eine Korrelation des Ausmaßes der Deformität mit der Schmerzstärke, der Verminderung der Lebensqualität und dem Grad der Behinderung. Diese Korrelation bestand bei frischen Frakturen, bestand aber auch noch nach 3, 6 und 12 Monaten. In diesem Kollektiv besserten sich die Schmerzen im Verlauf nach lumbalen Frakturen, weniger nach thorakalen Frakturen (Suzuki et al. 2009).

Trotz dieser Befunde bleibt aber unklar, welche Determinanten dafür verantwortlich sind, ob eine Wirbelkörperfraktur klinisch, d. h. mit einem schmerzhaften Frakturereignis, oder morphometrisch, d. h. ohne ein solches Ereignis, verläuft. Neben dem Schweregrad der osteoporotischen Sinterung und psychosozialen Merkmalen scheint auch das Ausmaß der Änderung des Kompressionsgrades zwischen dem liegenden und dem stehenden Patienten eine Rolle zu spielen (Toyone et al. 2006).

Der Schmerz einer akuten osteoporotischen Fraktur dürfte selten Anlass zu einer Begutachtung sein.

Schmerzen bei prävalenten Frakturen

Chronische Schmerzen treten v. a. nach Wirbelkörperfrakturen auf. Nach dem akuten Schmerzereignis kommen die Schmerzen meist nach ca. 3 Monaten zur Ruhe. In vielen Fällen bleibt jedoch ein erhöhtes Schmerzniveau bestehen (Schöffel et al. 2011). Dies macht im Jahr nach einer klinischen Wirbelkörperfraktur 14-mal mehr Arztbesuche notwendig als bei gematchten Kontrollen (Dolan u. Togerson 1998). Auch 12 Jahre nach einer klinisch diagnostizierten Wirbelkörperfraktur war bei einem Kollektiv von initial 256 Patienten das Schmerzniveau noch erhöht: Bei den Frakturpatienten lag die Jahresprävalenz für Rückenschmerzen bei 77%, bei gematchten Kontrollen bei 33% (Hasserius et al. 2005)

Auch bei Männern finden sich nach Wirbelkörperfrakturen eine verschlechterte Lebensqualität, mehr Schlafstörungen, eine erhöhte Depressivität und eine schlechtere Mobilität als bei altersgematchten Personen (Scane et al. 1999).

> **Ursache der Schmerzen ist die veränderte Anatomie durch die Höhenminderung.**

Es dauert auch nach der eigentlichen Frakturheilung längere Zeit, bis die muskulären und ligamentären Strukturen sich an die neue anatomische Situation der Höhenminderung angepasst haben. Häufig kommt es durch die Höhenminderung zu einer Fehlbelastung des Facettengelenks, dies mit der Folge einer Facettengelenkarthrose. In extremen Fällen kommt es zur Ausbildung von Nearthrosen im Bereich der Facettengelenke.

Bei Wirbelkörperfrakturen kommt eine Fehlstatik infolge der Tatsache hinzu, dass Wirbelkörperfrakturen zu einer ventralen Höhenminderung führen, die dorsale Säule der Wirbelsäule aber meist erhalten bleibt. Das bedeutet eine vermehrte Kyphosierung in dem betroffenen Wirbelsäulenabschnitt und eine Fehlbelastung. Bei Höhenminderung der Wirbelkörper im Bereich der BWS und des thorakolumbalen Übergangs resultiert eine Minderung des Lungenvolumens (s. auch ▸ Abschn. 1.5.4).

Während die beschriebenen Veränderungen der Anatomie der Wirbelsäule objektivierbar sind, sei es durch Röntgen, durch Schnittbildverfahren oder durch Lungenfunktionsuntersuchungen, so sind die resultierenden Schmerzen nur subjektive Angaben.

1.6.2 Schmerzmessung und Schmerzempfindung

Die gängige Definition des Schmerzes, wie sie in der meist verkürzten Form genannt wird, lautet: „Schmerz ist eine unangenehme sensorische und gefühlsmäßige Sinneswahrnehmung, die mit akuter oder potenzieller Gewebeschädigung einhergeht oder in Form einer solchen Schädigung beschrieben wird."

Die korrekte Definition setzt diesen Satz folgendermaßen fort:

„Schmerz ist immer subjektiv! Jeder Mensch lernt die Bedeutung von Schmerzen durch Erfahrung bei Verletzung im Kindesalter kennen. Es handelt sich um eine Wahrnehmung in einem Teil oder Teilen des Körpers, die jedoch immer auch unangenehm und damit eine emotionale Erfahrung ist."

Da die Schmerzempfindung subjektiv ist, entzieht sie sich objektivierbaren Testmethoden (Price-DD, u. Harkins 1994). Bedeutet dies, dass ein Gutachter auf die subjektiven Angaben der Patienten ohne Möglichkeit der Objektivierung angewiesen ist?

Bei dem Versuch der „Schmerzmessung" werden Instrumente eingesetzt, die den Schmerzen eine pseudometrische Einstufung geben. Einfache Instrumente sind

- die Numeric Rating Scale = NRS und die
- Visual Analogue Scale = VAS.

Die VAS-Skala wird oft „Schmerzmessung" genannt; vielmehr handelt es sich um die numerische Dokumentation einer subjektiven Angabe.

Auch Schmerzfragebögen und Funktionsfragebögen sind in der Begutachtungssituation wenig ergiebig. Sind sie validiert, dann nur für die klinische Situation und nicht zur Begutachtung. Eingesetzt werden können der

- Funktionsfragebogen Hannover (FFbH),
- der SF36,
- der wenig sensitive HAQ (Health Assessment Questionnaire) oder
- der einfache BPI (Brief Pain Inventory) in der deutschen Form,
- eventuell auch das Becks Depressions-Inventar (BPI).

Auch hier werden aber subjektive Angaben zum Schmerzempfinden in einen Zahlenwert umgesetzt, der dann pseudopräzise eine objektive Erfassung der Krankheitsschwere vorspiegelt. Auch mehrdimensionale Verfahren wie das McGill Pain Questionnaire oder der „Deutsche Schmerzfragebogen" sind in der Begutachtungssituation anfällig für Aggravationstendenzen.

Nach Schiltenwolf (2007) gilt:

„Das Ausmaß von Schmerzen ist bislang nicht quantifizierbar. Bildgebende und neurophysiologische Verfahren sind für den Nachweis von Gewebeschädigungen unverzichtbar, eignen sich aber nicht für die Messung der Schmerzstärke. Apparativ gewonnene Zufallsbefunde ohne Relevanz für die beklagten Schmerzen sollen als nicht Schmerz-erklärend benannt werden. Dem Nachweis körperlicher und oder psychischer Beeinträchtigung im Alltag und beruflichen Leben kommt daher bei der Begutachtung von Schmerzen überragende Bedeutung zu" (Schiltenwolf 2007).

In der Rechtsprechung wurde folgendermaßen geurteilt (Bundessozialgericht [BSG] vom 9.4.2003 – B 5 RJ 80/02 B):

„Selbstverständlich dürfen die Eigenangaben des Probanden nicht überbewertet und zum alleinigen Kriterium der Beurteilung gemacht werden. Andererseits müssen stets Schmerzerlebnis, Schmerzverhalten und Schmerzverarbeitung des Probanden erfasst werden, wozu wissenschaftlich erarbeitete Fragebögen dienen (z. B. SF-36, von Zerssen-Skala, ADS, PDI, DSF). Diese Angaben sind dann die Grundlage für die Beurteilung … durch den Sachverständigen, wozu es veröffentlichte ‚Indizienlisten‘ und ‚Prüfkriterien‘ … gibt, die aber letztlich nicht die eigenständig zu verantwortende Leistungsbeurteilung durch einen mit der Problematik der Schmerzbegutachtung erfahrenen Sachverständigen ersetzen" (BSG vom 9.4.2003 - B 5 RJ 80/02 B).

Auch in den AWMF-Leitlinien zur Beurteilung von Menschen mit chronischen Schmerzen wird das so gesehen:

„Die Selbsteinschätzung von Schmerzen und entsprechende Fragebögen zu bestehenden Beeinträchtigungen finden zwar bei der Begutachtung von Schmerzen Anwendung, sind aber für die Begutachtungssituation eigentlich nicht validiert" (AWMF-Leitlinie für die Begutachtung von Schmerzen, Version 5/2012). Ausdrücklich erwähnt wird in dieser Leitlinie die Einteilung in die Chronifizierungsstadien nach Gerbershagen (1986).

Gibt es doch Verfahren der objektiven Schmerzbeurteilung?

Objektive Verfahren wie elektrophysiologische Messverfahren – SSEP = somatosensibel evozierte Potentiale), NLG (Nervenleitungsgeschwindigkeit), EMG (Elektromyographie), LEP (Laser-evozierte Potenziale – oder auch die Mikroneurographie können organische Schädigungen darstellen, nicht aber die Beeinträchtigung im Alltagserleben und in der schmerzbedingt eingeschränkten Funktionsfähigkeit.

2002 wurden von Gracely et al. (2002) erstmalig in funktionellen MRI-Untersuchungen des Gehirns Schmerzen semiquantitativ und bildhaft dargestellt. Obwohl es sich um bahnbrechende Untersuchungstechniken handelt, die inzwischen neben der ursprünglich untersuchten Fibromyalgie auch auf andere Krankheitsbilder ausgeweitet wurden – für Schmerzen bei Osteoporose gibt es allerdings keine Daten –, sind diese Messverfahren für die individuelle Begutachtung derzeit noch nicht geeignet. Die bildhafte Darstellung der Aktivierung der Schmerzareale im Gehirn gelang überwiegend in Patientengruppen im Vergleich zu Placebogruppen, nicht aber zur Messung der Schmerzintensität beim individuellen Probanden.

Andere Instrumente der Scherzvalidierung

Hilfreich ist die Beobachtung des Probanden in der Begutachtungssituation. Körperhaltung, Gangbild, das Verhalten beim Entkleiden und eventuelle schmerzbedingte Ausweichbewegungen können Aufschluss über schmerzbedingte Behinderungen geben, die eventuell in den objektiven Befunden (v. a. Bildgebung) nicht abgebildet werden.

Die Schilderung eines Tagesablaufs kann hilfreich sein. Jedoch ist dieses Instrument zumindest denjenigen Probanden, die schon Vorbegutachtungen erfahren haben, meist bekannt, und sie sind auf diese Fragen vorbereitet. Ähnliches gilt für die Schilderung des Freizeitverhaltens und der sozialen Kontakte. Auch der glaubhaft beschriebene Verlust sozialer Bindungen und eine Beschreibung des Verlustes der sozialen Partizipation können dabei helfen, chronische, insbesondere aber auch chronifizierte Schmerzen nachvollziehbar zu machen.

Entsprechend wird dies auch in der AWMF-Leitlinie für die Begutachtung von Schmerzen (Version 5/2012) beschrieben:

„Bildgebende Verfahren und objektivierbare Nachweismethoden sind zwar zur Beurteilung von Gewebeschädigungen unverzichtbar. Den Nachweis körperlicher und/oder psychischer Beeinträchtigung im Alltags und beruflichen Leben kommt jedoch bei der Begutachtung von Schmerzen überragende Bedeutung zu."

1.6.3 Beurteilung des Schmerzes in den verschiedenen sozialen Systemen

Entschädigungsrecht

Im Entschädigungsrecht muss der osteoporotisch bedingte Schmerz von anderen Schmerzursachen abgegrenzt werden. Insbesondere spielen hier vorbestehende Schädigungen wie z. B. degenerative Veränderungen eine große Rolle.

Schwerbehindertenrecht

Im Schwerbehindertenrecht gilt die Versorgungsmedizin-Verordnung vom 10. Dezember 2008 (BGBl. I S. 2412), die zuletzt durch Artikel 1 der Verordnung vom 28. Oktober 2011 (BGBl. I S. 2153) geändert worden ist. Dort ist zur Osteoporose genannt:

„Bei ausgeprägten osteopenischen Krankheiten (z. B. Osteoporose, Osteopenie bei hormonellen Störungen, gastrointestinalen Resorptionsstörungen, Nierenschäden) ist der GdS v. a. von der Funktionsbeeinträchtigung und den Schmerzen abhängig. Eine ausschließlich messtechnisch nachgewiesene Minderung des Knochenmineralgehalts rechtfertigt noch nicht die Annahme eines GdS.“

Zu den zu beurteilenden Funktionseinschränkungen wird auf die entsprechenden Abschnitte der betroffenen Strukturen verwiesen, z. B. für Wirbelkörperfrakturen auf Kapitel 18.9 Wirbelsäulenschäden. Bezüglich des Schmerzes ist in Kapitel 2 „Grad der Schädigungsfolgen (GdS), Grad der Behinderung (GdB), Abschnitt i“ beschrieben:

„Bei der Beurteilung des GdS sind auch seelische Begleiterscheinungen und Schmerzen zu beachten.“

Es wird in Abschnitt i konstatiert, dass „die in der GdS-Tabelle niedergelegten Sätze bereits die üblichen seelischen Begleiterscheinungen (z. B. bei Entstellung des Gesichts, Verlust der weiblichen Brust) berücksichtigt sind. Sind die seelischen Begleiterscheinungen erheblich höher als aufgrund der organischen Veränderungen zu erwarten wäre, so ist ein höherer GdS gerechtfertigt.“

In der Fortsetzung findet sich in Abschnitt j: „Ähnliches gilt für die Berücksichtigung von Schmerzen. Die in der GdS-Tabelle angegebenen Werte schließen die üblicherweise vorhandenen Schmerzen mit ein und berücksichtigen auch erfahrungsgemäß besonders schmerzhafte Zustände. Ist nach Ort und Ausmaß der pathologischen Veränderungen eine über das übliche Maß hinausgehende Schmerzhaftigkeit nachgewiesen, die eine ärztliche Behandlung erfordert, können höhere Werte angesetzt werden“.

Tritt aber somit der Schmerz in den Vordergrund der Beurteilung, so sollte die Beurteilung der subjektiven Empfindung „Schmerz“ nicht ausschließlich vom Orthopäden, Osteologen oder Rheumatologen erfolgen. Bei Schmerzen, die über das „zu erwartende Ausmaß“ hinausgehen, muss auch eine psychische Komorbidität diskutiert werden.

In den AWMF-Leitlinien wird betont:

„Ergeben sich Hinweise auf eine solche psychische Komorbidität, so soll der Gutachter, soweit er selbst nicht über entsprechende Kompetenz verfügt, dem Auftraggeber die Heranziehung eines psychiatrisch beziehungsweise psychosomatisch geschulten Facharztes zur weiteren Begutachtung vorschlagen. Dieser Gutachter soll zusätzlich über eingehende Kenntnisse der Erfassung und Bewertung chronischer Schmerzen verfügen.“ (AWMF-Leitlinie für die Begutachtung von Menschen mit chronischen Schmerzen, Version 5/2012).

Rentenrecht

Im Rentenrecht wird beurteilt, ob das verbliebene Leistungsvermögen zur Ausübung der letzten Tätigkeit oder irgendeiner Tätigkeit, ggf. mit welchen Einschränkungen möglich ist (qualitative Leistungsbeurteilung). Zusätzlich wird beurteilt, in welchem zeitlichen Umfang dies erfolgen kann (quantitative Beurteilung).

Wiederum in den Ausführungen zu der AWMF-Leitlinie für die Begutachtung von Menschen mit chronischen Schmerzen äußert Dohrenbusch (2007):

„In der gutachterlichen Literatur wird gefordert, dass eine Beurteilung von Krankheiten überwiegend an klinischen Diagnosen, zumeist mit Schweregradabstufungen, vorgenommen wird. Kommen hingegen starke Schmerzen oder psychische Komorbiditäten hinzu, dann kann die sozialrechtliche Bewertung auch wesentlich von diesen Vorgaben abweichen, sodass zusätzliche Entscheidungshilfen erforderlich sind" (Dohrenbusch 2007).

Dohrenbusch (2009a, b) erklärt weiter:

„Nun geht es bei der Begutachtung von Schmerzen nicht um die Beurteilung der Schmerzen selbst als zu bewertende Zielgröße, sondern um deren Auswirkung auf das Funktions- und Leistungsniveau der Versicherten … Sinnvoll wäre hier die Terminologie ‚Begutachtung schmerzbedingter Beeinträchtigungen'" (Dohrenbusch 2009a, b).

Ist der Schmerz ein entscheidendes Beurteilungskriterium, so sollte er, wie oben ausgeführt, mit seinen Auswirkungen auf das Erleben und die Leistungsfähigkeit im biopsychosozialen Modell beurteilt werden. Angesichts des subjektiven Charakters der Empfindung Schmerz, die zusätzlich häufig von Depression und Angst begleitet ist, sollte bei einer solchen Beurteilung ein Nervenarzt beteiligt sein. Auch der gebräuchliche Begriff der zumutbaren Willensanstrengung sollte von einem Psychiater oder Psychosomatiker beurteilt werden. Dieser sollte über Erfahrung im Umgang mit Schmerzpatienten verfügen.

Literatur

Literatur zu Kap. 1.1

Cooper C, O'Neill T, Silman A (1993) The epidemiology of vertebral fractures. European Vertebral Osteoporosis Study Group. Bone 14 Suppl 1: S89–97

Dachverband Osteologie. DVO-Leitlinie 2017 zur Prophylaxe, Diagnostik und Therapie der Osteoporose bei postmenopausalen Frauen und Männern. www.dv-osteologie.org. Abgerufen am 18.6.2018

Ferrar L, Roux C, Felsenberg D, Glüer CC, Eastell R (2012) Association between incident and baseline vertebral fractures in European women: vertebral fracture assessment in the Osteoporosis and Ultrasound Study (OPUS). Osteoporos Int 23: 59–65

Genant HK1, Wu CY, van Kuijk C, Nevitt MC (1993) Vertebral fracture assessment using a semiquantitative technique. J Bone Miner Res 8: 1137–48

Griffith JF, Adams JE, Genant HK (2013) Diagnosis and classifiaction of vertebral fracture. In: Rosen CJ et al. Primer on the matabolic bone diseases and disorders of mineral metabolism. Wiley-Blackwell, New York, pp 317–335

Gunnes M, Lehmann EH, Mellstrom D, Johnell O (1996) The relationship between anthropometric measurements and fractures in women. Bone 19: 407–13

Kaptoge S, Armbrecht G, Felsenberg D, Lunt M, O'Neill TW, Silman AJ, Reeve J; EPOS Study Group (2004) When should the doctor order a spine X-ray? Identifying vertebral fractures for osteoporosis care: results from the European Prospective Osteoporosis Study (EPOS). J Bone Miner Res 19: 1982–93

Melton LJ 3rd, Kan SH, Frye MA, Wahner HW, O'Fallon WM, Riggs BL (1989) Epidemiology of vertebral fractures in women. Am J Epidemiol 129: 1000–11

Melton LJ 3rd1, Lane AW, Cooper C, Eastell R, O'Fallon WM, Riggs BL (1993) Prevalence and incidence of vertebral deformities. Osteoporos Int 3: 113–9

Literatur zu Kap. 1.2–1.4

Braun J, Sieper J (2001) Die glukokortikoidinduzierte Osteoporose. Orthopäde 30: 444–450

Bundesministerium für Arbeit und Soziales (2008) Versorgungsmedizinische Grundsätze. (Anlage zu § 2 der Versorgungsmedizin-Verordnung) Bundesgesetzblatt 2008 Teil I Nr. 57: 2412–2413

Carstens C (2014) Was ist eigentlich ein „statisch wirkender Achsenknick"? MedSach 110: 210–211

Grosser V et al. (2000) Zusammenhangsfragen bei der Begutachtung des sog. Verhebetraumas. Trauma u. Berufskrankheit 2: 182–187

Hadji P et al. (2013) Epidemiologie der Osteoporose: Bone Evaluation Study. Dtsch. Ärztebl. 4: 52–57

Kleinschmidt JT, Kleinschmidt JG (2002) Die Begutachtung der Osteopenie/Osteoporose im Schwerbehindertenrecht. MedSach 98; 1: 19–21

Roth A, Abendroth K (2006) Osteoporose. Orthopädie und Unfallchirurgie up2date1: 223–250

Sabo D (2014) Osteopenie/Osteoporose. in: Schiltenwolf M, Hollo DF (Hrsg.) Begutachtung der Haltungs- und Bewegungsorgane, 6. Auflage, Thieme-Verlag, Stuttgart

Scheibe J, Minne HW (1998) Zur Leistungsbegutachtung von Patienten mit Osteoporose. Versicherungsmedizin 50, 1: 18–21

Schröter F (2006) Gutachtenfragen über Osteoporose. MedSach 10/6: 212–217

Schröter F, Ludolph E (2013) Bemessungsempfehlungen für die private Unfallversicherung. In: Thomann K-D, Schröter F, Grosser V (Hrsg) Orthopädisch-unfallchirurgische Begutachtung Elsevier-Urban-Fischer-Verlag

Thomann K-D, Grosser V, Rauschmann M (2010) Begut-
    achtung von Wirbelsäulenverletzungen. Orthopäde
    39: 312–328
Uthoff HK, Jaworski ZFG (1978) Bone Loss in Response
    to Long-term Immobilisation. J. Bone Jt. Surg 60-B:
    420–429

Literatur zu Kap. 1.5

Deutsche Rentenversicherung (2011) Sozialmedizinische
    Begutachtung für die gesetzliche Rentenversiche-
    rung: Deutsche Rentenversicherung Bund (Hrsg);
    ISBN-13 978-3-642-10249-3, 7. Aufl 2011. Springer,
    Berlin Heidelberg New York
Pfeifer M, Pollähne W, Minne HW (2003) Begutachtung
    bei Osteoporose: Orthop Rheuma 2: 18–9
Scheidt-Nave C (2003) Osteoporotische Wirbelfrakturen
    – Epidemiologie und Krankheitslast: Z Allg Med 79:
    135–142
Schöffel D, de Jager U, Dreinhöfer K, Kern PM, Peters
    KM, Pfeilschifter J, Siggelkow H (2011) Schmerzen
    bei osteoporotischen Wirbelkörperfrakturen.
    Osteologie Suppl 2–142
Evans RA, Morgan MD (2014) The systemic nature of
    chronic lung disease. Clin Chest Med 35 (2): 283–93.
    doi: 10.1016/j.ccm.2014.02.009
Masala S, Magrini A, Taglieri A, Nano G, Chiaravalloti A,
    Calabria E, Di Trapano R, Pietroiusti A, Simonetti G
    (2014) Chronic obstructive pulmonary disease
    (COPD) patients with osteoporotic vertebral com-
    pression fractures (OVCFs): improvement of pulmo-
    nary function after percutaneous vertebroplasty
    (VTP). Eur Radiol 24 (7): 1577–85. doi: 10.1007/
    s00330–014–3165–2
Chen SJ, Liao WC, Huang KH, Lin CL, Tsai WC, Kung PT,
    Chang KH, Kao CH (2015) Chronic obstructive
    pulmonary disease is a strong independent risk
    factor for osteoporosis and pathologic fractures:
    a population-based cohort study. QJM 21: hcv012.
    PMID: 25614611
Názara Otero CA, Baloira Villar A (2014) The continuum
    of COPD and cardiovascular risk: A global scenario
    of disease. Clin Investig Arterioscler 10: S0214–
    9168(14)00129–6. doi: 10.1016/j.arteri.2014.09.003
Watanabe R, Okazaki R (2014) Updates on Lifestyle-
    Related Diseases and Bone Metabolism. Bone
    metabolic disorder in chronic obstructive pulmo-
    nary disease].Clin Calcium 24 (11): 1651–9.
    doi: CliCa141116511659
Deutsche Rentenversicherung (2010) Statistik der
    Deutsche Rentenversicherung – Rentenzugang
    2009. Band 178, Tabelle 220. Hrsg: Deutsche
    Rentenversicherung Bund, Berlin, Juli 2010
Nowak D, Kroidl RF (Hrsg) (2009) Bewertung und Begut-
    achtung in der Pneumologie. Stuttgart; New York:
    Thieme

Literatur zu Kap. 1.6

Arbeitsgemenschaft der Wissenschaftlich-Medizini-
    schen Fachgesellschaften – AWMF (2012) AWMF-
    Leitlinie 30/102: Leitlinie für die ärztliche Begutach-
    tung von Menschen mit chronischen Schmerzen,
    Version 5/2012
Arbeitsgemenschaft der Wissenschaftlich-Medizini-
    schen Fachgesellschaften – AWMF (2017) Leitlinie
    für die ärztliche Begutachtung von Menschen mit
    chronischen Schmerzen („Leitlinie Schmerzbegut-
    achtung"). 4. Aktualisierung 2017. AWMF-Register-
    nummer 094-003
Bundesministerium für Arbeit und Soziales – BMAS
    (2008) Versorgungsmedizin. Verordnung VersMedV
    Versorgungsmedizinische Grundsätze
Dohrenbusch R (2007) Begutachtung somatoformer
    Störungen und chronifizierter Schmerzen. Kohl-
    hammer, Stuttgart
Dohrenbusch R (2009) Symptom- und Beschwerdevali-
    dierung chronischer Schmerzen in der sozialmedi-
    zinischen Beurteilung. Teil II. Schmerz 23: 246–250
Dohrenbusch R (2009) Symptom und Beschwerdevali-
    dierung chronischer Schmerzen in der sozialmedi-
    zinischen Beurteilung. Teil I: Methodische und
    terminologische Ansätze. Schmerz 23: 236–240
Dolan P, Togerson D (1998) The cost of treating osteo-
    porotic fracture in the UK female population.
    Osteoporos Int 8: 611–617
Gerbershagen U (1986) Organisierte Schmerzbehand-
    lung – eine Standortbestimmung. Internist 27:
    459–469
Gracely RH, Petzke F, Wolf JM, Clauw DJ (2002) Functio-
    nal MRI evidence of augmented pain processing in
    fibromyalgia. Arthritis Rheum 2002: 1333–1343
Hasserius R et al. (2005) Long term morbidity and mor-
    tality after a clinically diagnosed vertebral fracture
    in the elderly – a 12- and 22-year follow-up of 257
    patients. Calcif Tissue Int 76: 235–242
Nevitt MC, Ettinger B, Black DM (1998) The association
    of radiographically detected vertebral fractures
    with back pain and function. A prospective study.
    Ann Intern Med 128, 793–800
Price DD, Harkins SW (1994) Psychophysiological ap-
    proaches to pain measurement and assessment.
    In Turk DC, Melzac R. Handbook of pain assessment.
    Guilford Press, New York, pp 111–134
Scane AC et al. (1999) Case-control study of the patho-
    genesis and sequelae of symptomatic vertebral
    fractures in men. Osteoporosis Int 9: 91–97
Schiltenwolf M (2007) Begutachtung muskuloskelet-
    taler Schmerzen. Z Rheumatol 66: 473–483
Schöffel D, de Jager U, Dreinhöfer K, Kern PM, Peters
    KM, Pfeilschifter J, Siggelkow H (2011) Schmerzen
    bei osteoporotischen Wirbelkörperfrakturen.
    Osteologie Suppl 2–142

Suzuki N, Ogukibo O, Hansson T (2009) The prognosis
for pain, disability, activities of daily living an quality of life after an acute osteoporotic vertebral body
fracture: relation to fracture level, type of fracture
and grade of fracture deformation. Eur Spine J, 18,
77–88

Toyone T, Toyone T, Tanaka t et al. (2006) Changes in
vertebral wedging rate between supine and
standing position and its association with back
pain. A prospective study in patients with osteoporotic vertebral compression fractures. Spine,
31 (25): 2963–2966

Supportive Methoden zur Knochenheilung

Ralf Skripitz, Andreas Roth, Klaus M. Peters, Gerald Zimmermann, Hans Goost, Thomas Randau, Marcus Jäger, Ulrich Nöth, Marcel Haversath

© Springer-Verlag GmbH Deutschland, ein Teil von Springer Nature 2018
K. M. Peters et al. (Hrsg.), *Fortbildung Osteologie 4*, Fortbildung Osteologie
https://doi.org/10.1007/978-3-662-52748-1_2

2.1 Medikamentöse Werkzeuge der Knochenchirurgie

Ralf Skripitz, Andreas Roth

Jährlich werden deutschlandweit momentan ca. 180.000 Hüft- und ca. 90.000 Knietotalendoprothesen implantiert. Mit zunehmender Lebenserwartung wird in Zukunft die Anzahl an behandlungsbedürftigen Kox- und Gonarthrosen und damit die Fallzahl an endoprothetischem Gelenkersatz und im weiteren Verlauf an Revisionseingriffen weiter ansteigen.

Die Verbesserung der Implantateinheilung in der Orthopädie und Unfallchirurgie fokussiert insbesondere auf die zementfreie Endoprothetik, immer mit dem Ziel einer Verbesserung der Standzeiten des Implantates. Dementsprechend ist zu unterscheiden zwischen Einflüssen auf die Verbesserung der Osseointegration, die Vermeidung von Stress-Shielding und der Prävention bzw. Therapie von abriebbedingten Osteolysen.

Bei der zementfreien Implantation von Endoprothesen kommt häufig das „Druckknopfprinzip" zum Einsatz. Durch eine geringe Überdimensionierung der Prothese im Implantatlager wird ein enger Kontakt zwischen Implantat und Knochen und somit eine gute Primärstabilität durch Verklemmung erreicht. Diese funktionelle Ruhigstellung ist Voraussetzung für eine Sekundärstabilität, die eigentliche Integration bzw. Einheilung des Implantates. So ermöglichen Mikrobewegungen von <28 μm eine sichere Integration und Sekundärstabilität, während es bei Relativbewegungen >150 μm üblicherweise zur Ausbildung einer Bindegewebsschicht zwischen Prothese und Knochen kommt. Dies gestattet keine Osseointegration und somit keine Sekundärstabilität (Pillar et al. 1986).

Im Rahmen des durch die Implantation verursachten Traumas am Knochen wird die Induktion der Osteogenese in Gang gesetzt (Albrektsson u. Johansson 2001). Die Sekundärstabilität entsteht über die knöcherne Fixation von vitalem Knochengewebe durch Ein- und Anwachsen in oder auf die Oberflächenstruktur der Prothese.

Eine der möglichen Ursachen für aseptische Lockerungen sind Polyethylenabriebpartikel, welche in das nicht versiegelte Prothesen-Knochen-Interface gelangen. Sie provozieren eine makrophagenvermittelte Fremdkörperreaktion, wodurch es zu einer Freisetzung lysosomaler Enzyme und Entzündungsmediatoren, wie z. B. Prostaglandin E, IL1, IL6 und Tumornekrosefaktor kommt. Die Aktivierung von Osteoblasten führt zu einer vermehrten Knochenresorption mit Ausbildung periprothetischer Osteolysen und letztlich Lockerung (Eberhardt et al. 2007). Folglich ist eine insuffiziente Osseointegration einer zementfreien Endoprothese auch bei ausreichender Verklemmung ein möglicher Risikofaktor für eine spätere aseptische Prothesenlockerung.

Eine Verbesserung der Osseointegration, welche letztlich auch die Stabilität der Prothese erhöht und den Markraum versiegelt, wurde durch Modifikationen der Oberflächenstruktur, der Prothesenschichtung und der Prothesenlänge erreicht (Gradinger u. Gollwitzer 2006).

Weitere Ursachen für ein frühzeitiges Implantatversagen sind
- die Migration von Komponenten, die zu Instabilitäten und Lockerungen führen,
- ein unzureichendes Einwachsen und
- die periprothetische Osteopenie (Stress-Shielding).

In Bezug auf das Stress-Shielding wurden bis zu 52% Verlust der periprothetischen Knochendichte am proximalen Femur gefunden, wobei es nach 2 Jahren zu einer Stabilisierung kam. Da innerhalb der ersten 6 Monate unabhängig vom Prothesentyp ein erheblicher periprothetischer Knochendichteverlust auftreten und damit die bereits erfolgte Primärstabilität wieder verloren gehen kann, stellt die Verbesserung der Knochenqualität durch medikamentöse Beeinflussung eine der größten Herausforderungen zur Steigerung der Erfolgsrate im Bereich der Endoprothetik dar (Eberhardt et al. 2007).

2.1.1 **Bisphosphonate**

Die Kenntnis und das Verständnis dieser Vorgänge sind Voraussetzung, um osteologisch aktive Substanzen zum Einsatz zu bringen. Eines der am besten untersuchten medikamentösen Werkzeuge hierzu sind die Bisphosphonate. Sie werden klassisch zur Hemmung der Knochenresorption bei Osteoporose und beim M. Paget eingesetzt.

In einer Übersichtsarbeit beschrieben Eberhardt et al. (2007) zahlreiche tierexperimentelle Untersuchungen über den Einsatz von Bisphosphonaten zur Hemmung der abriebbedingten und der instabilitätsbedingten Osteolyse. Im Rattenmodell fanden Milett et al. (1999) eine Hemmung der durch PE-Partikel induzierten periprothetischen Entzündungsreaktion mit Verhinderung des Fortschreitens periprothetischer Osteolysen unter Alendronat. Shangbhag et al. (1997) fanden im Hundemodell eine signifikant verringerte Provokation von Osteolysen durch eine Mischung aus UHNWPE, Titan und Kobalt-Chrom unter Einfluss von Alendronat.

Astrand et al. (2000) zeigten tierexperimentell eine Verhinderung der periprothetischen Osteolyse durch erhöhten Druck der intraossären Gewebsflüssigkeit in der Grenzschicht zum Implantat durch Alendronat. Ein instabilitätsbedingter Knochenverlust konnte durch Niedrigdosen von Alendronat jedoch nicht gehemmt werden (Astrand und Aspenberg 1999). Hilding et al. (2000) fanden bei Patienten mit Knie-TEP eine Abnahme der Prothesenmigration unter Einfluss von Clodronat ein Jahr postoperativ von 0,4 auf 0,29 mm. Die Applikation erfolgte bei zementierter Knie-TEP 3 Wochen präoperativ bis 6 Monate postoperativ. Hieraus ließe sich eine eventuelle Reduktion der Lockerungsrate ableiten.

Auch die periprothetische Osteopenie lässt sich durch Einsatz von Bisphosphonaten beeinflussen. Goodship et al. (1998) fanden unter Gabe von 10 µg Zoledronat monatlich eine signifikante Reduktion des Stress-Shieldings besonders am Kalkar und an der medialen Kortikalis. Ähnliche Ergebnisse wurden unter Verwendung von Alendronat unter Pamidronat gefunden.

Die Gabe von 10 mg Alendronat 10 Wochen postoperativ führte zu einer statistisch signifikanten Reduktion der periprothetischen Osteopenie nach 12 Monaten im Vergleich zu einem Placebo bei zementfreien Hüfttotalendoprothesen. Mit 20 mg für 5 Wochen wurde sogar in der Frühphase bis 2 Monate postoperativ die periprothetische Osteopenie vollständig verhindert, sodass die Autoren 20 mg für mindestens 10 Wochen empfehlen (Hennigs et al. 2002).

Dass es unter dem Einsatz von Bisphosphonaten zu einer Verbesserung der Osseointegration kommt, zeigen zahlreiche tierexperimentelle Untersuchungen. Beim Hund wiesen Shanbhag et al. (1999) eine signifikante Zunahme des Knochen-Prothesen-Kontaktes um Pressfitpfannen bei Hüfttotalendoprothesen von 115% unter Alendronat nach. Der negative Effekt einer Ovarektomie mit resultierendem Östrogenmangel bei der Ratte auf das Einwachsverhalten von Titanimplantaten wurde durch Alendronat ausgeglichen (Duarte et al. 2005).

Im Rattenmodell konnte vor allem für hydroxylapatitbeschichtete und teilweise auch für unbeschichtete Titanimplantate histomorphologisch eine signifikante Zunahme der osseointegrierten Implantatoberfläche und Verkürzung der Zeit bis zur suffizienten Implantatintegration von 50% gefunden werden. Histomorphometrisch wurde bei Verwendung von 25 µg/kg Körpergewicht/die ein signifikanter Zuwachs von 57,6% osseointegrierter Oberfläche bei mit Hydroxylapatit beschichteten Implantaten gefunden, bei nicht beschichteten Implantaten sogar von 89,9% (Eberhardt et al. 2006). Die Vorteile der Bisphosphonatverwendung wurden somit erst unter einer Maximaldosis sichtbar, welche der Dosierung bei Tumorbehandlungen beim Menschen entspricht.

Eine Bisphosphonattherapie kann jedoch auf der anderen Seite mit einem erhöhten Risiko für atypische Femurschaftfrakturen einhergehen. Auch wenn die Gesamtinzidenz mit

11 Frakturen pro 10.000 Personenjahre gering ist, steigt das Risiko unter fortwährender Medikation an. So denn das Nutzen-Risiko-Verhältnis zu Beginn der Therapie bei geeigneter Indikation noch sehr günstig ist, könnte dies bei prolongierter Therapie invertiert werden (Koeppen u. Skripitz 2015).

2.1.2 Bone Morphogenetic Protein

Ein weiteres potenziell medikamentöses Werkzeug, welches zum Einsatz für die Verbesserung der Implantateinheilung kommen könnte, ist das BMP. BMP gehört zur Superfamilie der TGF-Beta. Inzwischen wurden ca. 20 BMP identifiziert. Potenziell besteht hier die Möglichkeit zur Stimulierung der Knochenformation um Implantate. Demnach wurden bereits gute Erfolge mit BMP 2-beschichteten Implantaten sowie bei Bindung an Hydroxylapatit-beschichtete Oberflächen erreicht. Nicht zuletzt sind potenziell immunologische Reaktionen am Interface mit Aktivierung von Osteoblasten und prolongierter Lockerung nicht auszuschließen (Thorey et al. 2010).

2.1.3 Parathormon

Für Parathormon (PTH1–34) wurde in vivo bei systemischer Gabe über 4 Wochen tierexperimentell eine Steigerung der Osseointegration an Titanzylindern gefunden. Unter physiologischen Bedingungen vermittelt PTH die Erhaltung des intra- und extrazellulären Calciumhaushalts und ist damit einer der Hauptregulatoren des Knochenmetabolismus. Außerdem konnte in tierexperimentellen Studien und zuletzt auch am Menschen ein osteoanaboler Effekt des Parathormons bei intermittierender Gabe gezeigt werden. Dieser wirkt sich offensichtlich stärker auf die trabekuläre als auf die kortikale Knochenmasse aus (Skripitz et al. 2000). Der hierfür verantwortliche zelluläre Mechanismus ist momentan noch nicht endgültig geklärt, allerdings scheint es zu einer Steigerung der Osteoblastenaktivität sowie zu

einem Anstieg der Osteoblastenanzahl bei gleichzeitiger Abnahme der Osteoblastenapoptose und unveränderter Osteoklastenzahl zu kommen.

So zeigte sich im Knochenkammer-Modell, einem Modell zur Untersuchung der Knochenregeneration, im Rahmen von Tierversuchen nach 6-wöchiger PTH-Applikation ein starker Anstieg der Knochendichte bei nur geringem Anstieg des Knochenwachstums (Skripitz et al. 2000). Bei den Kontrolltieren konnte im Gegensatz dazu eine zeitabhängige Vergrößerung des Knochenmarkraums mit jedoch gleichzeitiger Abnahme der Trabekeldichte festgestellt werden. Anscheinend ist also der osteoanabole Effekt von PTH im Rahmen der Knochenheilung im trabekulären Knochen mit hämatopoetischen Knochenmark unter Belastung am stärksten ausgeprägt.

Weitere tierexperimentelle Studien zum Nachweis einer veränderten Implantatverankerung unter gleichzeitiger PTH-Gabe ergaben, dass es hierunter im Vergleich zur Kontrollgruppe zu einer signifikanten Steigerung des benötigten Drehmoments und der benötigten Zugkraft kommt, um eine Edelstahlschraube aus einer Ratten-Tibia zu entfernen (Skripitz et al. 2001). Damit konnte gezeigt werden, dass eine systemische PTH-Medikation nicht nur einen signifikanten Einfluss auf die Knochenheilung sondern auch auf die Dichte des implantatumgebenden Knochens besitzt und einen gesteigerten Knochen-Implantat-Kontakt bewirkt. Zudem gelang im Tierversuch der Nachweis der dosis- und zeitabhängigen Wirksamkeit von PTH.

Aufgrund dieser Ergebnisse wurde nun eine groß angelegte klinische Phase-II-Multicenterstudie durchgeführt: In dieser im Jahr 2010 publizierten prospektiven, randomisierten, plazebo-kontrollierten, doppel-blinden Studie wurden postmenopausale Frauen mit einer primären Osteoporose, die sich eine distale Radiusfraktur zugezogen hatten, im Rahmen einer konservativen Frakturbehandlung täglich mit Calcium und Vitamin D versorgt. Zusätzlich erhielten die Studienteilnehmerinnen 20 µg bzw. 40 µg Teriparatid (verkürzte rekombinante Form des humanen PTH, Forsteo®) oder Placebo s.c. über einen Zeitraum von 8 Wochen (Aspenberg et al. 2011).

Die tägliche Applikation von 20 µg Teriparatid führte zu einer signifikant verkürzten Heilungszeit (durchschnittlich 7,4 Wochen) im Vergleich zur Placebogabe (durchschnittlich 9,1 Wochen).

Eine Verbesserung der funktionellen Ergebnisse bzw. einer Schmerzreduktion durch die Gabe von Teriparatid konnte allerdings nicht festgestellt werden.

2.1.4 Fazit

Mit der Verwendung von BMP, PTH und Bisphosphonaten besteht heutzutage die Möglichkeit, sowohl die Knochenheilung als auch die analog dazu verlaufenden knöchernen Umbauprozesse nach Implantation von Totalendoprothesen und damit die Lebensqualität der Betroffenen zu verbessern. Es lässt sich eine raschere Sekundärstabilität und somit raschere Belastbarkeit erwarten.

Ebenfalls zeitiger ist mit einer Versiegelung des Markraums zu rechnen, was die Ausbreitung von Abriebpartikeln und somit die Entwicklung Abrieb- und druckbedingter Osteolysen verhindern soll. Nicht zuletzt wird die initiale Migration gehemmt und das Stress-Shielding vermindert.

Aktuell sind praktikable Medikamente insbesondere die Bisphosphonate, potenziell aber auch BMP und Parathormon sowie andere osteologisch wirksame Substanzen.

Neben einer systemischen Applikation ist in Zukunft auch die lokale Applikation zu diskutieren. Wichtig ist die Klärung der Dosis, Mehrfach- oder Einfachapplikation und nicht zuletzt höherpotente Bisphosphonate. Hiermit ist eine weitere Verbesserung der Überlebensraten von Implantaten zu erwarten.

2.2 Strontiumranelat und Parathormon als medikamentöse Therapie der Pseudarthrose

Klaus M. Peters

Bei einer Pseudarthrose steht der Knochenheilungsprozess still, und es kommt nicht zur knöchernen Konsolidierung. Die Behandlung ist häufig langwierig und individuell auf den Patienten abzustimmen. Pseudarthrosen stellen ein relevantes medizinisches und sozioökonomisches Problem dar. Für den Patienten selbst bedeutet eine Pseudarthrose meist eine erhebliche Beeinträchtigung der Lebensqualität (Ellegard et al. 2010; Steinhausen et al. 2013).

Eine einheitliche Definition für das Vorliegen einer Pseudarthrose fehlt bisher. Als verzögerte Frakturheilung bezeichnet man eine fehlende knöcherne Konsolidierung im erwarteten Zeitraum, meist nach 3–6 Monaten, wobei der Heilungsprozess grundsätzlich fortschreitet und der Heilungsausgang zumindest unsicher ist (Einhorn 1998). In Deutschland spricht man in der Regel von einer Pseudarthrose, wenn die Fraktur nach >6 Monaten nicht knöchern konsolidiert ist. Die Federal Drug Administration (FDA) legt für die Pseudarthrose einen Zeitraum von 9 Monaten ausbleibender Frakturheilung fest (Ellegard et al. 2010).

Eine verzögerte Frakturheilung tritt bei 5–10%, eine Pseudarthrose 1–5% aller Frakturen auf. Die Inzidenz variiert erheblich in Abhängigkeit vom betroffenen Knochen und vom begleitenden Weichteilschaden (Steinhausen et al. 2013). Es werden patientenabhängige von patientenunabhängigen Risikofaktoren unterschieden (Bishop et al. 2012).

- Zu den patientenabhängigen Risikofaktoren zählen Komorbiditäten wie Diabetes mellitus und periphere arterielle Verschlusskrankheit, Alter, Rauchen und die Behandlung mit Steroiden bzw. Zytostatika.
- Zu den patientenunabhängigen Faktoren rechnet man die Frakturlokalisation und das Frakturmuster, das Ausmaß des Weichteilschadens, die Durchblutungssituation und die Qualität der operativen Versorgung.

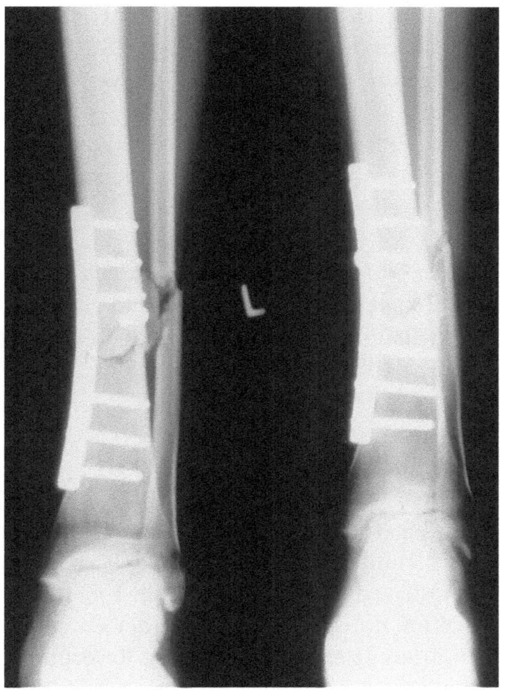

◘ Abb. 2.1 Pseudarthrose nach osteosynthetisch versorgter Tibiafraktur links bei einem 27-jährigen Patienten. (Aus Peters u. Tuncel 2015)

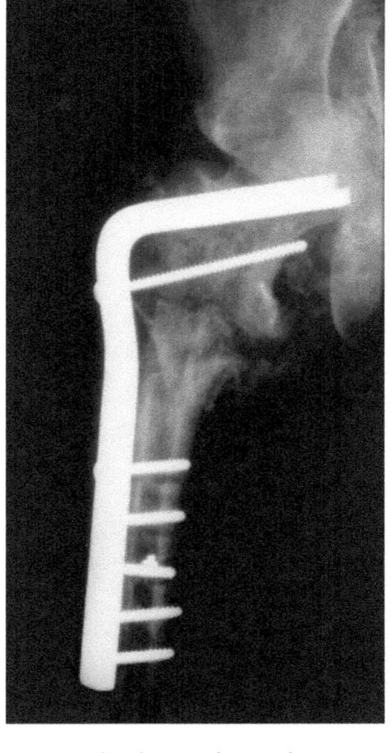

◘ Abb. 2.2 Pseudarthrose des rechten proximalen Femurs nach osteosynthetisch versorgter proximaler Femurfraktur mit nachfolgender Infektsituation bei einer 24-jährigen Patientin. (Aus Peters u. Tuncel 2015)

An den unteren Extremitäten treten häufiger Pseudarthrosen auf als an den oberen Extremitäten (Steinhausen et al. 2013). Am häufigsten treten Pseudarthrosen an der Tibia auf, gefolgt von Femur und Humerus (Peters u. Tuncel 2015) (◘ Abb. 2.1, ◘ Abb. 2.2).

In den Klassifikationen für Pseudarthrosen wird zwischen septischen und aseptischen Pseudarthrosen unterschieden. Bei Letztgenannten erfolgt eine Unterscheidung in biologisch reaktive und biologisch inaktive Pseudarthrosen.

> **Ziel jeder Pseudarthrosenbehandlung ist das Erreichen einer achsgerechten knöchernen Frakturkonsolidierung und damit das Erreichen einer schmerzfreien Belastbarkeit der betroffenen Extremität.**

Es stehen operative und konservative Therapieverfahren zu Verfügung. Unter den konservativen Verfahren sind zu nennen:

- die Behandlung mit niedrig energetisch gepulstem Ultraschall (LIPUS),
- der Einsatz extrakorporaler Stoßwellentherapie oder
- die Behandlung mit gepulsten elektromagnetischen Feldern.

Ein positiver Effekt von LIPUS in der Pseudarthrosebehandlung (20-minütige Anwendung einmal täglich) ist bis jetzt evidenzbasiert nicht ausreichend belegt, um die Anwendung generell zu empfehlen (Steinhausen et al. 2013). Die klinische Relevanz von extrakorporaler Stoßwellentherapie sowie die Behandlung mit gepulsten elektromagnetischen Feldern ist ebenfalls bisher nicht abschließend geklärt, sodass eine generelle Empfehlung für diese Therapien derzeit ebenfalls nicht ausgesprochen werden kann.

Unter den medikamentösen Therapieoptionen unterscheidet man lokal applizierte Substanzen von systemisch auf den Knochenstoffwechsel wirkenden Substanzen (s. Übersicht).

Anabole Therapieoptionen zur Behandlung einer Pseudarthrose

- Lokal
  - Bone Morphogenetic Proteins (BMP): osteoinduktive Eigenschaften
    - BMP-2
    - BMP-7 (OP-1)
  - Platelet rich plasma (PRP): osteoinduktive Eigenschaften
  - Stammzellen aus Knochenmarkaspirat: osteogene als auch osteoinduktive Eigenschaften
- Systemisch
  - Teriparatid
  - Strontiumranelat

Unter den lokalen anabolen Therapieoptionen ist an erster Stelle der Einsatz von Bone Morphogenetic Proteins (BMP) zu nennen. BMP gehören zur Superfamilie des transformierenden Wachstumsfaktors β (TGF-β). BMP besitzen osteoinduktive Eigenschaften, indem sie eine Kaskade zur Differenzierung mesenchymaler Stammzellen initiieren. In der Klinik haben rekombinantes humanes BMP-2 zur Behandlung bei offenen Tibiafrakturen mit erhöhtem Pseudarthroserisiko und rekombinantes humanes BMP-7 zur Behandlung von traumatisch bedingten Tibiapseudarthrosen Eingang gefunden (Steinhausen et al. 2013) (s. auch ▶ Abschn. 2.3).

Moghaddam-Alvandi et al. (2012) behandelten 98 Patienten mit Pseudarthrosen mit lokalen BMP-7-Applikationen im „off label use". In 93 Fällen (92%) fand eine Konsolidierung statt bei einer mittleren Heilungsdauer von 4,8 Monaten. Allerdings erfolgte in 65 Fällen die BMP-7-Gabe zusammen mit einer Reosteosynthese und Spongiosaplastik.

Thrombozytenreiches Plasma (PRP) enthält autologe Wachstumsfaktoren und besitzt osteoinduktive Eigenschaften. Der Stellenwert in der Pseudarthrosetherapie ist derzeit noch limitiert (De Long et al. 2007). Calori et al. (2008) führten eine prospektiv-randomisierte Studie mit rhBMP-7 und PRP bei Pseudarthrosen durch und fanden in der PRP-Gruppe schlechtere Ergebnisse als in der rhBMP-7-Gruppe.

Im Einzelfall kann auch die perkutane Applikation angereicherter mesenchymaler Stammzellen eine therapeutische Alternative sein.

Unter den systemischen Optionen zur Behandlung einer Pseudarthrose sind als Off-label-Behandlungen der Einsatz von Teriparatid sowie von Strontiumranelat zu nennen.

2.2.1 Strontiumranelat (SR)

SR steigert den Knochenaufbau, v. a. durch Beschleunigung der Reifung von Osteoblasten zu Osteozyten, und hemmt die Knochenresorption durch Verminderung der Osteoklastendifferenzierung und deren Resorptionsaktivität. SR war ein zugelassenes Medikament zur Behandlung der postmenopausalen Osteoporose und der Osteoporose des Mannes, wurde aber im Sommer 2017 aus dem Handel genommen. In tierexperimentellen Versuchen konnte unter Strontiumranelat eine verbesserte Mikrostruktur des Knochens, ein erhöhtes Kallusvolumen sowie eine verbesserte biomechanische Stabilität nachgewiesen werden (Aspenberg et al. 2010). Eine positive Beeinflussung der Heilung von Knochenbrüchen durch SR konnten Li et al. (2010) an ovarektomierten Ratten zeigen.

Cebesoy et al. (2007) konnten hingegen keinen signifikanten Effekt von SR auf die Frakturheilung der Rattentibia nachweisen. Alegre et al. (2010) wiesen in 4 klinischen Fallstudien bei Patienten mit Pseudarthrosen eine positive Beeinflussung der Knochenbruchheilung durch SR nach. SR war hier in der üblichen Dosis von 2 g pro Tag über 6 Wochen bis zu 6 Monaten verabreicht worden. Alle 4 Pseudarthrosen durchbauten komplett. Über den Einsatz von SR bei Pseudarthrosen liegen weitere Einzelfallbeschreibungen vor, die eine verbesserte Frakturheilung darlegen (Aspenberg et al. 2010).

2.2.2 Parathormon (PTH)

Das aus 84 Aminosäuren bestehende endogene PTH stellt den Hauptregulator des Kalzium-Phosphat-Stoffwechsels in Knochen und Nieren dar. Teriparatid stellt das aktive Fragment des endogenen humanen PTH dar (Sequenz der 34 N-terminalen Aminosäuren) und ist als subkutan applizierbares osteoanaboles Medikament zur Behandlung der fortgeschrittenen Osteoporose sowohl der Frau als auch des Mannes zugelassen.

PTH wirkt osteoanabol durch eine Hemmung der Apoptose von Präosteoblasten, eine Steigerung ihrer Proliferation und durch eine Transformation von „lining cells" in aktive Osteoblasten. Es kommt durch die tägliche Gabe von PTH zur Formierung neuen Knochens durch Steigerung des Knochenremodellings, der kortikalen Dichte und der trabekulären Biegefähigkeit (Obermayer-Pietsch et al. 2008). Zahlreiche tierexperimentelle Studien zeigen den positiven Effekt von Teriparatid auf die Frakturheilung (Ellegard et al. 2010).

Habermann et al. (2010) verglichen den frakturheilenden Effekt von SR und PTH in einem Tiermodell mit ovarektomierten Ratten und fanden unter SR eine höhere Kallusresistenz als bei den mit PTH behandelten Ratten.

Aspenberg und Mitarbeiter (2010) führten im Rahmen einer randomisierten, doppelblinden, placebokontrollierten Studie Teriparatid-Behandlungen mit täglich 20 µg bzw. 40 µg bzw. Placebo über 8 Wochen bei insgesamt 102 postmenopausalen Frauen mit konservativ behandelter distaler Radiusfraktur durch. Es erfolgte stets eine Gipsimmobilisation der Radiusfraktur. Primärer Endpunkt der Studie war die notwendige Zeit, bis zu der 3 von 4 Kortizes bei 50% der Patientinnen mit Radiusfraktur durchbaut waren. Gegenüber der Placebo-Gruppe wurde in der Gruppe mit täglicher Teriparatid-Applikation von 20 µg eine signifikant schnellere Durchbauung der Kortizes erreicht, bei der 40 µg-Dosierung zeigte sich hingegen keine signifikante Verkürzung des Endpunktes. In einer Nachanalyse der Daten der Radiusstudie fanden die Autoren bei den Teriparatid-Gruppen Verbesserungen in der Kallusbildung.

Peichl et al. (2011) setzten Parathormon (PTH 1–84) bei Osteoporosepatientinnen mit Beckenfraktur (n=65) ein. Bei den Patientinnen mit PTH-Gabe (n=21) kam es zu einer signifikant schnelleren Frakturheilung als bei den Patientinnen mit Placebogabe (n=44) (7,8 versus 12,6 Wochen).

Auch über den Einsatz von Teriparatid bei verzögerter Frakturheilung liegen tierexperimentelle Studien vor (Ellegard et al. 2010, Bukata und Puzas 2010).

Im eigenen Patientengut verfügen wir in der Behandlung mit Teriparatid über Erfahrung mit 3 Patienten, bei denen es nach Frakturen zu einer verzögerten Knochenbruchheilung bzw. einer Pseudarthrosenbildung gekommen war (◘ Tab. 2.1) (Peters u. Bungart 2012). In allen 3 Fällen konnte eine Konsolidierung der Frakturen unter der Behandlung mit Teriparatid erreicht werden, sodass bei 2 der 3 Fälle inzwischen eine Metallentfernung möglich war (◘ Abb. 2.3).

Mancilla et al. (2014) behandelten 6 Patienten mit Tibia- oder Femurfrakturen, die nach 3–36 Monaten keine abgeschlossene Frakturheilung aufwiesen, mit Teriparatid 20 µg/Tag s.c. Hierunter kam es bei 5 der Patienten zu einer kompletten Durchbauung der Frakturen nach einer Behandlungsdauer von 3–9 Monaten. Lee et al. (2012) veröffentlichten die erfolgreiche Behandlung von 3 Patienten mit Pseudarthrosen des Femurs durch tägliche s.c.-Injektionen von Teriparatid über einen Zeitraum von 3–9 Monaten. Giannotti et al. (2013) berichteten über eine erfolgreich mit Teriparatid behandelte atrophe Femurpseudarthrose.

Weitere Kasuistiken beschreiben die erfolgreiche Behandlung einer Pseudarthrose des Sternums (Chintamaneni et al. 2010) bzw. des Humerus (Oteo-Alvaro u. Moreno 2010) durch Teriparatid. Tamai et al. (2013) berichteten über die erfolgreiche Behandlung einer nicht heilenden Sprunggelenksarthrodese nach 12-wöchiger Teriparatid-Behandlung.

2

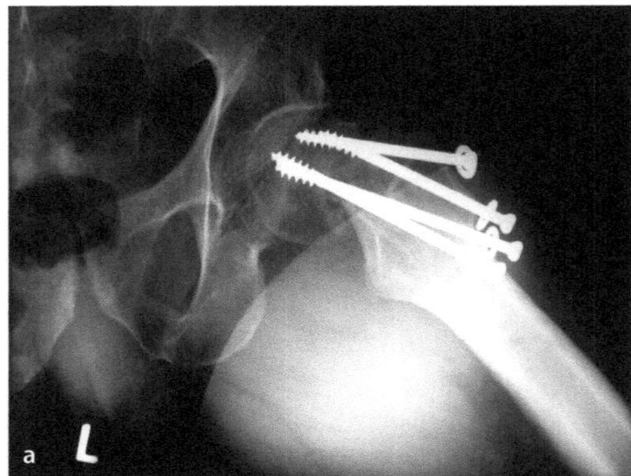

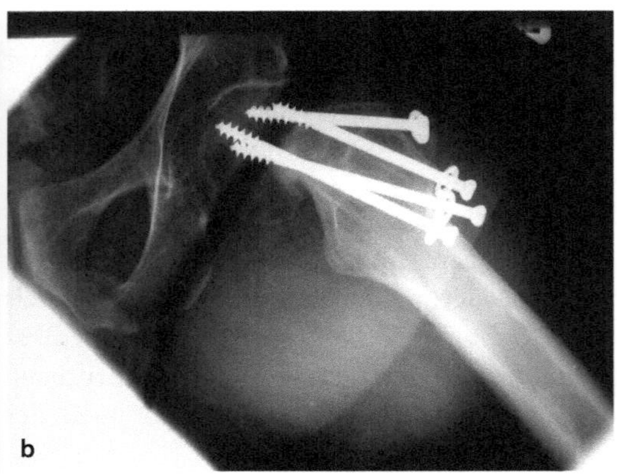

◘ Abb. 2.3a, b Schenkelhalspseudarthrose links nach operativer Behandlung einer Schenkelhalsfraktur mit einer 4-Schraubenosteosynthese (**a**). Komplette Durchbauung der Pseudarthrose nach 7-monatiger Behandlung mit Teriparatid (**b**). (Aus Peters u. Bungart 2012)

◘ Tab. 2.1 Pseudarthrosebehandlung durch Teriparatid 20 µg s.c.: Eigene Fälle

Patient	Alter	Geschlecht	Komorbidität	Fraktur, primäre Behandlung	Dauer der ausbleibenden Frakturheilung	Behandlungs-dauer bis zur knöchernen Durchbauung
A	55	m	Keine; in DXA Osteopenie	Schenkelhalsfraktur, DHS bzw. 4-Schrauben-Osteosynthese	6 Monate	7 Monate
B	69	w	Kortison-induzierte Osteoporose mit mehreren Wirbelkörperfrakturen	Azetabulumfraktur, konservativ behandelt	8 Monate	>3 Monate
C	67	w	Osteoporose	Schenkelhalsfraktur, 3-Schrauben-Osteosynthese	6 Monate	10 Monate

2.2.3 Fazit

Über eine erfolgreiche systemische Behandlung von Pseudarthrosen mit SR und PTH liegen zahlreiche Fallbeschreibungen vor, wobei die Datenlage für PTH besser ist. Kontrollierte Studien liegen für die Pseudarthrosebehandlung für beide Substanzen bisher nicht vor. Somit stellt der Ersatz beider Substanzen Off-label-Behandlungen dar, wobei Kontraindikationen besonders zu beachten sind. Dennoch kann ihr Einsatz im Einzelfall sinnvoll sein.

◘ Abb. 2.4 stellt den möglichen Einsatz von systemisch applizierten anabolen Osteologika im Behandlungsalgorhythmus von Pseudarthrosen dar (Niedhart 2014).

❯ **Liegt eine septische Pseudarthrose vor, ist die operative Therapie mit Infektsanierung, Stabilisation und knöcherner Rekonstruktion ohne Alternative.**

Bei Vorliegen einer aseptischen Pseudarthrose ist es entscheidend, ob eine biologisch reaktive oder inaktive Pseudarthrose vorliegt. Bei einer

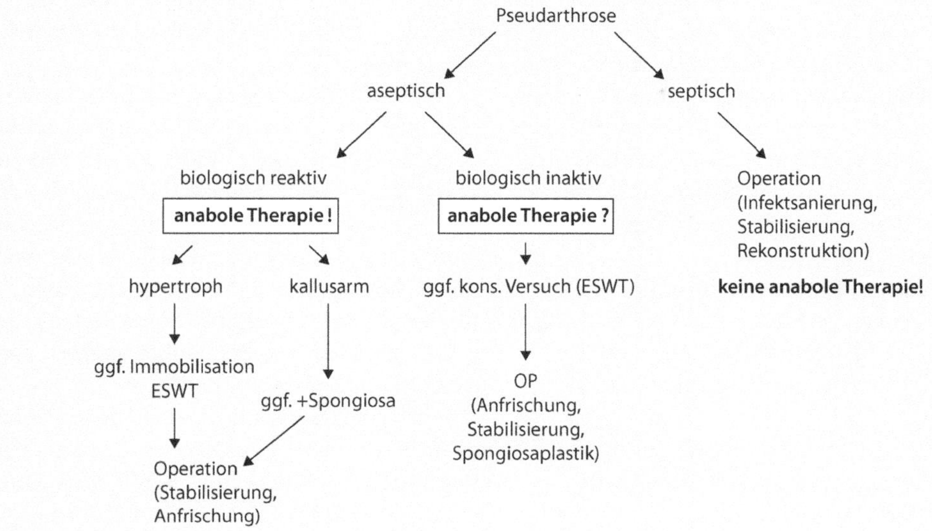

◨ Abb. 2.4 Einsatzmöglichkeiten von systemisch applizierten anabolen Osteologika im Therapiealgorhythmus von Pseudarthrosen. EWST = Extrakorporale Stoßwellentherapie. (Aus Peters u. Tuncel 2015)

reaktiven Pseudarthrose ist der systemische Einsatz einer osteoanabolen Substanz aufgrund der vorliegenden Daten erfolgversprechend, bei einer biologisch inaktiven Pseudarthrose fraglich.

2.2.4 Ausblick

Es sollte eine multizentrische prospektiv-randomisierte Studie zur Behandlung von aseptischen Pseudarthrosen mit PTH als systemisch appliziertem anabolem Osteologikum verifiziert werden. Dies könnte beispielsweise unter der Federführung der DGOU (Sektion Osteologie, Alterstraumatologie) geschehen.

2.3 Bone Morphogenetic Protein (BMP) in der Knochenbruchheilung

Gerald Zimmermann

Während fast alle anderen Körperstrukturen auf eine Verletzung oder Schädigung mit einer Narbenbildung reagieren, bildet sich bei der Frakturheilung wieder in Funktion und Stabilität intaktes Knochengewebe neu. Dieser Regenerationsprozess spiegelt letztendlich die embryogene Entwicklung des Knochengewebes wider. Dieser hochspezialisierte Prozess erfordert das Zusammenspiel vieler biomechanischer und biochemischer Prozesse (Gerstenfeld et al. 2003; Hankenson et al. 2014; Marsell u. Einhorn 2002).

2.3.1 Funktion von Wachstumsfaktoren bei der Frakturheilung

Bekanntlich sind für die erfolgreiche Knochenbruchheilung – aus Übersichtsgründen wird hier nur auf die sehr viel häufiger vorkommende sekundäre Heilung eingegangen – mechanische Stabilität, das Vorhandensein einer räumlichen Struktur („scaffold") bei Knochendefekten, ein Anschluss an die Gefäßversorgung und eine ausreichende biologische Potenz mit Zellaktivität erforderlich.

Jeder Schritt zur Regeneration des Knochengewebes ist begleitet und/oder initiiert von verschiedenen Zytokinen, Wachstumsfaktoren,

Angiogenesefaktoren und proteolytischen Enzymen. Über 200 verschiedene Proteine werden für eine geregelte und ausreichende Knochenheilung verantwortlich gemacht. Dieser komplizierte und hochsensitive Prozess kann dementsprechend an vielen Abschnitten gestört sein und zum Ausbleiben der Knochenheilung oder zumindest zu einer gestörten Knochenbildung führen.

Von diesen Proteinen sind einige bezüglich ihrer osteogenen Potenz gut untersucht und spielen eine übergeordnete Rolle:

- TGF-β1 („transforming growth factor beta"),
- IGF („insulin like growth factor"),
- VEGF („vascular endothelial growth factor"),
- MMP (Metalloproteinasen),
- FGF („fibroblast growth factor")
- und natürlich verschiedene BMP.

Diese Faktoren werden über den Heilungsprozess von mehreren Wochen verschieden stark und zeitlich unterschiedlich exprimiert. So hat z. B TGF-β1 sein maximales Serumlevel um die erste Woche nach der Fraktur und im Falle einer gestörten Knochenbruchheilung einen signifikant erniedrigten Anstieg. Wachstumsfaktoren haben verschiedene Eigenschaften und Wirkungen auf die vor Ort liegenden Zellen (Lieberman et al. 2002, Weiss et al. 2005, Henle et al. 2003, Moghaddan et al. 2016, Zimmermann et al. 2016).

2.3.2 Bone Morphogenetic Protein (BMP)

Die Entdeckung der BMP durch Urist, die Sequenzierung des Proteins und die Zulassung von BMP 2 und 7 zur Jahrtausendwende zeigen das hohe Potential des Proteins und zentrale Rolle in der Knochenregeneration.

Urist konnte 1965 in einem Mausversuch zeigen, dass in Muskelgewebe implantierte demineralisierte Knochenmatrix eine Osteoneogenese bewirkt. Er postulierte, dass es ein Protein geben muss, welches diese initiiert. Er nannte es Bone Morphogenetic Protein. Es dauerte bis 1982, bis Wozney die Proteinsequenz entschlüsselte.

Im Verlauf wurden mehrere BMP identifiziert und deren Wirkung näher untersucht. Bis heute sind mehr als 20 BMP, welche alle zur TGFß Superfamilie gehören, bekannt, von denen nur ein Teil Einfluss auf die Knochenbildung hat. BMP haben dementsprechend nicht nur Auswirkungen auf die Knochenheilung, sondern auch auf die Entwicklung anderer Gewebe, vor allem bei der Embryogenese, aber auch im Erwachsenenalter.

Die verschiedenen Isoformen des BMP besitzen verschiedene Funktionen. BMP können Vorläuferzellen zu bestimmten Zellen differenzieren, wie dies BMP 2, 4, 6, 7 und 9 bei Osteoprogenitorzellen initiiert, aber auch die Zellproliferation (BMP 3) stimulieren oder Einfluss auf die Zellmotilität und Apoptose nehmen. BMP können aber auch direkt auf die tumorassoziierte Angiogenese oder indirekt durch Interaktion mit angiogenetischen Faktoren wie VEGF, HGF oder bFGF wirken (Urist 1965; Hausmann et al. 2014; Ye u. Jiang 2015).

2.3.3 Wirkmechanismus der Bone Morphogenetic Proteins

Selbst in einfachen Modellen ist das Zusammenspiel der sicheren und möglichen Einflussfaktoren auf die Signalweiterleitung, Hemmung und Stimulation verwirrend und komplex. Immer wieder müssen bisherige Modelle aufgrund von neuen Erkenntnissen verändert werden.

BMP binden über zellmembranständige Rezeptoren (Typ 1 und 2) und lösen dort eine zytoplamatische Smad-Protein-abhängig regulierte Signalweiterleitung in den Nukleus aus. Durch die Akkumulation von Smad-Protein-Komplexen im Nukleus werden die Promotoren von Zielgenen adressiert. Es existiert auch ein bisher noch nicht genauer definierter Smad-unabhängiger Signalweiterleitungsweg über MAP-Kinasen.

Unabhängig von der zytoplasmatischen Vermittlung des BMP-Signals sind im Zellkern die Aktivitäten und Bindungsaffinitäten von Kofaktoren wie Runx2 und Osterix für eine Transkription erforderlich.

2.3.4 Tierversuche

In den 90er Jahren konnte in Tierversuchen nachgewiesen werden, dass BMP die Knochenbildung signifikant verbessern. Diese Versuche bildeten die Basis für humane Studien und die spätere Zulassung. Ab der Jahrtausendwende wurden Tierstudien hauptsächlich deswegen durchgeführt, um z.B verschiedenen neuen BMP durch virale Überexpression zu höherer Wirksamkeit zu verhelfen. Auch die praktische klinische Anwendung wurde getestet. Bereits 2002 konnte Schmidmaier et al. zeigen, dass mit BMP beschichtete Implantate eine signifikant höhere Knochenbildungs- und Frakturheilungsrate zeigten als unbeschichtete Implantate. Bisher sind diese Implantate jedoch nicht kommerziell erhältlich. Aktuelle Tierversuche zielen darauf ab, BMP effektiver einzusetzen, die Applikation zu erleichtern und zu prüfen, welche Applikationsform die Sicherste ist.

2.3.5 Klinische Studien zu BMP

Es gibt 2 zur klinischen Anwendung zugelassene BMP. Dies ist BMP 7 Osigraft (Olympus – wird zur Zeit nicht weiter hergestellt) und BMP 2 (Medtronic). Beide Proteine wurden zur Jahrtausendwende an einem relativ großen Patientenkollektiv prospektiv-randomisiert geprüft und anschließend zugelassen.

BMP 2 wurde in der sog. BESTT-Studie bei offenen Tibiafrakturen eingesetzt. Insgesamt 450 Patienten mit offener Tibiafraktur und intramedullärer Osteosynthese wurden eingeschlossen. Randomisiert wurde diesen Patienten zusätzlich 1,5 mg/ml rhBMP 2 beim Wundverschluss implantiert. Es zeigte sich in der Gruppe der mit BMP 2 behandelten Patienten eine geringere Anzahl von Folgeoperationen, eine schnellere Heilungszeit und eine geringere Rate von Infektionen.

BMP 7 wurde bei 122 Patienten mit einer ausbleibenden Heilung nach Tibiafraktur in der sog. Friedlaender Studie ebenfalls prospektiv randomisiert erfasst. Hier erfolgte bei der Revisionsoperation randomisiert der Einsatz von BMP 7 oder von Autograft. Es zeigte sich die Gleichwertigkeit des Proteins gegenüber Eigenspongiosa.

In der Folge wurden mehrere klinische Beobachtungsreihen und vergleichende Studien publiziert. Diese Studien sind aber nicht miteinander vergleichbar und zeigen auch in ihren Patientenkollektiven erhebliche Inhomogenitäten aufgrund der komplexen Heilungsverläufe und der geringen Anwendungszahlen (◘ Tab. 2.2).

2.3.6 Evidenz

In PubMed wird in der letzten verfügbaren Metaanalyse von Dai et al. 2015 die Evidenz von BMP in der Heilung der Tibiafraktur analysiert. 8 randomisierte und kontrollierte Studien mit über 1000 Patienten gingen in die Analyse ein. Bei der Behandlung der akuten Tibiafraktur zeigte sich eine signifikant bessere Heilungsrate und eine signifikant geringere Revisionsrate. Materialversagen und Infektionsrate waren in beiden Gruppen gleich. Die Anwendung im Rahmen von „non unions" der Tibia zeigte keine Unterschiede in der Heilungs- und Revisionsrate im Vergleich zu autologer Spongiosa. Somit wurden die Ergebnisse der Zulassungsstudien ca. 15 Jahre später bestätigt.

Die letzte verfügbare Evidenzanalyse von BMP in der Frakturheilung generell liegt von 2010 in der Garrison Cochrane Database vor. Insgesamt zeigt sich hier ein teils signifikanter Vorteil, teils klarer Trend zum Nutzen der Anwendung von BMP. Eine geringere Anzahl sekundärer Interventionen, eine höhere Rate von Wirbelsäulenfusionen, eine beschleunigte Frakturheilung, kürzere Operationszeiten und eine geringere Komplikationsrate zeigten sich in der Auswertung.

▣ Tab. 2.2 Auswahl an Fallsammlungen zur klinischen Anwendung von BMP 7. Diese Studien sind nicht prospektiv randomisiert

Studie		Studiendesign	Indikation	Patienten (n)	BMP	Union rate%
Kujala S. et al.	2004	Retrospetiv, klinische Beobachtungsstudie, nicht randomisiert	Ausbleibende Knochenheilung, verschiedene Lokalisationen	5	7	100
Giannoudis et al. UK	2005	Retrospetiv, klinische Beobachtungsstudie, nicht randomisiert	Ausbleibende Knochenheilung, Osteotomien etc., verschiedene Lokalisationen	653	7	82
Dimitriou et al.	2005	Retrospetiv, klinische Beobachtungsstudie, nicht randomisiert	Ausbleibende Knochenheilung, verschiedene Lokalisationen	26	7	92
Ronga et al. Bios Study Group Italy	2006	Retrospetiv, klinische Beobachtungsstudie, nicht randomisiert	Ausbleibende Knochenheilung, verschiedene Lokalisationen	105	7	89
Jones	2006	Prospectiv-randomisiert kontrolliert	Akute Frakturen	23	2	77
Zimmermann et al.	2006	Retrospetiv, klinische Beobachtungsstudie, nicht randomisiert	Ausbleibende Knochenheilung, verschiedene Lokalisationen	23	7	92
Zimmermann et al.	2007	Prospective, matched pairs, controlled trial	Ausbleibende Knochenheilung Tibiaschaft	108	7	89 Sign. higher
Ristiniemi et al.	2007	Prospectiv kontrollierte Studie	Pilonfrakturen	40	7	Sign. faster
Giannoudis et al.	2007	Retrospetiv, klinische Beobachtungsstudie, nicht randomisiert	Ausbleibende Knochenheilung Beckengürtel	9	7	89
German Chapter	2008	Retrospetiv, klinische Beobachtungsstudie, nicht randomisiert	Ausbleibende Knochenheilung, verschiedene Lokalisationen	172	7	79
Zimmermann et al.	2009	Prospectiv, „matched pairs", kontrollierte Studie	Ausbleibende Knochenheilung Tibiaschaft	186	7	92
Moghaddam et al.	2009	Retrospektiv kontrolliert	Ausbleibende Knochenheilung, verschiedene Lokalisationen	52	7	82
Aro et al.	2011	Prospectiv-randomisiert kontrolliert	Akute Frakturen	187	2	96
Moghaddam et al.	2012	Retrospektiv, klinische Beobachtungsstudie	Ausbleibende Knochenheilung verschiedene Lokalisationen	101	7	101

Aus diesen Ergebnissen sollte man schließen können, dass der Einsatz von BMP in der Frakturheilung grundsätzlich sozioökonomisch sinnvoll ist. Hierzu liegen 2 Studien vor. Beide kommen zu dem vermuteten Schluss und stellen auch die Gründe hierfür dar. Vor allem die Reduktion der sekundären Eingriffe wie Osteosynthesen und autologe Knochentransplantation, aber auch die signifikant frühere Integration in das Arbeitsleben waren ausschlaggebend.

2.3.7　Indikationen für BMP

BMP 2 und BMP 7 sind für die klinische Anwendung am Menschen zugelassen. Allerdings unterscheiden sich die Zulassungen international. Während in den USA die BMP ein Medizinprodukt darstellen und in Australien für alle langen Röhrenknochen zugelassen sind, ist die Anwendung in Europa erheblich stärker eingeschränkt und orientiert sich streng an den Zulassungsstudien.

BMP 7 ist in Europa für die Anwendung bei therapieresistenten Pseudarthrosen des Tibiaschaftes zugelassen, welche seit 9 Monaten ohne weitere Intervention bei erfolgloser Spongiosaplastik geblieben waren – also eine in Deutschland nur selten vorkommende Konstellation, da im Normalfall kein Traumatologe 9 Monate tatenlos zusieht, wenn bereits nach 5 Monaten klar ist, dass die Tibiafraktur nicht konsolidiert. BMP 2 ist für die Therapie der akuten Tibiafraktur zugelassen (◘ Abb. 2.5, ◘ Abb. 2.6, ◘ Abb. 2.7).

Entsprechend der sehr eingeschränkten Zulassung der BMP ist die Anzahl der Anwendungen in Europa auch nicht mit den Zahlen in USA und Australien zu vergleichen. In Sam-

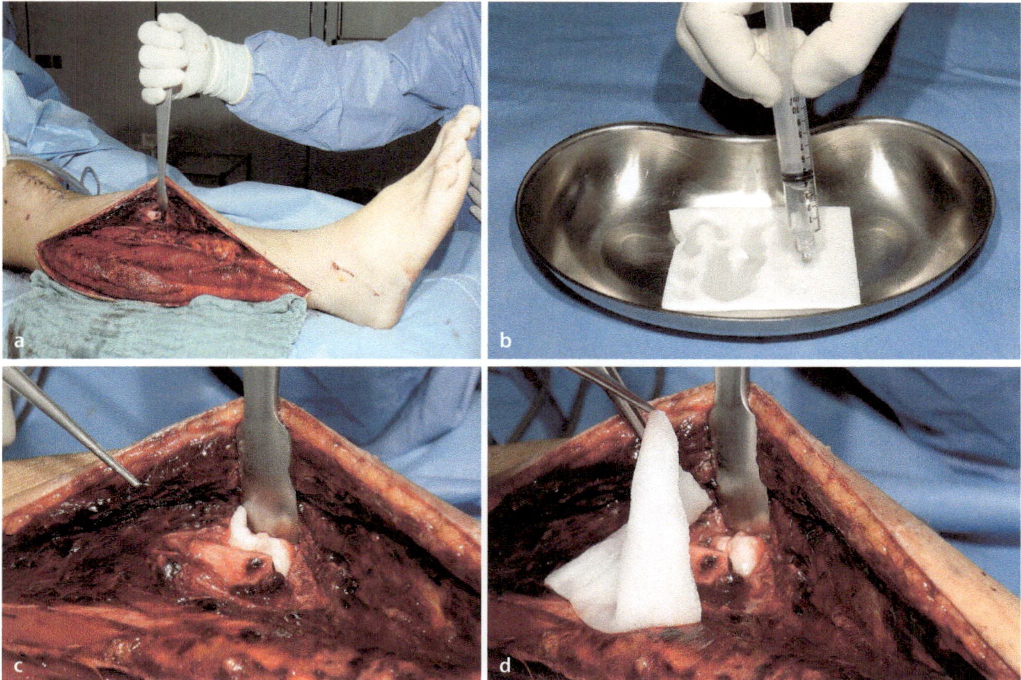

◘ **Abb. 2.5a–d** Anwendung von BMP2 bei einer akuten Tibiafraktur mit Kompartmentspaltung. **a** Unterschenkelschaftfraktur nach intramedullärer Osteosynthese vor Wundverschluss. **b** Aufbringen des flüssigen BMP 2 auf den Kollagenschwamm. Einwirkzeit von 20 min (vor der Implantation beachten. **c** Zirkuläres Umlegen der Frakturzone mit dem Kollagenschwamm. **d** Herstellen der „biologischen Kammer" mit Abdecken der Frakturzone

2

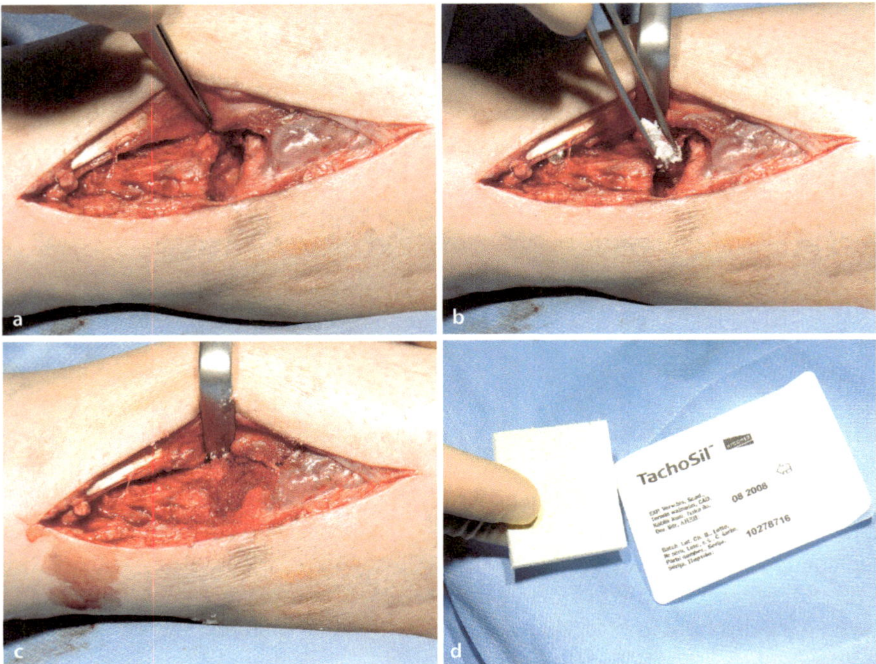

■ **Abb. 2.6a–d**   Anwendung von BMP 7 bei einer Unterschenkelpseudarthrose. **a** Segmentresektion von 4 cm Tibiasequester. **b** Einbringen des BMP7 mit wenig NaCl vermischt direkt in den debridierten Defekt als „nassen Sand". **c** Abdecken der Implantationszone mit einem Kollagenschwamm. **d** Herstellen der „biologischen Kammer", um eine Dilutation und mechanische Dislokation des Proteins zu verhindern

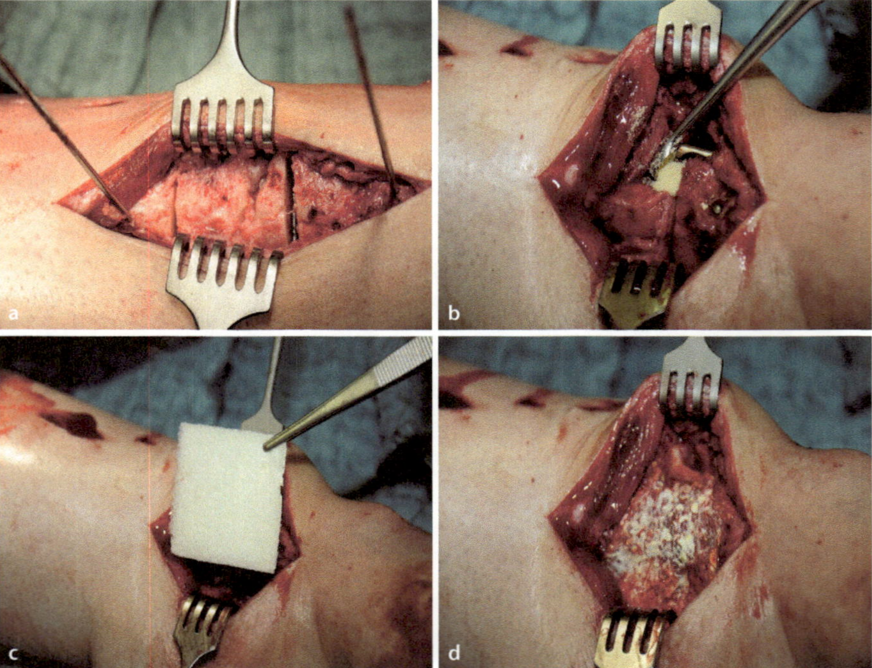

■ **Abb. 2.7a–d**   Anwendung von BMP

melstudien und überregionalen Fallsammlungen zeigt sich eine Rate der Off-label-Anwendung in Europa von über 90%.

2.3.8   Anwendung

BMP machen aus einer schlechten Osteosynthese keine bessere, sondern helfen dem Chirurgen, biologische Nachteile auszugleichen, die er im Normalfall nur begrenzt beeinflussen kann.

> **Grundsätzlich gelten bei der Anwendung von BMP, sei es bei akuten Frakturen, Knochendefekten, chronischer Osteomyelitis oder Pseudarthrosen, die gleichen chirurgischen Grundregeln. Eine technisch einwandfreie Osteosynthese, weichteilschonendes Operieren und ein radikales Débridement sind weiterhin unverzichtbar.**

Auch wenn die Anwendung der Medikamente auf den ersten Blick einfach erscheint, so gibt es doch viele Fallstricke. Das „Auswaschen" durch zu starke Blutung im OP Bereich – besonders bei BMP 7 – und zu kurze Bindungszeit von BMP 2 an den Kollagenträger stellen die Hauptfallstricke dar. Die BMP sollten in jedem Falle am Ende des Eingriffes und nach penibler Blutstillung direkt an die entsprechende Stelle eingebracht werden. Die Herstellung einer „biologischen Kammer", in der das BMP lange lokal seine Wirkung entfalten kann, ist entscheidend (◨ Abb. 2.6).

2.3.9   Brauchen wir die BMP in der Frakturheilung?

Der Autor dieses Artikels ist überzeugter Anwender mit über 500 selbst durchgeführten Implantationen. Es gibt jedoch einige kritische Punkte, die nicht außer Acht gelassen werden dürfen.

Zwischenzeitlich wurden Diskussionen über eine mögliche Kanzerogenität der BMP geführt. Hierauf erfolgten groß angelegte Analysen von neutralen Stellen, welche ein erhöhtes Risiko wiederlegen konnten. Trotzdem muss jedem Anwender klar sein, dass diese Proteine prinzipiell Trigger sein könnten. Somit verbietet sich der Einsatz des Proteins bei aktuell bestehender maligner Tumorerkrankung.

Bei der Anwendung am Unterschenkel oder der Klavikula kann es zu einer erheblichen lokalen Schwellung kommen, welche sich zwar in den allermeisten Fällen ohne Revision zurückbildet, aber genau verfolgt werden muss.

Die Kosten für eine Anwendung betragen in Europa bis zu 5000 Euro. Dies erscheint auf den ersten Blick sehr hoch – stellt sich aber verschwindend gering dar, wenn man die Folgekosten einer 4-monatigen Verlängerung der Behandlung mit allen sozialen Kosten vergleicht. Diese liegen bei ca. 80.000 Euro (Garrison et al. 2007).

Der entscheidende Punkt ist allerdings die Erfolgsrate. Betrachtet man die hervorragende experimentelle und im Verhältnis dazu die ernüchternde humane Studienlage zum Erfolg, könnte man zu dem Schluss kommen, dass BMP nicht unbedingt nötig sind. Woher kommt die Diskrepanz? Klar ist, dass BMP auch beim Menschen funktionieren und einen erheblichen Benefit darstellen. Gründe für die Diskrepanz liegen auf der Hand. Im humanen System gibt es im Gegensatz zum Tierversuch viele unbekannte Faktoren wie den multimorbiden Patienten, die aussichtlose Situation, die insufiziente Osteosynthese, postoperative Therapie mit nichtsteroidalen Antiphlogistika usw. Genau bei diesen Patienten wird dann bevorzugt BMP als „Reserveoption" angewandt und hat demenstprechend geringere Chancen als im Tierversuch mit „jugendlichen" Ratten.

2.3.10   Fazit

BMP stellen eine wichtige Option zur Behandlung kritischer Frakturen und Knochendefekte dar und sollten bei gegebener Indikation auch angewandt werden.

2.4 Ultraschalltherapie bei Pseudarthrose

Hans Goost, Thomas Randau

Knochenbruchheilungsstörungen sind immer Ausdruck einer gestörten Biologie oder mangelhaften Stabilität im Frakturbereich. Sie sind meist schmerzhaft, schränken die Gebrauchsfähigkeit der betroffenen Gliedmaße stark ein und tragen somit entscheidend zur verminderten Lebensqualität eines Unfallverletzten bei. Hieraus ergibt sich der Auftrag, die Entstehung eines Falschgelenks nicht fatalistisch zu begleiten, sondern frühzeitig einzugreifen.

Entgegen alter Definitionen in denen noch von einer verzögerten Knochenbruchheilung (ab 4 Monaten) oder einer Pseudarthrose (nach 6 Monaten) die Rede ist, sollte eine Pseudarthrose ab dem Zeitpunkt angenommen werden, ab dem kein Fortschritt der Frakturkonsolidierung mehr festgestellt werden kann (Kaminski u. Muhr 2008).

Störungen des Heilverlaufes können sowohl primär durch die Verletzung selbst als auch durch sekundäre Faktoren wie ungeeignete Osteosynthesetechnik, mangelhafte Operationstechnik oder Infektionen bedingt sein. Auch mangelnde Compliance und weitere patientenabhängige Faktoren wie Alter, Komorbiditäten, Nikotinabusus, Ernährungsstatus und Medikamenteneinnahme können eine Pseudarthrose begründen.

Die konservative Therapie einer Knochenbruchheilungsstörung mittels Ultraschall kann zu jedem Zeitpunkt eingesetzt werden. Duarte war 1983 der Erste, der eine Behandlung mit dem „Low-Intensity Pulsed Ultrasound System" (LIPUS) erprobte, um die Osteogenese zu stimulieren (Duarte 1983). Die Wirkung des niederenergetischen Ultraschalls kommt durch die nanomechanische Stimulation der Zellen in der Frakturzone zustande: Durch Ultraschall wird eine Schockwelle erzeugt, die sich sehr schnell räumlich im Gewebe ausbreitet. Die Welle erzielt einen plötzlichen Druckanstieg bis auf 300 mPa innerhalb weniger Nanosekunden, gefolgt von einem ähnlich raschen Abfall auf ein negatives Druckniveau. Der Wechsel führt zu einem Kavitationseffekt, der von den Zellen als mechanischer Reiz wahrgenommen wird.

Über Mechanorezeptoren wird durch noch nicht gänzlich entschlüsselte Fortleitungskaskaden und Regulationsprozesse eine Reihe von komplexen intrazellulären Prozessen in Gang gesetzt, welche die osteogene Differenzierung ortsständiger Stammzellen sowie die Osteogenese positiv beeinflussen können. Dabei sind zahlreiche Faktoren und Signalwege involviert, u. a. sRANKL, CBFA1, OSX, ALP und OPG (Chiu et al. 2015).

Als weiterer Wirkmechanismus des LIPUS konnte die Aktivierung der Vaskularisierung im Frakturbereich und damit eine bessere Blutversorgung festgestellt werden, was mit einer Stimulierung des „vascular endothelial growth factor" (VEGF) erklärt werden kann (Yan et al. 2015).

Auch wenn die molekularbiologischen Mechanismen noch unbekannt sind, ist die Wirksamkeit des Ultraschalls gut belegbar. Bereits 1990 wurde von Pilla eine Placebo-kontrollierte Studie an Ratten mit bilateral gesetzten Fibula-Osteotomien durchgeführt. Die Resultate dieser Studie belegten, dass LIPUS (20 min täglich) die Ausheilung im behandelten Bereich im Vergleich zu unbehandelten kontralateralen Knochen beschleunigte (Pilla et al. 1990). Weitere Tierversuche konnten die Wirkmechanismen der Ultraschall-Therapie entschlüsseln.

In einer weiteren Studie an Ratten wurde der Verlauf des Remodellings untersucht. Jeweils ein gebrochener Femur der Tiere wurde täglich mit LIPUS behandelt, für das kontralaterale Femur dagegen eine Sham-Behandlung vorgenommen. Es konnte eine signifikante Steigerung der Heilungsrate an den Frakturen unter LIPUS nachgewiesen werden. Dabei wurde sowohl eine Knochenneubildung als auch ein erhöhter Knochenabbau in Abhängigkeit von der Behandlungsdauer und von der Lokalisation im Knochen demonstriert. So war die Knochenneubildung in der ersten Woche im proximalen Bereich dominant, danach kam es zu einer signifikanten Zunahme der Knochenneubildung im distalen Bereich der Frakturen (Freeman et al. 2009).

Die Tatsache, dass ein höheres Alter von Tieren und Menschen die Frakturheilung verzögert, hängt vermutlich mit einer verringerten Expression der Cyclooxygenase 2 (COX 2) im Kallus an der Fraktur in der ersten postoperativen Woche zusammen. In diesem Kontext wurde auch festgestellt, dass nicht-steroidale Antirheumatika (NSAR) oder selektive COX-2-Inhibitoren die Knochenheilungsprozesse bei Menschen behindern können. Auch über diesen Mechanismus scheint die LIPUS-Therapie einen positive Effekt erzielen zu können: Bei Knochenbruchstudien an COX-Knockout-Mäusen zeigte sich eine verzögerte Heilung von mehr als 30 Tagen. Während bei wild-type-Mäusen durch LIPUS-Behandlung eine Halbierung der Dauer der endochondralen Heilungsphase erreicht werden konnte, zeigte sich bei den Knockoutmäusen keine Verkürzung der Heilungsphase, was auf eine COX-2 vermittelte Wirkungen der Ultraschallbehandlung schließen lässt. Die Applikation von Prostaglandin-E2-Rezeptor-Agonisten führte dagegen zu einer erneuten Sensibilität des Kallus gegenüber LIPUS bei den Knockoutmäusen (Naruse et al. 2010).

Außer hohem Alter gilt auch Diabetes mellitus als eine der Ursachen für eine unzureichende Frakturheilung. In einer Vergleichsuntersuchung an diabetischen und nicht diabetischen Ratten mit femoralen Frakturen wurde bei den diabetischen Tieren eine verminderte zelluläre Proliferation am Kallus aufgezeigt. Die Anwendung von LIPUS beeinflusste zwar nicht die Proliferationsprozesse, aber die mechanischen Testungen zeigten eine signifikant höhere Festigkeit bei den diabetischen Tieren unter LIPUS auf als bei den unbehandelten Tieren in der Vergleichsgruppe, womit sich nach Meinung der Autoren die Wirksamkeit dieser spezifischen Ultraschall-Behandlung auch beim Menschen voraussagen lässt (Gebauer et al. 2002).

In der Tat ist die Wirksamkeit des LIPUS auch am Patienten in zahlreichen Studien untersucht und belegt worden. Schon die Ergebnisse einer multizentrischen Placebo-kontrollierten Studie aus dem Jahre 1994 an Patienten mit Tibiafrakturen (n = 33 mit Verum und 34 mit Placebo-Gerät) ergaben eine signifikante (86 vs. 114 Tage; 24%) Verkürzung der Dauer bis zur klinischen Heilung. Der Vorteil der LIPUS-Anwendung kam besonders bei den Patienten mit Risikofaktoren, also höheres Alter, Nikotinabusus und großem Knochendefekt, zum Tragen, und die Compliance der Patienten war ausgezeichnet (Heckman et al. 1994).

Der negative Einfluss des Rauchens auf die Knochenbruchheilung ist bekannt und kann nach einer entsprechenden Studie sogar beziffert werden: Raucher und Exraucher haben eine 37% bzw. 32% geringere Wahrscheinlichkeit für die vollständige Knochenheilung als Nichtraucher (Castillo et al. 2005). Entsprechend hatten Cook et al. in einer Placebo-kontrollierten Studie an Patienten mit Tibia- und distalen Radiusfrakturen festgestellt, dass die Behandlung mit LIPUS die Abheilungszeit bei Rauchern und Nichtrauchern signifikant verringerte. Es zeigte sich jedoch ein Unterschied, da bei den Rauchern die Zeit bis zur Konsolidierung im Vergleich zu denen in der Placebo-Gruppe stärker verkürzt wurde als bei den Nichtrauchern (41% vs. 46%) (Cook et al. 1997).

Auch bei bereits eingetretener Pseudarthrose kann die LIPUS-Therapie hilfreich sein, was die Arbeiten von Leung, Mayr, Gebauer und Nolte belegen (Mayr et al. 2000; Nolte et al. 2001; Leung et al. 2004; Gebauer et al. 2005). Diese Arbeitsgruppen prüften in klinischen Studien die Wirksamkeit von LIPUS und gaben bei Patienten mit verzögerter und/oder unvollständiger Frakturheilung Erfolgsquoten von durchschnittlich 85% an.

Besonders strikte Kriterien für die Durchführung ihrer klinischen Untersuchungen wurden von der Gruppe um Rutten befolgt, die innerhalb von 3 Jahren alle 71 Fälle mit nicht abgeheilten Tibiafrakturen nur mit LIPUS behandelten und als Endzielgröße nur nach Heilung und Nichtheilung differenzierten. Im Unterschied zu der Vorgabe von höchstens 30% Heilungsrate, auf der die Fallzahlschätzung beruhte, wurde in 52 Fällen (73%) eine Heilung erzielt. Damit ergab sich ein gesicherter Unter-

2

schied zur Rate an spontanen Heilungen (p<0,001) (Rutten et al. 2007).

In einer großen retrospektiven Untersuchung aus mehr als 4000 Fällen konnte auch für die Risikogruppe der älteren Patienten (>60 Jahre) gezeigt werden, dass eine Ultraschallbehandlung zur Frakturheilung die Chancen auf eine regelrechte Ausheilung des Bruches denen der Nichtrisikopatienten gleichsetzen kann. Insgesamt heilten in dem Kollektiv 96,2% aller Frakturen unter LIPUS-Therapie. Bei einer erwarteten Spontanheilung von 93% bedeutet das, dass etwa eine von zwei Pseudarthrosen durch LIPUS verhindert werden konnte (Zura et al. 2015), die Anzahl der notwendigen Behandlungen („number needed to treat", NNT), um eine Pseudarthrose zu vermeiden, mit 24 aber relativ hoch liegt.

> **Die besonderen Vorteile der Ultraschallbehandlung kommen also besonders dann zum Tragen, wenn das Risiko einer Nichtheilung hoch ist, sodass damit besonders Patienten mit Risikofaktoren von dieser Methode profitieren können.**

Insgesamt halten auch verschiedene Metaanalysen die Wirksamkeit von LIPUS zur Beschleunigung der Frakturheilung für gesichert. In einer Zusammenstellung von Untergruppen aus 6 Studien mit LIPUS zeigten sich hinsichtlich der Heilungsraten von ausbleibenden und verzögerten Knochenheilungen die in ◘ Tab. 2.3 zusammengefassten Unterschiede in Abhängigkeit von der Lokalisation.

Gleichsam kann aber die Effektivität für die Behandlung von Pseudarthrosen und zur Kallusreifung aufgrund der gepoolten Daten nicht mit gleichem Evidenzgrad belegt werden. Ein Cochrane-Review aus dem Jahr 2012 kommt zu dem Schluss, dass die vorhandenen Studien noch zu heterogen sind und daher nicht für eine abschließende Beurteilung ausreichen. Es werden weitere Studien und die bessere Evaluation, insbesondere des funktionellen Outcomes, sowie ein vollständiges Follow-up aller Patienten gefordert (Griffin et al. 2012).

◘ **Tab. 2.3** Heilungsraten von ausbleibenden und verzögerten Knochenheilungen in Abhängigkeit von der Lokalisation

Humerus	67%	(195/289)
Radius (ggf. + Ulna)	90%	(154/172)
Femur	82%	(422/517)
Tibia	87%	(1001/1148)

Neben dem wohl bekanntesten LIPUS-System EXOGEN® der Firma Bioventus (◘ Abb. 2.8) stehen auch verschiedene andere Distributoren von Ultraschallgeräten zur Knochenbruchheilung in Deutschland zur Verfügung. Die Aufnahme in den Heilmittelkatalog wurde durch den Gemeinsamen Bundesauschuss bisher abgelehnt. Daher ist in Deutschland die Anwendung nur nach Einzelfallprüfung bzw. Antrag auf Kostenübernahme bei der gesetzlichen Krankenkasse oder Unfallversicherung möglich.

2.4.1 Fazit

Aktuelle zellbiologische, tierexperimentelle und klinischen Studien belegen die Stimulation der Knochenbruchheilung durch niederenergetischen Ultraschall.

LIPUS weist deutliche biologische Effekte an mehreren der komplexen Systeme auf, die mit physiologischen Prozessen der Knochenbildung/Knochenheilung in Verbindung stehen. Die Auswertung unterschiedlicher kontrolliert durchgeführter Tierversuche ergab übereinstimmend, dass die LIPUS-Anwendung die Heilung von Frakturen fördert und beschleunigt. Die klinische Forschung an Patienten konnte entscheidend dazu beitragen, die vorklinischen Resultate am Menschen zu bestätigen und die Vorteile des Verfahrens differenziert zu definieren.

Die Heilungsraten bei Patienten mit zuvor eingeschränkter oder nicht erkennbarer Heilungstendenz liegen nach LIPUS-Anwendung

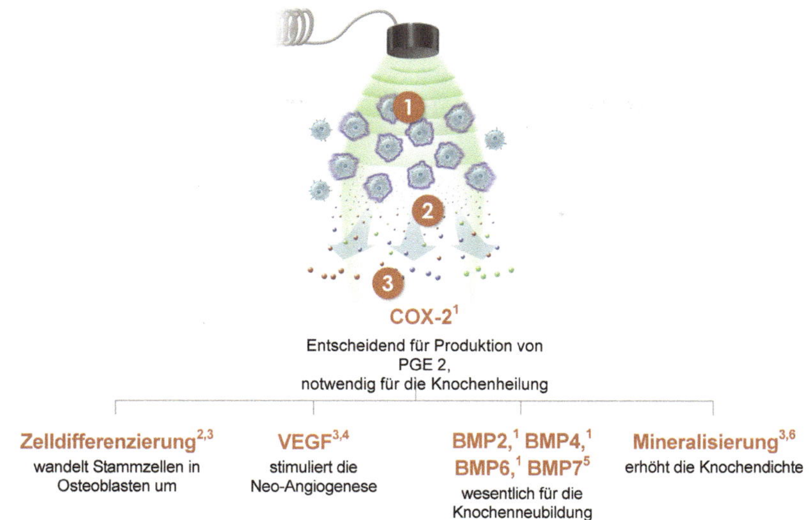

☐ **Abb. 2.8** Wirkweise von EXOGEN® (© Bioventus 2017, EXOGEN® is registered Trademark of Bioventus). [1] Schofer et al. (2010), [2] Agerup et al. (2005), [3] DURO-LANE Product Insert: 3ML (Aug. 2015), [4] Edsman et al. (2009), [5] Lindqvist et al. (2002), [6] Cook et al. (1997)

zwischen 70 und mehr als 90%, in Abhängigkeit von der Art des Bruches, der Lokalisation, den Komorbiditäten und den Risikofaktoren sowie von dem Beginn der Behandlung. Bei sehr vielen der LIPUS-behandelten Patienten konnte auf weitere belastende Operationen verzichtet werden.

Unbestritten gut ist die Sicherheit des Verfahrens auch bei langer Behandlungsdauer, sodass eine langfristige Selbstbehandlung als unbedenklich angesehen werden kann, zumal die Anwendung technisch keine Probleme für die Patienten mit sich bringt.

2.5 Zelltherapie zur Unterstützung der Knochenheilung

Marcus Jäger, Ulrich Nöth, Marcel Haversath

2.5.1 Einleitung

Ausgedehnte knöcherne Substanzdefekte heilen nicht spontan, wenn diese eine kritische Größe überschreiten oder das Gewebe vaskulär minderperfundiert ist. Typische Ursachen dieser Defekte sind trauma-, tumor- und entzündungsbedingte Substanzdefekte. Darüber hinaus heilen auch große Osteolysen, wie sie im Kontext von Materialverschleiß in der Endoprothetik beobachtet werden, nicht spontan („particle disease") und auch Osteonekrosen im fortgeschrittenen Stadium (≥ ARCO II) sind letztendlich mit Knochendefekten assoziiert, die sich ohne therapeutische Intervention nicht regenerieren.

Diese kritischen Knochendefekte (sog. „critical size bone defects") stellen den orthopädischen Chirurgen vor große Herausforderungen. So führt eine alleinige überbrückende Stabilisierung durch Osteosynthesematerialien bei fehlender Knochenheilung mittelfristig zum Materialversagen und nicht zu einer RESTITUTIO ad integrum.

Der gegenwärtige Goldstandard für die Behandlung von Knochendefekten ist die Resektion von interponierendem Weichgewebe (chirurgisches Débridement) und nekrotischen Knochenanteilen sowie die Transplantation von autologem Knochen (Autograft). Im Falle biomechanisch belasteter Bereiche muss zusätzlich eine temporäre Stabilisierung durch eine Osteosynthese erfolgen. Als Entnahmeort für den autologen Knochen wird meist der Beckenkamm verwendet. Ist die Menge an autologem Knochen nicht ausreichend oder bestehen Kontraindikationen für die Knochenentnahme, kommen avitaler Spenderknochen (Allograft) und/oder Knochenersatzstoffe zum Einsatz. Mitunter werden diese auch in Kombination und zur Augmentierung von autologem Knochen verwendet.

In den vergangenen Jahrzehnten haben sich insbesondere die keramischen Knochenersatzstoffe biologischen oder synthetischen Ursprungs klinisch bewährt. Diese sind wie Allografts osteokonduktiv, d. h. sie bieten ein Stützgerüst für die lokalen Osteoprogenitorzellen, die wesentlich an der Knochenheilung beteiligt sind. Eine Induktion der Osteogenese (Osteoinduktion) wird durch diese Biomaterialien jedoch nicht erreicht.

Um dennoch die Osteogenese in einem nichtknöchernen Mikromilieu zu induzieren, stehen verschiedene Orthobiologika zur Verfügung. Hierzu gehören verschiedene Wachstumsfaktoren, z. B aus der Gruppe der BMP (► Abschn. 2.3). Eine andere Möglichkeit, die Osteogenese zu fördern, bietet die Zelltherapie mit autologen Progenitoren/mesenchymalen Stromazellen. Bei autologer Anwendung sind diese risikoarm und haben in ersten klinischen Studien vielversprechende Ergebnisse gezeigt. Wissenschaftliches Neuland sind die Anwendung von Zellbestandteilen wie z. B von Exosomen, die gezielte pharmakologische Steuerung der Knochenregeneration durch extrazelluläre Vesikel oder die Aktivierung von Präosteoblasten durch siRNA (Ghadakzadeh et al. 2016; Qin et al. 2016a b).

Im Folgenden werden zunächst etablierte Behandlungsverfahren und die Bedeutung von Biomaterialien bei kritischen Knochendefekten skizziert. Anschließend werden die biologischen Grundlagen und die Rationale von zellbasierten Therapien veranschaulicht und nachfolgend die Techniken der autologen Zelltherapie mit Mischpopulationen aus dem Knochenmark dargestellt, deren klinische Ergebnisse zusammengefasst sowie medikolegale Aspekte aufgegriffen.

2.5.2 Etablierte Behandlungsverfahren und Materialien bei kritischen Knochendefekten

Nachfolgend werden verschiedene zellbasierte Aspekte zur Behandlung von Knochendefekten vorgestellt, die einzeln oder in Kombination klinisch eingesetzt werden. Grundvoraussetzung ist dabei eine temporäre, stabile Überbrückung der Defektzone mittels Osteosynthese.

Die möglichen Eigenschaften dieser Verfahren sind in der Übersicht zusammengefasst.

Eigenschaften der Behandlungsverfahren bei kritischen Knochendefekten
- Osteogen (mit knochenbildenden Zellen oder Progenitoren)
- Osteoinduktiv (mit Stimulation von lokalen oder eingebrachten knochenbildenden Zellen)
- Osteokonduktiv (Leitstruktur/Gerüst zur Knochenbildung) oder
- Bioaktiv (mit Bildung einer Verbindungsschicht zum Knochen auf dem Material)

Einzelne Verfahren und Werkstoffe können auch mehrere dieser Eigenschaften besitzen.

Autogene/autologe Knochentransplantation

Kritische Knochendefekte zeichnen sich dadurch aus, dass sie mit der üblichen körperlichen Schonung nicht mehr verheilen können. Nicht selten ist der Defekt so groß, dass die alleinige Osteosynthese weder zu einer Kontakt- noch zu einer Spaltheilung führen kann. In diesen Fällen ist die Anlagerung von autogenem/autologem Knochen nach wie vor der therapeutische Goldstandard.

Üblicherweise wird der Knochen aus dem Beckenkamm gewonnen und die Defektzone durch autologe Spongiosa aufgefüllt. Es können dabei sowohl die Spongiosa mit ihrer trabekulären Struktur also auch die Spongiosa in Kombination mit der Kortikalis als mono-, bi- oder trikortikaler Span transplantiert werden.

Die Vorteile dieser Technik sind, dass das spongiöse Gewebe reich an mononukleären Zellen und Wachstumsfaktoren ist. Insbesondere mesenchymale Stromazellen sind dabei in der Lage, sich in osteoblastäre Vorläuferzellen und durch entsprechende Stimulation weiter in Osteoblasten zu differenzieren, um die lokale Knochenregeneration zu fördern. Somit bietet die autologe Spongiosaplastik osteokonduktive, osteoinduktive und osteogene Eigenschaften.

Darüber hinaus enthält das Knochenmark ebenso weitere Zellen nicht mesenchymalen Ursprungs, die über ihre Zytokin- und Wachstumsfaktorexpression ebenso an der Knochenneubildung beteiligt sind. So synthetisieren Subpopulationen von Osteoklasten BMP 2 in geringer Konzentration und stimulieren die Knochenregeneration (Garimella et al. 2008; Hunziker et al. 2012) und auch Endothel-benachbarte Perizyten sind maßgeblich an der osteoblastären Differenzierung beteiligt (Berendsen u.Olsen 2014, 2015).

Der Nachteil dieser Methode liegt in ihrer Entnahmemorbidität, wobei insbesondere ältere Patienten über länger bestehende Beschwerden am Beckenkamm klagen. Auch die Abrissfraktur der Spina iliaca anterior superior ist eine nicht selten gesehene Komplikation, die bei ausgeprägter Dislokation z. T. mittels Schraubenosteosynthese versorgt werden muss (Shin u.Tornetta 2016).

Eine Alternative zur autologen Spongiosaplastik vom Beckenkamm ist die intramedulläre Knochenmarkgewinnung unter Verwendung des sog. RIA (Reamer-Irrigator-Aspirator). Hierbei wird das Knochenmark samt Spongiosamaterial mit einem Bohrersystem aus den langen Röhrenknochen insbesondere von Femur und Tibia gewonnen. Einige Daten sprechen dafür, dass das gewonnene Autograft in seinem osteogenen Potenzial mindestens so effektiv ist wie der aus dem Beckenkamm gewonnene Knochen.

Der Vorteil dieser Technik ist, dass große Volumina (20–90 ml) an zerkleinerter Knochenspongiosa gewonnen werden können. Nachteil ist auch hier die Entnahmemorbidität, wobei der Markraum zunächst eröffnet und über einen intramedullären Führungsdraht in Vorschub-Rückzug-Technik aufgebohrt wird. Unter kontinuierlicher Absaugung wird die Spongiosa schließlich in einem Filter gesammelt. Auch Schaftfrakturen diaphysärer Röhrenknochen sind in der Literatur beschrieben (Dawson et al. 2014; Dimitriou et al. 2011).

In selteneren Fällen autologer Knochentransplanationen werden auch freie, gefäßgestielte und osteofasziokutane Fibulatransplantate, die zur Rekonstruktion von Mandibula, Unterschenkel, Unterarm u. a. verwendet werden, erfolgreich eingesetzt (Pototschnig et al. 2013; Leckenby et al. 2013).

Allogene und xenogene Knochentransplantation

Allogener Knochen wird entweder von Organspendern gewonnen, oder er entstammt Hüftköpfen, die im Rahmen eines künstlichen Gelenkersatzes entnommen werden. Mögliche Nachteile sind immunologische Reaktionen beim Empfänger, die fehlende Vitalität, die potenzielle Gefahr der Infektionsübertragung (Viren, Prionen) sowie die Kosten. Ein wesentlicher Vorteil ist die gute Verfügbarkeit des Materials in unterschiedlichen Geometrien und Applikationsformen (Granulate, Späne, strukturierte Transplantate).

Xenogene Knochentransplantate sind entweder deproteiniert, oder sie enthalten Proteine. Sie entstammen meist boviner oder porciner Spongiosa und bestehen aus einer Mineralphase und einem organischen Teil, der wiederum zu 95% aus Kollagen Typ I besteht. Die Transplantate werden u. a. mit Natriumhypochlorid bearbeitet, um Prionen zu inaktivieren, und sie werden final in der Endverpackung in der Regel mit 25 kGy γ-sterilisiert.

Knochenersatzmaterialien

Biomaterialien sind „Werkstoffe kondensierter, nicht lebensfähiger Materie zur Herstellung biokompatibler medizinischer Produkte einer definierten Struktur, Oberfläche und Funktion für eine reproduzierbare Wechselwirkung mit lebenden humanen und tierischen Zellsystemen, Geweben und Organen und/oder für eine

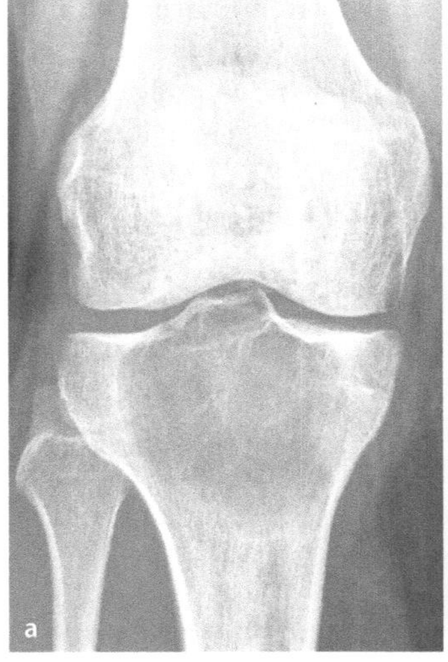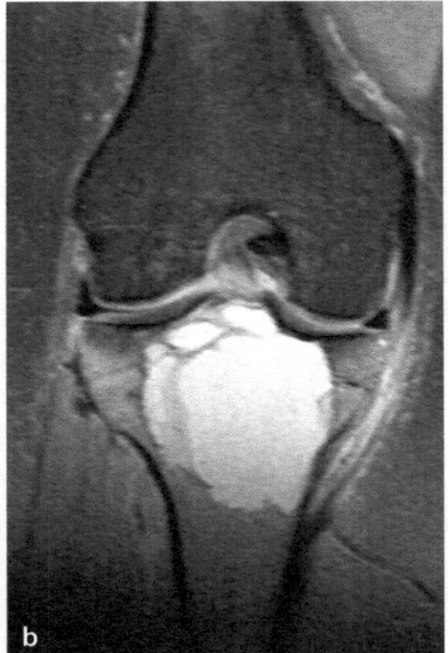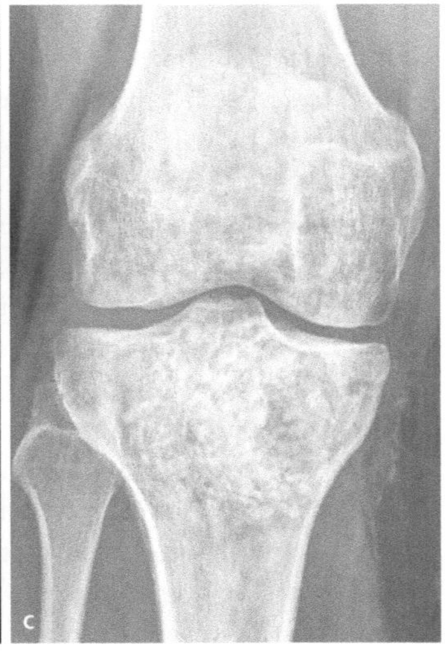

◘ Abb. 2.9a–c Riesenzelltumor der proximalen Tibia mit Gefahr des Gelenkflächeneinbruchs und großem Knochendefekt. **a** Präoperatives konventionelles Röntgen a.-p. **b** Präoperative koronare MRT-Bildgebung mit Turbo-Spin-Echo-Sequenz. **c** Nach intraläsionaler Resektion und Auffüllung mit humanen autologen Knochenchips, humaner demineralisierter Knochenmatrix sowie Knochenmarkaspirat aus dem Beckenkamm

Integration in Mensch und Tier" (Ingenieure 2017).

In der Zelltherapie spielen sie eine wichtige Rolle als Leitschiene für Zellen („scaffold") sowie als mechanischer Stabilisator. Ihre physikochemischen Eigenschaften modifizieren das lokale Mikromilieu im Ort der Anwendung. Hierdurch beeinflussen Biomaterialien auch die Proliferation und Differenzierung des umgebenden Gewebes. Für die zellbasierte Therapie von Knochendefekten kommen Biomaterialien zum Einsatz, die unter dem Oberbegriff „Knochenersatzstoffe" zusammengefasst werden. Hierbei handelt es sich um:

- synthetische, anorganische Knochenersatzmaterialien,
- synthetische, organische Knochenersatzmaterialien,
- biologische, organische Knochenersatzmaterialien (in der Regel auf Hydroxylapatit-Basis bovinen oder porcinen Ursprungs, selten korallin) und
- Composites (Materialkombinationen aus den Gruppen 1–3).

Zu den synthetischen anorganischen Knochenersatzmaterialien gehören die osteokondukti-

ven Kalziumphosphate (z. B Trizalziumphosphat), Kalziumcarbonate und -sulfate sowie osteokonduktive und bioaktive Gläser und Glaskeramiken. Nachteile sind die mitunter geringe mechanische Belastbarkeit bei hochporösen Werkstoffen sowie die je nach Ort der Anwendung zu langen oder zu kurzen Degradationszeiten.

Synthetische, organische Knochenersatzmaterialien sind überwiegend biokompatible Polymere wie organische Polysaccharide, Kollagene, Chitosane u. a. oder synthetische Polyester wie Polylaktide. Organische Polymere können Immunreaktionen des Wirtes hervorrufen und werden daher selten klinisch eingesetzt. Synthetische Polyester wie Poly-D,L-Lactid werden zur Beschichtung von Titanimplantaten eingesetzt und stimulieren die lokale Knochenbildung. Zudem können sie als Trägersystem verschiedene Wachstumsfaktoren wie BMPs lokal freisetzen.

Zu den biologischen, organischen Knochenersatzmaterialien gehört die demineralisierte Knochenmatrix, die aus humanem entkalktem Knochengewebe besteht und in unterschiedlicher Korngröße geliefert werden kann. Das Material ist aufgrund der enthaltenen Matrixproteine osteoinduktiv, aber aufgrund der pulverartigen Struktur kaum osteokonduktiv. Es handelt sich um ein verschreibungspflichtiges autologes Knochentransplantat, das insbesondere in der Mund-Kiefer-Gesichts-Chirurgie eingesetzt wird und ein – wenn auch geringes – Risiko für eine Immunreaktion oder Infektion beherbergt.

◘ Abb. 2.9 zeigt die Auffüllung eines resezierten Riesenzelltumors der proximalen Tibia mit demineralisierter Knochenmatrix und humanen Kortikospongiosachips, die mit Knochenmarkaspirat aus dem Beckenkamm vermengt wurden.

Letztendlich wird von all den beschriebenen Knochenersatzstoffen ein hohes Maß an Biokompatibilität gefordert. Nicht alle diese Werkstoffe sind jedoch auch primär zytokompatibel und eignen sich als Trägermatrix für die Zelltherapie („scaffold"). Gründe hierfür sind Oberflächen, welche die Adhärenz mononukleärer Zellen nicht ermöglichen, zytotoxische pH-Wert-Verschiebungen, die Freisetzung von toxischen Herstellungsrückständen (z. B Glycin), aber auch die Geometrie, welche eine metabolische Versorgung der Zellen aufgrund langer Diffusionswege behindert. Bewährt haben sich insbesondere kollagenbasierte und hochporöse Biomaterialien.

Kallusdistraktion

Durch die Kallusdistraktion inklusive dem sog. Segmenttransport gelingt über eine Fixateur-externe-Versorgung eine Knochenneubildung an Röhrenknochen. Voraussetzung ist die knöcherne Kontinuitätsunterbrechung mit Eröffnung von Knochenmark entweder durch Osteotomie oder frakturbedingt. Nachteilig sind u. a.:
- der z. T. monatelange Verlauf,
- das Risiko von fortgeleiteten Infektionen über die Pineintrittsstellen des Fixateurs und
- die fehlenden Anwendungsmöglichkeiten an Becken, Wirbelsäule, Thorax, Schädel sowie am Hand- und Fußskelett.

Einige Autoren berichten über positive Effekte einer Injektion von autologem Knochenmark-

konzentrat in den Osteotomiespalt in Kombination mit plättchenreichem Plasma („platelet rich plasma", PRP) (Lee et al. 2014). In der klinischen Routine kommt die Kallusdistraktion jedoch meist ohne eine additive autologe Zelltherapie zur Anwendung.

Masquelet-Technik

Die Masquelet-Technik besteht aus einem zweistufigen Verfahren zur Behandlung von großen, segmentalen Knochendefekten langer Röhrenknochen. Zunächst wird die Defektzone débridiert und mit einem antibiotikahaltigen Knochenzementblock ausgefüllt. Die Defektzone wird in der Regel mit einem Fixateur externe stabilisiert. Nach 4–6 Wochen hat sich eine vaskularisierte Membran um den Zementblock gebildet, die osteoinduktive Eigenschaften besitzt. Diese bestehen u. a. in einer vermehrten Expression von VEGF, „angiotensin II" (ANG-II), „bone morphogenetic protein 2" (BMP 2), „fibroblast growth factor 2" (FGF2) und „prostaglandin E$_2$" (PGE$_2$).

Die maximalen Konzentrationen dieser Faktoren finden sich zwischen der 4. und 6. Woche postoperativ (Wang et al. 2015). Daher wird in einem zweiten Eingriff nun vorsichtig der PMMA-Block nach der 6. Woche postoperativ entfernt, ohne die neu gebildete Membran zu schädigen. Die Höhle wird schließlich mit Auto- oder Allograft aufgefüllt. Vorteile sind in Anwendbarkeit bei großen Defekten auch nach lokalen Knocheninfektionen (Assal u. Stern 2014; Bosemark et al. 2015). Die Effekte der Masquelet-Technik beruhen also in der lokalen Rekrutierung und Aktivierung von mesenchymalen Progenitorzellen.

Ultraschall und Stoßwelle

Die Anwendung der extrakorporalen Stoßwellentherapie zur ossären Regeneration ist klinisch weitgehend auf die Behandlung von atrophen Pseudarthrosen beschränkt. Knochendefekte kritischer Größe lassen sich nicht durch diese nichtoperative Therapie kurieren (► Abschn. 2.4).

Die osteogene Wirkung von extrakorporalen Stoßwellen auf mesenchymale Progenitoren basiert nach experimenteller Datenlage wahrscheinlich auf einer Aktivierung von Ras, extrazellulärer Kinasen (ERK), CBFA-1p38, HIF-1alpha sowie über eine Induktion von TGF-beta 1, VEGF-A (Chen et al. 2004a, b; Raabe et al. 2013; Shan et al. 2017; Wang et al. 2002, 2004; Zhao et al. 2013).

Wachstumsfaktoren

Rekombinant hergestellte Wachstumsfaktoren wie rhBMP-2/-7 (BMP) werden meist zusammen mit einer xenogenen Kollagenmatrix in den Knochendefekt eingebracht. BMP sind zur anterioren Lendenwirbelfusion bei degenerativen Bandscheibenerkrankungen und bei offenen Tibiafrakturen, die mittels ungebohrter intramedullärer Marknagelnagelung behandelt werden, zugelassen (s. auch ► Abschn. 2.1 und ► Abschn. 2.3). Sie werden jedoch häufiger als Off-Label Use bei kritischen Knochendefekten anderer Lokalisationen oder bei der Pseudarthrosenbehandlung eingesetzt.

Weitere Kandidaten für eine osteoinduktive Therapie sind u. a. der rekombinante „fibroblastic growth factor 2" (rhFGF-2), „platelet derived growth factor" (rhPDGF-BB) und „vascular endothelial derived growth factor" (VEDGF). Die Proliferation und Differenzierung mesenchymaler Progenitoren wird wesentlich durch diese Faktoren gesteuert. Werden die Zellen mit dem Ziel der Knochenregeneration in ein nicht osteogenes oder gar osteoinhibitorisches Gewebeareal appliziert, empfehlen einige Autoren die vorherige In-vitro-Präkonditionierung der Progenitorzellen durch Wachstumsfaktoren (Dumont et al. 2014; Lysdahl et al. 2014).

2.5.3 Biologie und Rationale der zellbasierten Therapie von Knochendefekten und Knochenheilungsstörungen

Die Rationale einer zellbasierten Therapie zur Induktion von Knochengewebe liegt in der hohen osteogenen Potenz von un- oder wenig differenzierten mesenchymalen Stromazellen begründet, welche sich auch noch beim adulten Menschen in verschiedenen Organen finden. Die osteogene Potenz dieser Zellen wurde in einer mittlerweile unüberschaubaren Anzahl von präklinischen Studien vielfach belegt.

Mesenchymale Stromazellen erhalten ihre Multipotenz durch Mitose („self renewal"). Sie sind der Lage, in Adipoztyen, Chondrozyten und Osteoblasten zu differenzieren. Für diese Zellen, die im Rahmen der zellbasierten Therapie gewonnen werden, sollte nicht mehr der Terminus „mesenchymale Stammzelle" verwendet werden, da dieser in der Literatur nicht einheitlich definiert ist (Lindner et al. 2010). Die International Society for Cellular Therapy hat im Jahr 2006 Minimalanforderungen zur Charakterisierung von mesenchymalen Stromazellen vorgeschlagen, die weiterhin Bestand haben (Dominici et al. 2006) (◘ Tab. 2.4).

Aus ethischen und biologischen Gründen ist die humane Stammzelltherapie am Bewegungsapparat derzeit auf autolog transplantierte, postpartale, mesenchymale Stromazellen beschränkt. Demgegenüber werden omnipotente (Potenz zur Regeneration eines vollständigen Organismus) oder totipotente (Potenz zur Regeneration verschiedener Gewebetypen) embryonale Stammzellen nur in experimentellen Untersuchungen eingesetzt.

◘ **Tab. 2.4** Kriterien der International Society for Cellular Therapy zur Charakterisierung von humanen mesenchymalen Stromazellen

Adhärenz an Plastikoberflächen unter Standardkulturbedingungen

Oberflächenantigene	Positiv (≥95% +)	Negativ (≤2% +)
	CD105	CD45
	CD73	CD34
	CD90	CD14 oder CD11b
		CD79α oder CD19
		HLA-DR

In-vitro-Differenzierung in Osteoblasten, Adipozyten, Chondroblasten (Nachweis durch Färbung der In-vitro-Zellkultur).

Neben dem humanen Knochenmark beinhalten insbesondere das Periost sowie das Fettgewebe quantitativ relevante Menge an mesenchymalen Stromazellen. Daneben kommen Stammzellen mit osteoblastärer Potenz in geringerer Menge in zahlreichen weiteren Geweben vor, wie u. a. in Muskelgewebe, Nabelschnurblut, Plazenta, Dermis, Knorpel und Synovialis.

Während der osteoblastären Differenzierung aus mesenchymalen Stromazellen (hMSC) werden zahlreiche Zwischenstufen durchlaufen, wobei weniger das Ursprungsgewebe der hMSC als vielmehr das lokale Gewebemilieu mit entsprechend unterschiedlichen Stimuli die Kinetik, Genexpression und Proteinsynthese der Zellen beeinflusst. So wirken insbesondere zytomechanische Stimuli, Wachstumsfaktoren (z. B BMP 2, 4, 7, 9) und Entzündungsreize fördernd auf die osteoblastäre Differenzierung (Haversath et al. 2012, 2016; Kemper et al. 2014). Gegen Ende der osteoblastären Differenzierung werden bestimmte Kofaktoren wie Lef1/Tcf7 herunter-, andere, wie Lef1ΔN hochreguliert.

Die Mechanismen der intrazellulären Signaltransduktion auf diesem Gebiet sind hoch komplex. So werden in Abhängigkeit des jeweiligen Differenzierungsgrads der osteoblastären Vorstufen und des lokalen Stimulus verschiedene typische Proteine und Antigene in unterschiedlicher Menge exprimiert. Mit zunehmender Differenzierung der mesenchymalen Stromazellen nimmt die zelluläre Proliferationsrate ab.

Die Differenzierungswege von Adipoblasten und Osteoblasten aus einer gemeinsamen Progenitorzelle trennen sich relativ spät, weswegen sich Fettgewebe neben humanem Knochenmark als zelltherapeutisches Ursprungsgewebe für eine Knochenregeneration eignet (Alexander u. Harrell 2013; Duscher et al. 2016). Aufgrund ihrer geringen oder gar fehlenden Expression von MHC-II („major histocompatibility complex II") besitzen mesenchymale Progenitorzellen ein geringes immunogenes Potenzial. Darüber hinaus wirken sie im Gegensatz zu anderen Zelltypen auf benachbarte Zellen immunsuppressiv (De Miguel et al. 2012; Huang et al. 2016; Abumaree et al. 2012; Casiraghi et al. 2013).

Weitere Besonderheiten, welche autologe, mesenchymale Progenitorzellen zu einem attraktiven Kandidaten für die Behandlung von Knochendefekten machen, sind:

- die einfache Verfügbarkeit und unkomplizierte Entnahmetechnik durch Punktion ohne den Nachteil einer wesentlichen Entnahmemorbidität,
- die standardisierte und gut etablierte Isolationstechnik durch Dichtegradientenzentrifugation oder durch durchflusszytometrische Techniken (z. B „fluorescence activated cell sorting", FACS),
- die mittlerweile erarbeitete Konsensusdefinition des Begriffs „mesenchymale Stammzelle" mit gut definierten biologischen Eigenschaften (Tab. 2.4),
- die vergleichsweise wenig aufwendige Kultivierungstechnik zur In-vitro-Expansion und
- die Erfassung der Proliferationsrate durch „colony forming units" (CFU),
- die gute In-vitro-Steuerbarkeit der osteoblastären Differenzierung durch eine kulturelle Stimulation mit Dexamethason, β-Glyzerol-Phosphat und Ascorbinsäure (DAG) und die mit diesem Stimulationsprotokoll gewonnene jahrzehntelange Erfahrung,
- die Verfügbarkeit von definierten zellulären Expressionsmarkern, durch die eine osteoblastäre Differenzierung sicher dokumentiert werden kann, z. B Osteokalzin, Osteopontin, Osteoprotegerin, Cbf1/Runx2 („core-binding factor 1"/"runt-related transcription factor 2"), Kollagen I, alkalische Phosphatase, Osterix, Knochensialoprotein, Zeichen der Biomineralisation, RANKL („receptor activator of NFκB ligand"),
- die immunsupprimierende und -modulierende Wirkung von hMSC, welche zu einer Begrenzung von lokalen Entzündungsreaktionen am Transplantationsort führt,
- die gute Adhärenz an Oberflächen, welche den Einsatz von Trägerwerkstoffen

("scaffolds") begünstigt und eine lokale Konzentrierung der in vivo eingebrachten Zellen am Transplantationsort fördert,
— die jahrzehntelange Erfahrung mit Knochenmarktransplantationen aus der Hämatoonkologie, welche das niedrige Transplantationsrisiko insbesondere bei autologer Transplantation belegen.

Bei der Anwendung von hMSC sollte auch die mit zunehmendem Lebensalter abnehmende biologische Potenz berücksichtigt werden (Becerikli et al. 2017).

2.5.4 Klinische Anwendung und Ergebnisse von Zelltherapeutika zur Knochenheilung

Zusätzlich zu den umfangreichen in vitro und tierexperimentellen Daten wurden in den letzten Jahren auch immer mehr Studien durchgeführt, welche über klinische Ergebnisse bei der Anwendung von Zelltherapeutika zur Knochenregeneration berichten.

Bei der klinischen Anwendung von Zelltherapeutika zur ossären Regeneration werden in der Regel Therapeutika ohne kulturelle Vermehrung eingesetzt. Im Wesentlichen werden zwei verschiedene Verfahren unterschieden, die im Folgenden vorgestellt werden sollen. Neben den biologischen Unterschieden ergeben sich hierbei auch unterschiedliche medizinrechtliche Konsequenzen für den Hersteller bzw. behandelnden Chirurgen.

Zelltherapeutika ohne kulturelle Vermehrung

In der Regel handelt es sich um Zelltherapeutika, die während einer Operation gewonnen bzw. hergestellt werden. Demzufolge verlässt das hierfür verwendete Gewebe den Operationssaal oder zumindest den Operationsbereich nicht und befindet sich somit unter der unmittelbaren Aufsicht und Verantwortung des behandelnden Operateurs.

Aktuell werden zwei wesentliche Verfahren eingesetzt:
— Das erste Verfahren beruht auf der Herstellung und lokalen Applikation von konzentriertem Knochenmarkaspirat („bone marrow aspirate concentrate", BMAC, ◘ Abb. 2.10). Hier wird zu Beginn der Operation über eine Jamshidi-Vakuum-Punktion des ventralen oder dorsalen Beckenkamms ein definiertes Volumen an Knochenmark asserviert und antikoagulatorisch mit Heparin und ACDA-

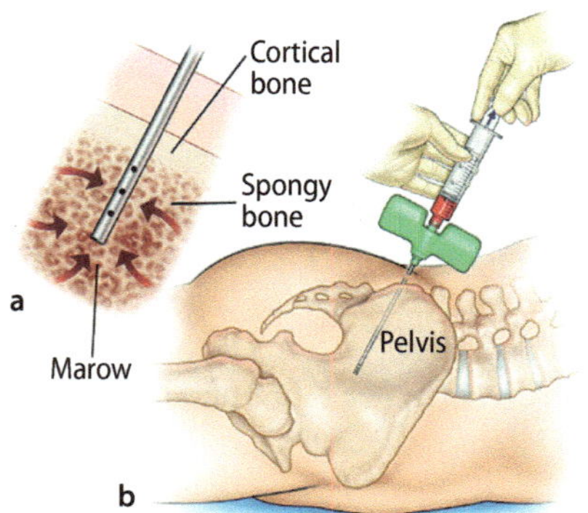

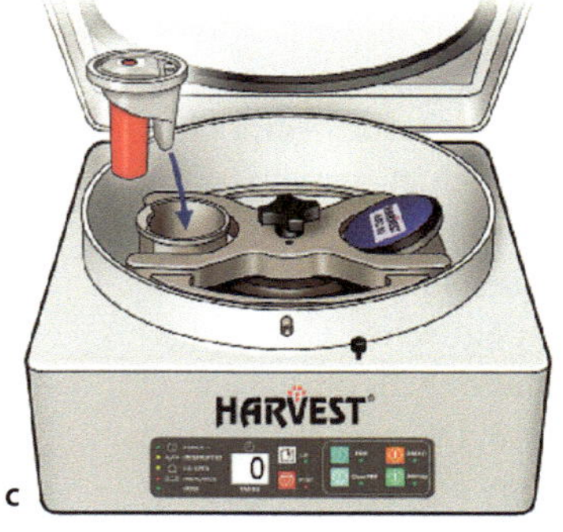

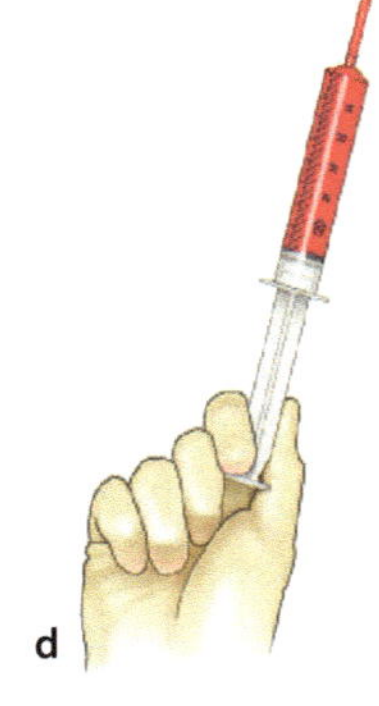

◘ **Abb. 2.10a–d** Herstellung des konzentrierten Knochenmarkaspirats (BMAC®, Harvest® Technologies, Fa. Terumo BCT, mit freundlicher Genehmigug). Hierbei wird mit einer Jamshidi-Nadel Aspirat aus dem Beckenkamm gewonnen (**a, b**), im Anschluss wird das nicht konzentrierte Aspirat 14 Minuten zentrifugiert (**c**). Die so gewonnenen mononukleären Zellen können schließlich in den Gewebedefekt eingebracht werden (**d**). Das Volumen reduziert sich so um etwa 85% mit entsprechender Zunahme der Konzentration an mononukleären Zellen

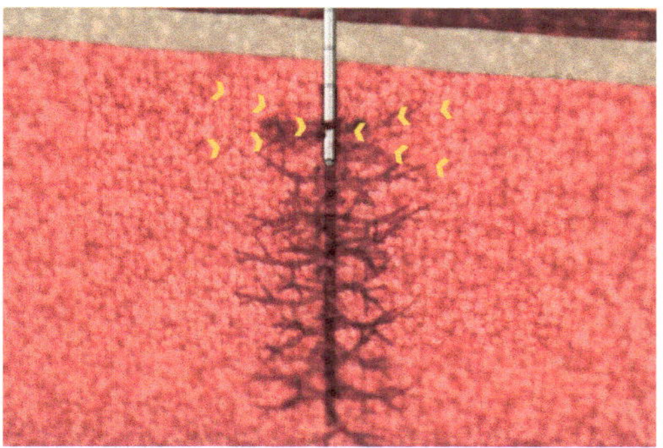

⬤ Abb. 2.11 Neue Nadeltechnik (MARROW CELLU-TION™ Bone Marrow Harvesting Systems, Fa. Ranfac Corp.®) zur Gewinnung von nicht konzentriertem Knochenmarkaspirat aus dem Beckenkamm. Durch mehrere seitliche Öffnungen im Bereich der Nadelspitze, die in definierten Abständen Zellen aus dem Gewebeverband durch kurzfristige Anlage eines Vakuums aspirieren, soll der Schritt der Zentrifugation entfallen und eine ähnlich hohe Anzahl von koloniebildenden Einheiten gewonnen werden, die im Anschluss für die Therapie von Knochendefekten verwendet werden

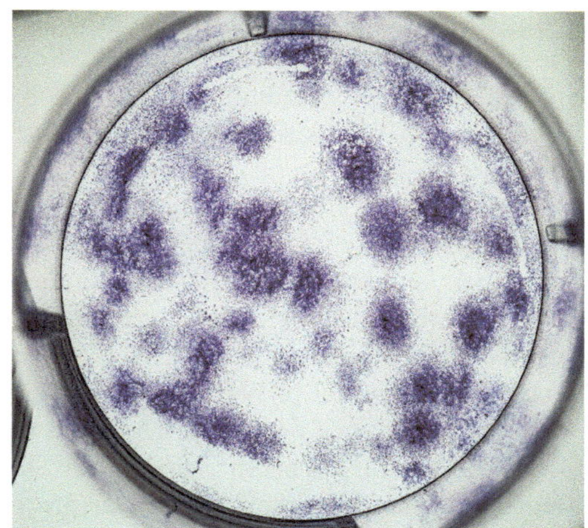

⬤ Abb. 2.12 Koloniebildende Einheiten des konzentrierten Knochenmarkaspirats (Harvest® Bone Marrow Aspirate Concentrate System, Fa. Terumo BCT) nach Aussähung mit einer Zelldichte von 40.000 auf einer 6-Well-Plate (9,6 cm^2). Zellfärbung mit Kristallviolett. Weitere Studien müssen zeigen, dass auch die neuen Techniken ohne Zentrifugationsschritt (⬤ Abb. 2.11) eine ähnlich hohe Anzahl an Kolonie-bildenden Einheiten pro Volumeneinheit erzielen

Lösung („acid citrate dextrose") in einem Transfusionsbeutel versetzt. In dem verwendeten geschlossenen System werden aus dem gewonnenen Knochenmarkaspirat in einer Dichtegradientenzentrifuge mononukleäre Zellen isoliert.

- Bei dem zweiten Verfahren werden die Zellen mit speziell designten Vakuumaspirationskanülen gewonnen (⬤ Abb. 2.11), die an unterschiedlichen Orten der Beckenkammspongiosa mit definierten Abständen lokale mesenchymale Progenitoren herauslösen sollen. Im Vergleich zum konzentrierten Aspirat soll den Herstellern zufolge eine mindestens gleich hohe Anzahl an mesenchymalen Stromazellen pro Volumeneinheit bei geringerer Zellzahl isoliert werden, womit der Schritt der Zentrifugation entfallen soll.

Eine Qualitätskontrolle der Zelltherapeutika ist mittels Bestimmung der Zellzahl im Vergleich zum initial aspirierten Knochenmark sowie durch Ermittlung der CFU-F (⬤ Abb. 2.12) und der ALP-Aktivität (ALP = alkalische Phosphatase) während der In-vitro-Kultivierung mög-

lich. Trotz dieser Qualitätsparameter lässt sich die individuelle Potenz des jeweils applizierten Zelltherapeutikums in vivo nicht sicher vorhersagen. Jedoch finden sich in der Literatur Hinweise, dass die Applikation von Mischzellpopulationen mit mesenchymalen und hämatopoetischen Progenitoren unterschiedlicher Differenzierungsstufen im Gegensatz zur Transplantation eines definierten Zelltyps vorteilhaft für eine osteogene Regeneration ist (Pilge et al. 2016; Jäger et al. 2011; Hendrich et al. 2009; Harrell et al. 2015).

Positive Erfahrungen konnte unsere Arbeitsgruppe bei der Behandlung lokaler Knochenheilungsstörungen durch ein BMAC-Biomaterial-Composit sammeln. Hierbei wurden jeweils 50% des Knochendefektes mit autologer Spongiosa und die verbliebenen 50% mit einem BMAC-Biomaterial-Composit (Hydroxylapatit, Orthoss®, Fa. Geistlich vs. Kollagenschwamm, Gelaspon®, Fa. Chauvin Ankerpharm) aufgefüllt. Nach aktueller Studienlage reduziert die Anwendung von BMAC die Entnahme von körpereigenem Knochen um 50%, ohne dass eine verzögerte oder gar ausbleibende Knochenheilung beobachtet wurde. Komplikationen in Verbindung mit dem Applikationssystem wurden bei keinem Patienten beobachtet.

Das geringe Komplikationsrisiko dieses Verfahrens sowie die osteogene Potenz bei paralleler Applikation verschiedener Biomaterialien wurde auch von anderen Arbeitsgruppen berichtet (Hernigou et al. 2017; Hernigou et al. 2009; Schottel u. Warner 2017). Einige Autoren haben auch positive Erfahrungen mit der Injektion von Kochenmarkaspirat zur Therapie von Osteonekrosen und Pseudarthrosen sammeln können (Hernigou et al. 2009, 2015, 2016; Lebouvier et al. 2015; Homma et al. 2013; Jäger et al. 2010).

Bei der Aspiration von humanem Knochenmark wird eine hohe Varianz in der gewonnenen Zellanzahl beobachtet. Um eine maximale Ausbeute an mesenchymalen Stromazellen zu erzielen, empfiehlt sich, folgendes Vorgehen zu beachten (Hernigou et al. 2005, 2006):

- Anlage eines ausreichend hohen Vakuums um die adhärenten mesenchymalen Stromazellen aus dem Gewebeverbund lösen zu können,
- Entnahme mehrfach portionierter Mengen mit kleinem Aspirationsvolumen,
- Entnahme an unterschiedlichen Orten, die z. B durch neuartige Aspirationssysteme ohne Zentrifugation in definierten Abständen erreicht werden können,
- parallele anstatt divergierende Punktionstechnik, um nicht bereits punktierte zellarme Areale doppelt zu punktieren, und
- Vermeidung einer Koagulation des Aspirates durch Anwendung von Heparin- und ACDA-Lösung.

Auch andere Arbeitsgruppen bestätigen diese Ergebnisse und berichten über vielversprechende Ergebnisse bei der klinischen Anwendung von Progenitorzellen ohne kulturelle Vermehrung in Studien oder Heilversuchen (Ardjomandi et al. 2015; Camilleri et al. 2016; Chahla et al. 2016a, b, 2017; Harford et al. 2016; Hendrich et al. 2009; Jäger et al. 2011; Khafagy

et al. 2017; Le Nail et al. 2014; Lee et al. 2014; Phillips et al. 2000; Pilge et al. 2016; Schottel u. Warner 2017; Smyth et al. 2012; Zhong et al. 2012).

Zelltherapeutika mit temporärer Ex-vivo-Vermehrung

Die Anwendung von autologen Zelltherapeutika am Bewegungsapparat nach Ex-vivo-Kultivierung wird im Rahmen der autologen Chondrozytentransplantation (ACI) regelmäßig in der Orthopädie und Unfallchirurgie durchgeführt. Im Bereich der Osteologie hat sich noch kein Verfahren dieser Art in der klinischen Anwendung etabliert. Erschwerend ist zum einen ein hoher logistischer Aufwand zur Sicherstellung der Qualität des Zelltherapeutikums, zum anderen liegt die Problematik einer temporären Ex-vivo-Kultivierung von mesenchymalen Stromazellen in den zellbiologischen Eigenschaften dieser Zellpopulation. Sobald MSC aus ihrem Gewebeverbund herausgelöst und in eine Kulturschale überführt werden, setzen in Abhängigkeit der Kultivierungsbedingungen Differenzierungsvorgänge ein (Jäger et al. 2003).

2.5.5 Regulatorische Aspekte der zellbasierten Therapie

Werden zellfreie Matrices verwandt, die nicht humanen Ursprungs sind, handelt es sich um klassische Medizinprodukte. Hier wird in Abgrenzung zum Arzneimittel eine strukturelle Unterstützung im Regenerationsprozess erwartet. Es wird jedoch kein pharmakologischer, immunologischer oder metabolischer Wirkmechanismus zugrunde gelegt. Solche Medizinprodukte müssen ein Konformitätsbewertungsverfahren durchlaufen, bevor eine klinische Anwendung erfolgen kann. Diese sind u. a. in der Medizinprodukteverordnung hinterlegt.

Deutlich höher sind die regulatorischen Anforderungen bei den sog. neuartigen Arzneimitteln („advanced therapy medicinal product", ATMP). Die Kriterien für die Einstufung von Zellen oder Gewebe als ATMP ist in der EU-Verordnung 1394/2007/EG, der sog. ATMP-Verordnung, geregelt (Verordnung [EG] Nr. 1394/2007 des Europäischen Parlaments und des Rates vom 13. November 2007). „Advanced therapy medicinal products" erfordern eine substanzielle Bearbeitung der Zellen und der Gewebe (z. B Kultivierung), oder die verwendeten Zellen sollen im Empfänger nicht mehr dieselbe Funktion ausüben (sog. „nonhomologous use").

Die dritte Gruppe der ATMP, die gentherapeutisch hergestellten Arzneimittel, spielen für die Behandlung von avaskulärer Nekrose und anderweitigen Defekten des Knochens derzeit noch eine untergeordnete Rolle.

Kombinationsprodukte, welche sowohl eine Medizinproduktkomponente wie auch ein ATMP beinhalten, werden formal als ATMP eingestuft. Die Herstellung von ATMP unterliegt wie klassische Arzneimittel dem AMG und erfordert eine Herstellerlaubnis nach § 13 AMG. Dementsprechend muss der Produktionsprozess unter Beachtung der Richtlinie der Guten Herstellungspraxis (GMP) durchgeführt werden. Die Anwendung am Patienten darf nur nach zentraler Zulassung des ATMP erfolgen. Ausnahmen hierzu bestehen bei Prüfpräparaten für klinische Studien und im Rahmen der sog. Hospital Exemption (PEI). Diese Präparate dürfen nicht routinemäßig nach spezifischen Qualitätsnormen hergestellt werden und müssen in der fachlichen Verantwortung eines Arztes verschrieben und angewendet werden; dies wiederum in einer spezialisierten Einrichtung der Krankenhausversorgung.

Point-of-Care-Behandlungen, wie sie mit aufgereinigten Fett- oder Knochenmarkaspiraten durchgeführt werden, unterliegen abhängig vom Therapiedesign formal ebenfalls häufig der Einstufung als eine Therapie mit einem ATMP. Unter bestimmten Umständen, welche als Kernelemente das Nicht-Inverkehrbringen des Therapeutikums und die bestehende Verfügungsgewalt des behandelnden Arztes beinhalten, ist für die Anwendung keine nationale Genehmigung nach § 4b Abs. 3 AMG erforderlich. Je nach Therapiestrategie kann es sich bei

diesen Herstellungen auch um Gewebezubereitungen handeln, die wiederum nicht der Herstellung unter GMP unterliegen.

> **Eine genaue Eingruppierung des verwendete Therapieverfahrens in den jeweils geltenden regulatorischen Rahmen und die zu beachtenden regulatorischen Anforderungen sollten frühzeitig mit der jeweiligen lokalen Zulassungsbehörde, der Zentralstelle der Länder für Gesundheitsschutz bei Arzneimitteln und Medizinprodukten (ZLG) und der nationalen Zulassungsbehörde (Paul-Ehrlich-Institut) abgesprochen werden.**

2.5.6 Ausblick

Die derzeit verfügbaren wissenschaftlichen Ergebnisse sprechen für die Effizienz zellbasierter Therapieverfahren zur Behandlung von Knochendefekten und Osteonekrosen. Bei autologer Anwendung handelt es sich zudem um sichere Therapieverfahren. Trotz steigendem Bedarf limitieren regulatorische Vorgaben sowie der vermehrte Kostendruck im Gesundheitswesen den klinischen Einsatz und die Weiterentwicklung dieser neuen Therapieverfahren. Letztendlich sind es gesellschaftliche und gesundheitspolitische Entscheidungen, die über die Zukunft regenerativer Therapieverfahren in der Orthopädie und Unfallchirurgie befinden werden.

Literatur

Literatur zu ▶ Abschn. 2.1

Albrektsson T, Johansson C (2001) Osteoinduction, osteoconduction and osseointegration. Eur Spine J 10 Suppl 2: S96–101

Aspenberg P, Genant H K, Johansson T, Nino A J et al. (2010) Teriparatide for acceleration of fracture repair in humans: a prospective, randomized, double-blind study of 102 postmenopausal women with distal radial fractures. J Bone Miner Res 25 (2): 404–414

Astrand J, Skripitz R, Aspenberg P (2000) Alendronate reduces osteolysis induced by fluid pressure in a rat model. Trans Orthop Res Soc 25: 524–524

Duarte PM, de Vasconcelos Gurgel BC, Sallum AW, Filho GR, Sallum EA, Nociti FH Jr (2005) Alendronate therapy may be effective in the prevention of bone loss around titanium implants inserted in estrogen-deficient rats. J Periodontol 76: 107–14

Eberhardt C, Habermann B, Kurth AA (2007) Anwendungsmöglichkeiten der Bisphosphonate in der Endoprothetik. Orthopäde 36: 141–145

Eberhardt C, Stumpf U, Brankamp J, Schwarz M, Kurth AH (2006) Osseointegration of cementless implants with different bisphosphonate regimens. Clin Orthop Relat Res 447: 195–200

Goodship AE, Lawes TJ, Green J, Eldridge JD, Kenwright J (1998) The use of bisphosphonates to inhibit mechanically related bone loss in aseptic loosening of hip prostheses. Trans Orthop Res Soc 23: 2

Gradinger R, Gollwitzer H (Hrsg) (2006) Ossäre Integration. Springer, Berlin Heidelberg New York

Hennigs T, Arabmotlagh M, Schwarz A, Zichner L (2002) Dosisabhängige Prophylaxe des frühen periprothetischen Knochenschwundes durch Alendronat. Z Orthop Ihre Grenzgeb 140: 42–47

Hilding M, Ryd L, Toksvig-Larsen S, Aspenberg P (2000) Clodronate prevents prosthetic migration: a randomized radiostereometric study of 50 total knee patients. Acta Orthop Scand 71: 553–557

Koeppen V, Skripitz R (2015) Unerwünschte Spätfolgen einer Bisphosphonattherapie. Arthritis Rheuma 35: 217–222

Milett PJ, Allen AJ, Doty S, Bostrom M (2002) Effects of alendronate on particulate-induced osteolysis in a rat model. J Bone Joint Surg Am 84-A: 236–249

Pilliar RM, Lee JM, Maniatopoulos C (1986) Observations on the effect of movement on bone ingrowth into porous-surfaced implants. Clin Orthop Relat Res 208: 108–113

Shanbhag AS, Hasselman CT, Rubash HE (1997) The John Charnley Award. Inhibition of wear debris mediated osteolysis in a canine total hip arthroplasty model. Clin Orthop Relat Res 344: 33–43

Shanbhag AS, May D, Cha C, Kovach C, Hasselman CT, Rubash HE (1999) Enhancing net bone formation in canine total hip components with bisphosphonates. Trans Orthop Res Soc 24: 255

Skripitz R, Andreassen TT, Aspenberg P (2000) Parathyroid hormone (1–34) increases the density of rat cancellous bone in a bone chamber. A dose-response study. J Bone Joint Surg Br 82: 138–141

Skripitz R, Andreassen TT, Aspenberg P (2000) Strong effect of PTH (1–34) on regenerating bone: a time sequence study in rats. Acta Orthop Scand 71: 619–624

Skripitz R, Aspenberg P (2001) Early effect of parathyroid hormone (1–34) on implant fixation. Clin Orthop Relat Res 392: 427–432

Thorey F, Menzel H, Lorenz C, Gross G, Hoffmann A, Windhagen H (2010) Enhancement of endoprosthesis anchoring using BMP-2. Technol Health Care 18: 217–29

Literatur zu ▶ Abschn. 2.2

Alegre DN, Ribeiro C, Sousa C, Correia J, Silva L, de Almeida L (2012) Possible benefits of strontium ranelate in complicated long bone fractures. Rheumatol Int 32: 439–443

Aspenberg P, Genant HK, Johansson T et al. (2010) Teriparatide for acceleration of fracture repair in humans: a prospective, randomized, double-bling study of 102 postmenopausal women with distal radius fractures. J Bone Miner Res 25: 404–414

Bishop JA, Palanca AA, Bellino MJ), Lowenberg DW (2012) Assessment of compromised fracture healing. J Am Acad Orthop Surg 20: 273–282

Bukata SV, Puzas JE (2010) Orthopedic uses of teriparatide. Curr Osteoporos Res 8: 28–33

Calori GM, Tagliablue L, Gala L et al (2008) Application of rhBMP-7 and platelet-rich plasma in the treatment of long bone non-unions: a prospective randomized clinical study on 120 patients. Injury 39: 1391–1402

Cebesoy O, Tutar E, Kose KC, Baltaci Y, Bagci C (2007) Effect of strontium ranelate on fracture healing in rat tibia. Joint Bone Spine 74: 590–593

Chintamaneni S, Finzel K, Gruber BL (2010) Successful treatment of sternal fracture nonunion with teriparatide. Osteoporos Int 21: 1059–1063

De Long WG, Einhorn TA, Koval K et al. (2007) Bone grafts and bone graft sustitutes in orthopaedic trauma surgery. A critical analysis. J Bone Joint Surg AM 89: 649–658

Einhorn TA (1998) Breakout session 1: definitions of fracture repair. Clin Orthop Relat Res [Suppl] 355: S353

Ellegard M, Jorgensen NR, Schwarz P (2010) Parathyroid hormone and none healing, Calcif Tissue Int 87: 1–13

Giannotti S, Bottai V, Dell'Osso G, de Paola G, Pini E, Guido G (2013) Atrophic femoral non-union successful treates with teriparatide. Eur J Orthop Surg Traumatol [Suppl 2] 23: 291–294

Habermann B, Kafchitsas K, Olender G, Augat P, Kurth A (2010) Strontium ranelate enhances callus strength more than PTH 1–34 in an osteoprotic rat model of fracture healing Calcif Tissue Int 86: 82–89

Lee YK, Ha YC, Koo KH (2012) Teriparatide, a nonsurgical solution for femoral nonunion? A report of three cases. Osteoporos Int 23: 2897–2900

Li YF, Luo E, Feng G, Zhu SS, Li JH, Hu J (2010) Systemic treatment with strontium ranelate promotes tibial fracture healing in ovariectomized rats. Osteoporos Int 21: 1889–1897

Mancilla EE, Brodsky IL, Mehta S, Pignolo R, Levine MA (2014) Teriparatide as a systemic treatment for lower extremity non-union fractures: a case series. Endocr Pract 1–22

Moghaddam-Alvandi A, Zimmermann G, Büchler A et al (2012) Ergebnisse der Pseudarthrosenbehandlung mit „bone morphogenetic protein 7" (BMP-7). Unfallchirurg 115: 518–526

Niedhart, C (2014) Osteoanabole Behandlung von Pseudarthrosen. DVO-Spezialkurs 1.2.2014, Köln

Obermayer-Pietsch B, Marin F, McCloskey EV (2008) Effects of two years of daily teriparatide treatment on BMD in postmenopausal women with severe osteoporosis with and without prior antiresorptive treatment JBMR 23: 1591–1600

Oteo-Alvaro A, Morena E (2010) Atrophic humeral shaft nonunion treated with teriparatide (rh PTH 1–34): a case report. J Shoulder Elbow Surg 19: e22–28

Peichl P, Holzer LA, Maier R, Holzer G (2011) Parathyroid hormone 1–84 activates fracture healing in pubic bones of elderly osteoporotie woman. J Bone Joint Serg AM 93: 1583–1587

Peters KM, Bungart D (2012) Teriparatide administration for the drug treatment of pseudarthrosis: Presentation of three cases. Osteologie 21: 29–32

Peters KM, Tuncel T (2015) Anwendung von Osteologica bei gestörter Frakturheilung. Orthopäde 44: 710–715

Steinhausen E, Glombitza M, Böhm HJ, Hax PM, Rixen D (2013) Pseudarthrosen. Von der Diagnose bis zur Ausheilung. Unfallchirurg 116: 633–647

Tamai K, Takamatsu K, Kazuki K (2013) Successful treatment of nonunion with teriparatide after failed ankle arthrodesis for Charcot arthropathy. Osteoporos Int 24: 2729–2732

Literatur zu ▶ Abschn. 2.3

Dai J, Li L, Jiang C, Wang C, Chen H, Chai Y (2015) Bone Morphogenetic Protein for the Healing of Tibial Fracture: A Meta-Analysis of Randomized Controlled Trials. PLoS One 10: e0141670

Garrison KR, Donell S, Ryder J, Shemilt 1, Mugford M, Harvey 1, Song F (2007) Clinical effectiveness and cost-effectiveness of bone morphogenetic proteins in the non-healing of fractures and spinal fusion: a systematic review. Health Techno Assess 11: 1: 150, iii-iv

Garrison KR, Shemilt I, Donell S, Ryder JJ, Mugford M, Harvey L, Song F, Alt V (2010) Bone morphogenetic protein (BMP) for fracture healing in adults. Cochrane Database Syst Rev 6: CD006950

Gerstenfeld LC, Cullinane DM, Barnes GL, Graves DT, Einhorn TA (2003) Fracture healing as a post-natal developmental process: molecular, spatial, and temporal aspects of its regulation. Journal of cellular biochemistry 88: 873–884

Hankenson KD, Zimmermann G, Marcucio R (2014) Biological perspectives of delayed fracturehealing. Injury 45 Suppl 2: S8-S15

Hausmann M, Ehnert S, Hofmann V, Döbele S, Freude T, Stöckle U, Nussler A (2014) Use of Sone Morphogenetic Proteins (SMPs) for the Treatment of Pseudarthroses - Efficiency and Therapy Failure]. Z Orthop Unfallchir 152: 144–51

Henle P, Zimmermann G, Weiss S (2005) Matrix metalloproteinases and failed fracture healing. Bone 37: 791–8

Lieberman JR, Daluiski A, Einhorn TA (2002) The rote of growth factors in the repair of hone. Biology and clinical applications. J Hone Joint Surg Am Vol 84-a: 1032–44

Marsell R, Einhorn TA. The biology of fracture healing. Injury (2011) 42: 551–5

Moghaddam A, Breier L, Haubruck P, Sender D, Biglari B, Wentzensen A, Zimmermann G (2016) Non-unions treated with bone morphogenic protein 7: introducing the quantitative measurement of human serum cytokine levels as promising tool in evaluation of adjunct non-union therapy. J Inflamm (Land). 13: 3

Schmidmaier G, Wildemann B, Heeger J, Gäbelein T, Flyvbjerg A, Bail HJ, Raschke M (2002) Improvement of fracture healing by systemic administration of growth hormone and local application of insulin-like growth factor-1 and transforming growth factor-beta1. Bone 31: 165–172

Urist MR (1965) Sone: formation by autoinduction. Science. 1965; 150: 893–899

Weiss S, Zimmermann G, Baumgart R, Kasten P, Bidlingmaier M, Henle P (2005) Systemic regulation of angiogenesis and matrix degradation in bone regeneration distraction osteogenesis compared to rigid fracture healing. Bone 37: 781–790

Ye L, Jiang WG (2015) Bone morphogenetic proteins in tumour associated angiogenesis and implication in cancer therapies. Cancer Lett 2015. pii: 80304-3835(15)00704-1

Zimmermann G, Henle P, Küsswetter M, Moghaddam A, Wentzensen A, Richter W, Weiss S (2005) TGF-beta1 as a marker of delayed fracture healing. Bone 36: 779–785

Literatur zu ▶ Abschn. 2.4

Agerup B, Berg P, Åkermark C (2005) Non-animal stabilized hyaluronic acid: a new formulation for the treatment of osteoarthritis. BioDrugs 19: 23–30

Castillo RC, Bosse MJ, MacKenzie EJ, Patterson BM (2005) Impact of smoking on fracture healing and risk of complications in limb-threatening open tibia fractures. J Orthop Trauma 19: 151–157

Chiu CY, Tsai TL, Vanderby R, Jr., Bradica G, Lou SL, Li WJ (2015) Osteoblastogenesis of Mesenchymal Stem Cells in 3-D Culture Enhanced by Low-Intensity

2

Pulsed Ultrasound through Soluble Receptor Activator of Nuclear Factor Kappa B Ligand. Ultrasound Med Biol 41: 1842–1852

Cook SD, Ryaby JP, McCabe J, Frey JJ, Heckman JD, Kristiansen TK (1997) Acceleration of tibia and distal radius fracture healing in patients who smoke. Clin Orthop Relat Res: 198–207

Duarte LR (1983) The stimulation of bone growth by ultrasound. Arch Orthop Trauma Surg 101: 153–159

Edsman K, Melin H, Näsström J (2009) A study of the ability of Durolane to withstand degradation by free radicals while maintaining its viscoelastic properties. Poster presented at: 55th Annual Meeting of the Orthopaedic Research Society; February 2009; Las Vegas, NV

Freeman TA, Patel P, Parvizi J, Antoci V Jr, Shapiro IM (2009) Micro-CT analysis with multiple thresholds allows detection of bone formation and resorption during ultrasound-treated fracture healing. J Orthop Res 27: 673–679

Gebauer D, Mayr E, Orthner E, Ryaby JP (2005) Low-intensity pulsed ultrasound: effects on nonunions. Ultrasound Med Biol 31: 1391–1402

Gebauer GP, Lin SS, Beam HA, Vieira P, Parsons JR (2002) Low-intensity pulsed ultrasound increases the fracture callus strength in diabetic BB Wistar rats but does not affect cellular proliferation. J Orthop Res 20: 587–592

Griffin XL, Smith N, Parsons N, Costa ML (2012) Ultrasound and shockwave therapy for acute fractures in adults. Cochrane Database Syst Rev 2: CD008579

Heckman JD, Ryaby JP, McCabe J, Frey JJ, Kilcoyne RF (1994) Acceleration of tibial fracture-healing by non-invasive, low-intensity pulsed ultrasound. J Bone Joint Surg Am 76: 26–34

Kaminski A, Muhr G (2008) Pseudarthrosen. Orthopädie und Unfallchirurgie up2date 3: 41–56

Leung KS, Lee WS, Tsui HF, Liu PP, Cheung WH (2004) Complex tibial fracture outcomes following treatment with low-intensity pulsed ultrasound. Ultrasound Med Biol 30: 389–395

Lindqvist U, Tolmachev V, Kairemo K, et al. (2002) Elimination of stabilised hyaluronan from the knee joint in healthy men. Clin Pharmacokinet 41: 603–613

Mayr E, Frankel V, Ruter A (2000) Ultrasound--an alternative healing method for nonunions? Arch Orthop Trauma Surg 120: 1–8

Naruse K, Sekiya H, Harada Y, Iwabuchi S, Kozai Y, Kawamata R, Kashima I, Uchida K, Urabe K, Seto K, Itoman M, Mikuni-Takagaki Y (2010) Prolonged endochondral bone healing in senescence is shortened by low-intensity pulsed ultrasound in a manner dependent on COX-2. Ultrasound Med Biol 36: 1098–1108

Nolte PA, Klein-Nulend J, Albers GH, Marti RK, Semeins CM, Goei SW, Burger EH (2001) Low-intensity ultrasound stimulates endochondral ossification in vitro. J Orthop Res 19: 301–307

Pilla AA, Mont MA, Nasser PR, Khan SA, Figueiredo M, Kaufman JJ, Siffert RS (1990) Non-invasive low-intensity pulsed ultrasound accelerates bone healing in the rabbit. J Orthop Trauma 4: 246–253

Rutten S, Nolte PA, Guit GL, Bouman DE, Albers GH (2007) Use of low-intensity pulsed ultrasound for posttraumatic nonunions of the tibia: a review of patients treated in the Netherlands. J Trauma 62: 902–908

Schofer MD, Block JE, Aigner J, Schmelz A (2010) Improved healing response in delayed unions of the tibia with low-intensity pulsed ultrasound: results of a randomized sham- controlled trial. BMC Musculoskelet Disord 11: 229

Yan H, Liu X, Zhu M, Luo G, Sun T, Peng Q, Zeng Y, Chen T, Wang Y, Liu K, Feng B, Weng J, Wang J (2015) Hybrid use of combined and sequential delivery of growth factors and ultrasound stimulation in porous multilayer composite scaffolds to promote both vascularization and bone formation in bone tissue engineering. J Biomed Mater Res A 104: 195–208

Zura R, Mehta S, Della Rocca GJ, Jones J, Steen RG (2015) A cohort study of 4,190 patients treated with low-intensity pulsed ultrasound (LIPUS): findings in the elderly versus all patients. BMC Musculoskelet Disorders 16: 45

Literatur zu ▶ Abschn. 2.5

Abumaree M, Al Jumah M, Pace RA, Kalionis B (2012) Immunosuppressive properties of mesenchymal stem cells. Stem Cell Rev 8: 375–392

Alexander RW, Harrell DB (2013) Autologous fat grafting: use of closed syringe microcannula system for enhanced autologous structural grafting. Clin Cosmet Investig Dermatol 6: 91–102

Ardjomandi N, Duttenhoefer F, Xavier S, Oshima T, Kuenz A, Sauerbier S (2015) In vivo comparison of hard tissue regeneration with ovine mesenchymal stem cells processed with either the FICOLL method or the BMAC method. J Craniomaxillofac Surg 43: 1177–1183

Assal M, Stern R (2014) The Masquelet procedure gone awry. Orthopedics 37: e1045–1048

Becerikli M, Jaurich H, Schira J, Schulte M, Dobele C, Wallner C, Abraham S, Wagner JM, Dadras M, Kneser U, Lehnhardt M, Behr B (2017) Age-dependent alterations in osteoblast and osteoclast activity in human cancellous bone. J Cell Mol Med 21: 2773–2781

Berendsen AD, Olsen BR (2014) How vascular endothelial growth factor-A (VEGF) regulates differentiation of mesenchymal stem cells. J Histochem Cytochem 62: 103–108

Berendsen AD, Olsen BR (2015) Regulation of adipogenesis and osteogenesis in mesenchymal stem cells by vascular endothelial growth factor A. J Intern Med 277: 674–680

Bosemark P, Perdikouri C, Pelkonen M, Isaksson H, Tagil M (2015) The masquelet induced membrane technique with BMP and a synthetic scaffold can heal a rat femoral critical size defect. J Orthop Res 33: 488–495

Camilleri ET, Gustafson MP, Dudakovic A, Riester SM, Garces CG, Paradise CR, Takai H, Karperien M, Cool S, Sampen HJ, Larson AN, Qu W, Smith J, Dietz AB, van Wijnen AJ (2016) Identification and validation of multiple cell surface markers of clinical-grade adipose-derived mesenchymal stromal cells as novel release criteria for good manufacturing practice-compliant production. Stem Cell Res Ther 7: 107

Casiraghi F, Perico N, Remuzzi G (2013) Mesenchymal stromal cells to promote solid organ transplantation tolerance. Curr Opin Organ Transplant 18: 51–58

Chahla J, Cinque ME, Shon JM, Liechti DJ, Matheny LM, LaPrade RF, Clanton TO (2016a) Bone marrow aspirate concentrate for the treatment of osteochondral lesions of the talus: a systematic review of outcomes. J Exp Orthop 3: 33

Chahla J, Dean CS, Moatshe G, Pascual-Garrido C, Serra Cruz R, LaPrade RF (2016b) Concentrated Bone Marrow Aspirate for the Treatment of Chondral Injuries and Osteoarthritis of the Knee: A Systematic Review of Outcomes. Orthop J Sports Med 4: 2325967115625481

Chahla J, Mannava S, Cinque ME, Geeslin AG, Codina D, LaPrade RF (2017) Bone Marrow Aspirate Concentrate Harvesting and Processing Technique. Arthrosc Tech 6: e441-e445

Chen YJ, Kuo YR, Yang KD, Wang CJ, Sheen Chen SM, Huang HC, Yang YJ, Yi-Chih S, Wang FS (2004a) Activation of extracellular signal-regulated kinase (ERK) and p38 kinase in shock wave-promoted bone formation of segmental defect in rats. Bone 34: 466–477

Chen YJ, Wurtz T, Wang CJ, Kuo YR, Yang KD, Huang HC, Wang FS (2004b) Recruitment of mesenchymal stem cells and expression of TGF-beta 1 and VEGF in the early stage of shock wave-promoted bone regeneration of segmental defect in rats. J Orthop Res 22: 526–534

Dawson J, Kiner D, Gardner W, 2nd, Swafford R, Nowotarski PJ (2014) The reamer-irrigator-aspirator as a device for harvesting bone graft compared with iliac crest bone graft: union rates and complications. J Orthop Trauma 28: 584–590

De Miguel MP, Fuentes-Julian S, Blazquez-Martinez A, Pascual CY, Aller MA, Arias J, Arnalich-Montiel F (2012) Immunosuppressive properties of mesenchymal stem cells: advances and applications. Curr Mol Med 12: 574–591

Dimitriou R, Mataliotakis GI, Angoules AG, Kanakaris NK, Giannoudis PV (2011) Complications following autologous bone graft harvesting from the iliac crest and using the RIA: a systematic review. Injury 42 Suppl 2: S3–15

Dominici M, Le Blanc K, Mueller I, Slaper-Cortenbach I, Marini F, Krause D, Deans R, Keating A, Prockop D, Horwitz E (2006) Minimal criteria for defining multipotent mesenchymal stromal cells. The International Society for Cellular Therapy position statement. Cytotherapy 8: 315–317

Dumont N, Boyer L, Emond H, Celebi-Saltik B, Pasha R, Bazin R, Mantovani D, Roy DC, Pineault N (2014) Medium conditioned with mesenchymal stromal cell-derived osteoblasts improves the expansion and engraftment properties of cord blood progenitors. Exp Hematol 42: 741–752 e741

Duscher D, Atashroo D, Maan ZN, Luan A, Brett EA, Barrera J, Khong SM, Zielins ER, Whittam AJ, Hu MS, Walmsley GG, Pollhammer MS, Schmidt M, Schilling AF, Machens HG, Huemer GM, Wan DC, Longaker MT, Gurtner GC (2016) Ultrasound-Assisted Liposuction Does Not Compromise the Regenerative Potential of Adipose-Derived Stem Cells. Stem Cells Transl Med 5: 248–257

Garimella R, Tague SE, Zhang J, Belibi F, Nahar N, Sun BH, Insogna K, Wang J, Anderson HC (2008) Expression and synthesis of bone morphogenetic proteins by osteoclasts: a possible path to anabolic bone remodeling. J Histochem Cytochem 56: 569–577

Ghadakzadeh S, Mekhail M, Aoude A, Tabrizian M, Hamdy RC (2016) Small Players Ruling the Hard Game: siRNA in Bone Regeneration. J Bone Miner Res 31: 1481

Harford JS, Dekker TJ, Adams SB (2016) Bone Marrow Aspirate Concentrate for Bone Healing in Foot and Ankle Surgery. Foot Ankle Clin 21: 839–845

Harrell DB, Caradonna E, Mazzucco L, Gudenus R, Amann B, Prochazka V, Giannoudis PV, Hendrich C, Jager M, Krauspe R, Hernigou P (2015) Non-Hematopoietic Essential Functions of Bone Marrow Cells: A Review of Scientific and Clinical Literature and Rationale for Treating Bone Defects. Orthop Rev (Pavia) 7: 5691

Haversath M, Catelas I, Li X, Tassemeier T, Jager M (2012) PGE(2) and BMP-2 in bone and cartilage metabolism: 2 intertwining pathways. Can J Physiol Pharmacol 90: 1434–1445

Haversath M, Hulsen T, Boge C, Tassemeier T, Landgraeber S, Herten M, Warwas S, Krauspe R, Jager M (2016) Osteogenic differentiation and proliferation of bone marrow-derived mesenchymal stromal cells on PDLLA + BMP-2-coated titanium alloy surfaces. J Biomed Mater Res A 104: 145–154

Hendrich C, Franz E, Waertel G, Krebs R, Jager M (2009) Safety of autologous bone marrow aspiration concentrate transplantation: initial experiences in 101 patients. Orthop Rev (Pavia) 1: e32

Hernigou P, Dubory A, Roubineau F, Homma Y, Flouzat-Lachaniette CH, Chevallier N, Rouard H (2017) Allografts supercharged with bone-marrow-derived mesenchymal stem cells possess equivalent osteogenic capacity to that of autograft: a study with long-term follow-ups of human biopsies. Int Orthop 41: 127–132

Hernigou P, Flouzat-Lachaniette CH, Delambre J, Poignard A, Allain J, Chevallier N, Rouard H (2015) Osteonecrosis repair with bone marrow cell therapies: state of the clinical art. Bone 70: 102–109

Hernigou P, Mathieu G, Poignard A, Manicom O, Beaujean F, Rouard H (2006) Percutaneous autologous bone-marrow grafting for nonunions. Surgical technique. J Bone Joint Surg Am 88 Suppl 1 Pt 2: 322–327

Hernigou P, Poignard A, Beaujean F, Rouard H (2005) Percutaneous autologous bone-marrow grafting for nonunions. Influence of the number and concentration of progenitor cells. J Bone Joint Surg Am 87: 1430–1437

Hernigou P, Poignard A, Zilber S, Rouard H (2009) Cell therapy of hip osteonecrosis with autologous bone marrow grafting. Indian J Orthop 43: 40–45

Hernigou P, Trousselier M, Roubineau F, Bouthors C, Chevallier N, Rouard H, Flouzat-Lachaniette CH (2016) Local transplantation of bone marrow concentrated granulocytes precursors can cure without antibiotics infected nonunion of polytraumatic patients in absence of bone defect. Int Orthop 40: 2331–2338

Homma Y, Zimmermann G, Hernigou P (2013) Cellular therapies for the treatment of non-union: the past, present and future. Injury 44 Suppl 1: S46–49

Huang XP, Ludke A, Dhingra S, Guo J, Sun Z, Zhang L, Weisel RD, Li RK (2016) Class II transactivator knockdown limits major histocompatibility complex II expression, diminishes immune rejection, and improves survival of allogeneic bone marrow stem cells in the infarcted heart. FASEB J 30: 3069–3082

Hunziker EB, Enggist L, Kuffer A, Buser D, Liu Y (2012) Osseointegration: the slow delivery of BMP-2 enhances osteoinductivity. Bone 51: 98–106

Ingenieure VD (2017) Biomaterialien in der Medizin – Klassifikation, Anwendungen und Anforderungen. VDI 5701. Beuth-Verlag Gmbh, Berlin, Wien, Zürich

Jäger M, Hernigou P, Zilkens C, Herten M, Li X, Fischer J, Krauspe R (2010) Cell therapy in bone healing disorders. Orthop Rev (Pavia) 2: e20

Jäger M, Herten M, Fochtmann U, Fischer J, Hernigou P, Zilkens C, Hendrich C, Krauspe R (2011) Bridging the gap: bone marrow aspiration concentrate reduces autologous bone grafting in osseous defects. J Orthop Res 29: 173–180

Jäger M, Wild A, Lensing-Hohn S, Krauspe R (2003) Influence of different culture solutions on osteoblastic differentiation in cord blood and bone marrow derived progenitor cells. Biomed Tech (Berl) 48: 241–244

Kemper O, Herten M, Fischer J, Haversath M, Beck S, Classen T, Warwas S, Tassemeier T, Landgraeber S, Lensing-Hohn S, Krauspe R, Jager M (2014) Prostacyclin suppresses twist expression in the presence of indomethacin in bone marrow-derived mesenchymal stromal cells. Med Sci Monit 20: 2219–2227

Khafagy WW, El-Said MM, Thabet WM, Aref SE, Omar W, Emile SH, Elfeki H, El-Ghonemy MS, El-Shobaky MT (2017) Evaluation of anatomical and functional results of overlapping anal sphincter repair with or without the injection of bone marrow aspirate concentrate: a case-control study. Colorectal Dis 19: O66-O74

Le Nail LR, Stanovici J, Fournier J, Splingard M, Domenech J, Rosset P (2014) Percutaneous grafting with bone marrow autologous concentrate for open tibia fractures: analysis of forty three cases and literature review. Int Orthop 38: 1845–1853

Lebouvier A, Poignard A, Coquelin-Salsac L, Leotot J, Homma Y, Jullien N, Bierling P, Galacteros F, Hernigou P, Chevallier N, Rouard H (2015) Autologous bone marrow stromal cells are promising candidates for cell therapy approaches to treat bone degeneration in sickle cell disease. Stem Cell Res 15: 584–594

Leckenby JI, Grobbelaar AO, Aston W (2013) The use of a free vascularised fibula to reconstruct the radius following the resection of an osteosarcoma in a paediatric patient. J Plast Reconstr Aesthet Surg 66: 427–429

Lee DH, Ryu KJ, Kim JW, Kang KC, Choi YR (2014) Bone marrow aspirate concentrate and platelet-rich plasma enhanced bone healing in distraction osteogenesis of the tibia. Clin Orthop Relat Res 472: 3789–3797

Lindner U, Kramer J, Rohwedel J, Schlenke P (2010) Mesenchymal Stem or Stromal Cells: Toward a Better Understanding of Their Biology? Transfus Med Hemother 37: 75–83

Lysdahl H, Baatrup A, Foldager CB, Bunger C (2014) Preconditioning Human Mesenchymal Stem Cells with a Low Concentration of BMP 2 Stimulates Proliferation and Osteogenic Differentiation In Vitro. Biores Open Access 3: 278–285

PEI P-E-IBflubAAfnT- http://www.pei.de/SharedDocs/Downloads/pu/innovationsbuero/broschuere-atmp-anforderungen-hinweise

Phillips M, Cataneo RN, Greenberg J, Gunawardena R, Naidu A, Rahbari-Oskoui F (2000) Effect of age on the breath methylated alkane contour, a display of apparent new markers of oxidative stress. J Lab Clin Med 136: 243–249

Pilge H, Bittersohl B, Schneppendahl J, Hesper T, Zilkens C, Ruppert M, Krauspe R, Jager M (2016) Bone Marrow Aspirate Concentrate in Combination With

Intravenous Iloprost Increases Bone Healing in Patients With Avascular Necrosis of the Femoral Head: A Matched Pair Analysis. Orthop Rev (Pavia) 8: 6902

Pototschnig H, Schaff J, Kovacs L, Biemer E, Papadopulos NA (2013) The free osteofasciocutaneous fibula flap: clinical applications and surgical considerations. Injury 44: 366–369

Qin Y, Wang L, Gao Z, Chen G, Zhang C (2016a) Bone marrow stromal/stem cell-derived extracellular vesicles regulate osteoblast activity and differentiation in vitro and promote bone regeneration in vivo. Sci Rep 6: 21961

Qin Y, Ye J, Wang P, Gao L, Wang S, Shen H (2016b) miR-223 contributes to the AGE-promoted apoptosis via down-regulating insulin-like growth factor 1 receptor in osteoblasts. Biosci Rep 36: pii: e00314

Raabe O, Shell K, Goessl A, Crispens C, Delhasse Y, Eva A, Scheiner-Bobis G, Wenisch S, Arnhold S (2013) Effect of extracorporeal shock wave on proliferation and differentiation of equine adipose tissue-derived mesenchymal stem cells in vitro. Am J Stem Cells 2: 62–73

Schottel PC, Warner SJ (2017) Role of Bone Marrow Aspirate in Orthopedic Trauma. Orthop Clin North Am 48: 311–321

Shan HT, Zhang HB, Chen WT, Chen FZ, Wang T, Luo JT, Yue M, Lin JH, Wei AY (2017) Combination of low-energy shock-wave therapy and bone marrow mesenchymal stem cell transplantation to improve the erectile function of diabetic rats. Asian J Androl 19: 26–33

Shin SR, Tornetta P 3rd (2016) Donor Site Morbidity After Anterior Iliac Bone Graft Harvesting. J Orthop Trauma 30: 340–343

Smyth NA, Murawski CD, Haleem AM, Hannon CP, Savage-Elliott I, Kennedy JG (2012) Establishing proof of concept: Platelet-rich plasma and bone marrow aspirate concentrate may improve cartilage repair following surgical treatment for osteochondral lesions of the talus. World J Orthop 3: 101–108

Verordnung (EG) Nr. 1394/2007 des Europäischen Parlaments und des Rates vom 13. November 2007 über Arzneimittel für neuartige Therapien und zur Änderung der Richtlinie 2001/83/EG und der Verordnung (EG) (2007). Amtsblatt L Nr. 726/2004 (Nr. 324): 121–137

Wang FS, Wang CJ, Chen YJ, Chang PR, Huang YT, Sun YC, Huang HC, Yang YJ, Yang KD (2004) Ras induction of superoxide activates ERK-dependent angiogenic transcription factor HIF-1alpha and VEGF-A expression in shock wave-stimulated osteoblasts. J Biol Chem 279: 10331–10337

Wang FS, Wang CJ, Sheen-Chen SM, Kuo YR, Chen RF, Yang KD (2002) Superoxide mediates shock wave induction of ERK-dependent osteogenic transcription factor (CBFA1) and mesenchymal cell differentiation toward osteoprogenitors. J Biol Chem 277: 10931–10937

Wang X, Wei F, Luo F, Huang K, Xie Z (2015) Induction of granulation tissue for the secretion of growth factors and the promotion of bone defect repair. J Orthop Surg Res 10: 147

Zhao Y, Wang J, Wang M, Sun P, Chen J, Jin X, Zhang H (2013) Activation of bone marrow-derived mesenchymal stromal cells-a new mechanism of defocused low-energy shock wave in regenerative medicine. Cytotherapy 15: 1449–1457

Zhong W, Sumita Y, Ohba S, Kawasaki T, Nagai K, Ma G, Asahina I (2012) In vivo comparison of the bone regeneration capability of human bone marrow concentrates vs. platelet-rich plasma. PLoS One 7: e40833

Interdisziplinäre Therapie von Knochenmetastasen

Johannes Fakler, Tilman Todenhöfer, Mark Müller, Andreas A. Kurth, Christian Eberhardt, Rainer Fischer

© Springer-Verlag GmbH Deutschland, ein Teil von Springer Nature 2018
K. M. Peters et al. (Hrsg.), *Fortbildung Osteologie 4*, Fortbildung Osteologie
https://doi.org/10.1007/978-3-662-52748-1_3

3.1 Osteologika in der Therapie von Metastasen

Johannes Fakler

Skelettmetastasen haben einen wesentlichen Einfluss auf die Morbidität und Mortalität von Tumorpatienten. Etwa die Hälfte der Patienten mit ossären Metastasen erleidet im weiteren Verlauf eine spezifische skelettassoziierte Komplikation, ein sog. *„skeletal related event"* (SRE). Hierzu zählen

- pathologische Frakturen,
- Kompression des Rückenmarks,
- Hyperkalzämie oder
- starke Schmerzen, die einer spezifischen Intervention bedürfen (Yong et al. 2011).

Skelettmetastasen finden sich in bis zu 70% bei fortgeschrittenen Tumoren der Mamma, Niere, Schilddrüse oder Prostata sowie bei Patienten mit einem Myelom.

Radiomorphologisch imponieren sie osteolytisch, osteoblastisch oder als gemischte Form (Buckwalter u. Brandser 1997). Tumorzellen, die sich im Knochenmark absiedeln, sind in der Lage, Osteoklasten über den „receptor activator of nuclear factor-kB ligand" (RANKL) zu aktivieren und den Knochenabbau lokal zu beschleunigen. Daneben sind Tumorzellen in der Lage, durch parakrine Sekretion bestimmter Faktoren die Osteoblastenaktivität zu hemmen (z. B. Sclerostin, Dickkopf-1, Activin A) oder zu erhöhen (z. B. „vascular endothelial growth factor", VEGF, Endothelin-1) (Hofbauer et al. 2014).

Primäres Ziel der medikamentösen Metastasentherapie ist die Hemmung der Osteoklastenaktivität.

> **Die medikamentöse Behandlung sollte unmittelbar nach Diagnose einer Skelettmetastase, unabhängig von klinischen Symptomen, beginnen (Carter et al. 2012).**

Unter den Bisphosphonaten sind in Europa und in den USA Pamidronsäure und Zoledronsäure zur Behandlung von Skelettmetastasen zugelassen, die beide die Morbidität um 30% senken und damit einhergehend die Rate an SRE signifikant senken (Hortobagyi et al. 1998; Rosen et al. 2003). Daneben können Bisphosphonate auch zur Behandlung einer metastasenbedingten Hyperkalzämie eingesetzt werden (Body et al. 1998).

Der ebenfalls zugelassene monoklonale Antikörper Denosumab neutralisiert den RANK-Liganden und verhindert auf diese Weise die Aktivierung von Osteoklasten. Denosumab vermindert das Risiko eines SRE effektiver als Zoledronsäure, unabhängig vom Tumortyp, der Anzahl der Metastasen und des Allgemeinzustand des Patienten (Lipton et al. 2016). ❏ Abb. 3.1 zeigt die radiologischen Befunde einer 39-jährigen Patientin mit einem viszeral und ossär metastasierten Mammakarzinom, die über seit 2 Monaten bestehende Schmerzen im Bereich der linken Hüfte berichtet. Nach Diagnose einer Skelettmetastase wurde umgehend eine zusätzliche antiresorptive Therapie mit Denosumab eingeleitet. Die Schmerzsymptomatik bildete sich innerhalb von 3 Wochen zurück, radiologisch zeigte sich nach 3 Monaten ebenfalls ein regredienter Befund.

> **Bisphosphonate und Denosumab stellen die medikamentöse Standardtherapie bei Skelettmetastasen dar.**

Sie werden überwiegend gut toleriert und weisen relativ selten Nebenwirkungen auf. Eine schwerwiegende Komplikation stellt allerdings die Osteonekrose des Kiefers dar. Insbesondere Patienten, die aufgrund von Skelettmetastasen hochdosiert Bisphosphonate intravenös oder Denosumab subkutan erhalten, sind davon betroffen (1–10%) (Body et al. 2015). Um das Risiko einer Kieferosteonekrose möglichst gering zu halten, werden eine Erhebung des Zahnstatus mit konsequenter Behandlung peridontaler Infektionen vor Therapiebeginn und eine sorgfältige Oralhygiene empfohlen (McGreevy u. Williams 2011).

Bei Patientinnen mit ossär metastasiertem Brustkrebs ist seit kurzem Everolimus als Kombinationstherapie mit Exemestan zugelassen. Everolimus ist ein Rapamycin-Derivat und wird als Immunsuppressivum in der Transplan-

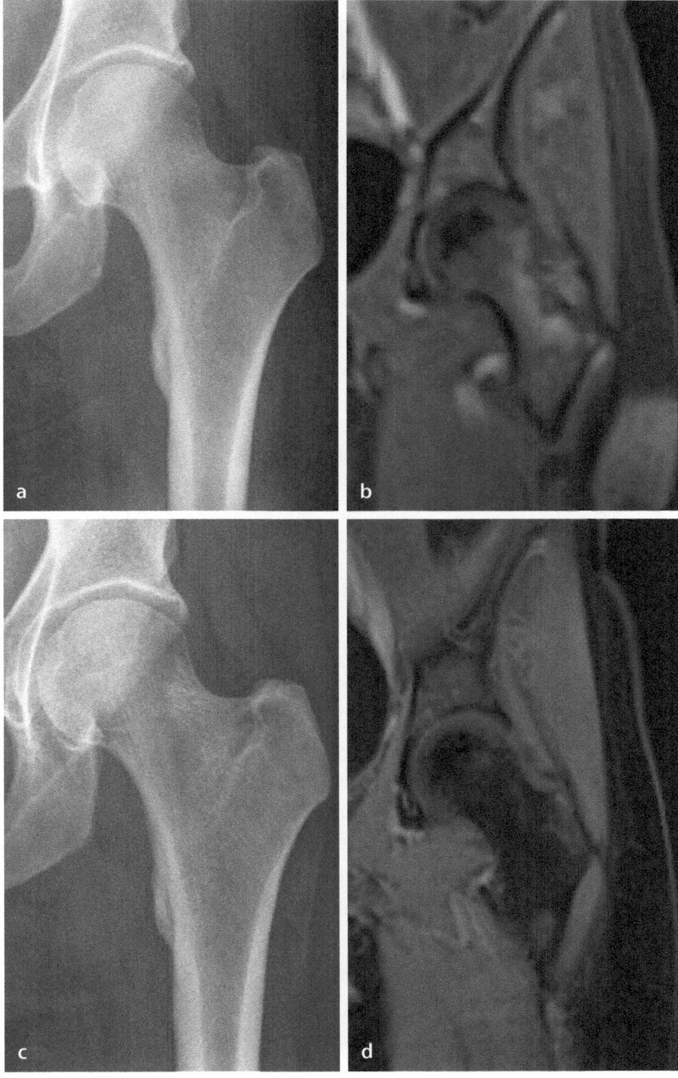

◘ Abb. 3.1a–d   39-jährige Patientin mit viszeral und ossär metastasiertem Mammakarzinom, seit 2 Monaten Schmerzen in der linken Hüfte. **a** Röntgenaufnahme linken Hüfte a.-p. mit Verdacht auf Osteolyse am Trochanter major. **b** Bestätigung der Diagnose im MRT (T1). Danach zusätzliche antiresorptive Therapie mit Denosumab. **c** Röntgenverlaufskontrolle 3 Monate später ohne Hinweis auf radiologische Progression. **d** Verlaufskontrolle MRT (T1) nach 3 Monaten mit regredientem Befund, bei Rückbildung der Schmerzsymptomatik

tationsmedizin eingesetzt. Über die Inhibierung des PI3K/AKT/mTOR-Signalweges werden Zellwachstum, Proliferation und Angiogenese gehemmt. Darüber hinaus konnte im Tiermodell gezeigt werden, dass das Auftreten von Knochenmetastasen beim Mammakarzinom gehemmt und das Überleben verbessert wurde (Hussein et al. 2012).

In der BOLERO-2 Studie wurde nachgewiesen, dass die zusätzliche Verwendung von Everolimus im Vergleich zur Monotherapie mit Exemestan bei Patientinnen mit Mammakarzinom die Progressionsrate der ossären Erkran-

kung von 15% auf 8,1% senken konnte (Gnant et al. 2013). Die häufigste Nebenwirkung von Everolimus ist eine Stomatitis (40%). Das Risiko einer Pneumonitis wird mit 8% angegeben (Motzer et al. 2008).

Ende 2013 wurde das Radiopharmakon Radium^{223} zur Behandlung von Männern mit Prostatakarzinom und Knochenmetastasen in Europa zugelassen. Radium^{223} ist ein α-strahlendes, kalziummimetisches Radiosisotop und lagert sich vor allem in neu formierter Knochenmatrix an. Entsprechend führt es insbesondere bei osteosklerotischen Metastasen durch Schädigung der DNS zum Zelltod (Gartell u. Saad 2014). Die ausschlaggebende Phase-III-Studie ALSYMPCA zeigte, dass durch Radium^{223} die Dauer bis zum Auftreten des ersten SRE von 9,8 auf 15,6 Monate signifikant verlängert wurde (Sartor et al. 2014) und darüber hinaus auch das Überleben von 11,2 auf 14,0 Monate verbessert wurde (Parker et al. 2013). Komplikationen sind relativ selten, wobei die Myelosuppression am bedeutendsten ist (Thrombozytopenie bis 12%, Leukopenie bis 5%) (Parker et al. 2016).

3.2   Radionuklidtherapie von Knochenmetastasen[1]

Tilman Todenhöfer, Mark Müller

Die Entwicklung von Knochenmetastasen ist mit einer erheblichen Steigerung der Mortalität und Morbidität bei Patienten mit fortgeschrittenen Tumorerkrankungen verbunden. Die durch Knochenmetastasen verursachten Komplikationen wie Frakturen und Rückenmarkkompression führen zu einer erheblichen Beeinträchtigung der Mobilität und Lebensqualität (von Moos et al. 2013). Des Weiteren stellen die mit Knochenmetastasen verbundenen Schmerzen eine große Herausforderung in der Behandlung der Patienten dar. Eine gezielte Therapie von Knochenmetastasen ist deshalb von entscheidender Bedeutung in einem multimodalen Therapiekonzept von metastasierten Tumoren.

Die lokale Strahlentherapie von Knochenmetastasen kann zu einer erheblichen Verbesserung der Schmerzsymptomatik führen (Chow et al. 2014). Bei Patienten mit multiplen ossären Metastasen stellt die Therapie mit intravenös applizierbaren Radionukliden eine effektive Möglichkeit zur Schmerzreduktion und Verbesserung der Lebensqualität dar.

Darüber hinaus konnte für den α-Strahler Radium-223-Chlorid bei Patienten mit ossär metastasiertem kastrationsrefraktärem Prostatakarzinom eine lebensverlängernde Wirkung nachgewiesen werden. Im Folgenden soll der Einsatz von Radionukliden bei Patienten mit Prostata- und Mammakarzinom vorgestellt werden.

3.2.1 Pharmakodynamik und Nebenwirkungen von Radionukliden

Zur Schmerztherapie von Skelettmetastasen werden Radiopharmaka verwendet, die sich an Hydroxylapatit anlagern, optimalerweise in besonders hohen Konzentrationen an Hydroxylapatit in Zonen mit hoher Umbauaktivität im Bereich von Metastasen. Hierbei ist eine Schonung des angrenzenden Knochenmarks vor strahlenbedingten hämatotoxischen Nebenwirkungen wünschenswert. Die Bindung an Hydroxylapatit erfolgt durch eine Anlagerung des Radionuklids selbst (kalziumähnliche Eigenschaften) oder mittels eines an das Radionuklid gekoppelten Phosphonats. Eine Aufstellung der im Folgenden beschriebenen Radiopharmaka nebst Abkürzungen findet sich in ◘ Tab. 3.1.

Zur Evaluation der Bindungsvoraussetzungen ist eine Skelettszintigraphie notwendig. Der therapeutisch genutzte Strahlenanteil der meisten bisher verwendeten Radionuklide sind vorwiegend β-Strahlen (Elektronen), bei Radium-223 handelt es sich um einen α-Strahler (Heliumkerne).

In den Leitlinien der Deutschen Gesellschaft für Nuklearmedizin wird Strontium-89-Chlorid als zugelassenes Radiopharmakon zur palliativen Schmerztherapie bei Knochenmetastasen eines Prostatakarzinoms aufgeführt. Samarium-153-EDTMP wird bei osteoblastischer Metastasierung unabhängig vom Primärtumor empfohlen (Leitlinien der Deutschen Gesellschaft für Nuklearmedizin e. V. 2014). Radium-223-Chlorid ist mittlerweile ebenfalls für die Behandlung des kastrations-

---

1   Erstveröffentlichung: Todenhöfer T, Müller M; (2014) Radionuklidtherapie im Behandlungskonzept von Knochenmetastasen. Osteologie 23: 269–274; mit freundlicher Genehmigung des Schattauer-Verlags.

◻ Tab. 3.1 Eigenschaften verschiedener verfügbarer Radionuklide zur Behandlung von Knochenmetastasen. (Adaptiert nach Todenhöfer u. Müller 2014, mit freundlicher Genehmigung)

Radionuklid	Radiopharmakon	HWZ (d)	Emission (therapeutisch)*	Bindung des Isotops
Radium-223-Chlroid	^{223}RaCl$_2$	11,4	α	Kalziumanalog
Samarium-153	^{153}Sm-EDTMP	2,0	β	Phosphonat
Rhenium-186	^{186}Re-HEDP	3,7	β	Phosphonat
Rhenium-188	^{188}Re-HEDP	0,7	β	Phosphonat
Strontium-89	^{89}SrCl$_2$	50,5	β	Kalziumanalog
Phosphor-32	^{32}P-Dihydrogenphosphat	14,3	β	Phosphat
	^{32}P-Natriumphosphat		β	Phosphat
Lutetium-177	^{177}Lu-EDTMP	6,7	β	Phosphonat
	^{177}Lu-DOTMP			Phosphonat

* Andere Strahlenanteile nicht berücksichtigt.
Abkürzungen:
DOTMP = 1,4,7,10-Tetraazacyclododecan-1,4,7,10-N,N',N'',N'''-tetra(methylen)-phosphonsäure
EDTMP = Ethylendiamintetra(methylenphosphonsäure)
HEDP = 1-Hydroxyethan-(1,1-diphosphonsäure)

resistenten ossär metastasierten Prostatakarzinoms in Europa und in den USA zugelassen.

Kontraindikationen

Als absolute Kontraindikationen für eine Therapie mit Radionukliden gelten
- Schwangerschaft und Stillzeit,
- ausgeprägte Rückenmarkkompression durch lokale Metastasen,
- ausgeprägte Knochenmarkdepression (<2.400 Leukozyten; <60.000 Thrombozyten) und
- Niereninsuffizienz.

Als relative Kontraindikationen sind zu berücksichtigen:
- Inkontinenz,
- Gefahr einer pathologischen Fraktur und
- disseminierte intravaskuläre Koagulopathie (andere Therapien sollten bevorzugt werden).

Bei emittierter β-Strahlung (z. B. Strontium-89-Chlorid, Samarium-153-EDTMP oder Rhenium-186-HEDP) besteht ein direkter Zusammenhang zwischen der Energie der emittierten Teilchen und der Eindringtiefe (wenige Millimeter). Erstrebenswert ist ein ausreichend tiefes Eindringen in das Tumorgewebe und eine nicht zu weite Penetration ins Knochenmark. Diese würde aufgrund der dann verstärkt eintretenden Myelotoxizität dosislimitierend wirken.

Erwartungsgemäß war in Dosiseskalationsstudien u. a. mit den β-Strahlern Strontium-89-Chlorid, Samarium-153-EDTMP und Rhenium-188-HEDP begleitend zu einem verbesserten Therapieansprechen eine vermehrte Myelotoxizität zu beobachten (Collins et al. 1993; Palmedo et al. 2000).

Bei den in den deutschen bzw. europäischen Leitlinien genannten Therapien wird häufig eine moderate Hämatotoxizität mit einem Absinken der Leuko- und Thrombozyten um 30–70% beobachtet, welche in der Regel reversibel ist. Schwerwiegendere myelotoxische Reaktionen stehen meistens in Zusammenhang mit vorherigen myelotoxischen Therapien oder einem Knochenmarkbefall. Hämatotoxizität tritt überwiegend passager auf und bildet sich abhängig von der Knochenmarkreserve üblicherweise teilweise oder ganz innerhalb von 3 Monaten zurück (Leitlinien der Deutschen Gesellschaft für Nuklearmedizin e.V. 2014). Unterschiede bezüglich des Schweregrads myelotoxischer Nebenwirkungen zwischen den beschriebenen Therapien lassen sich nicht belegen (Liepe u. Kotzerke 2007; Liepe et al. 2000; Dafermou et al. 2001).

Eine Therapie mit Samarium-153-EDMP oder Rhenium-168-HEDP kann bei Bedarf frühestens nach 4–6 Wochen wiederholt werden, für Strontium-89-Chlorid wird zur Schonung des Knochenmarks ein Intervall von mindestens 12 Wochen empfohlen (Leitlinien der Deutschen Gesellschaft für Nuklearmedizin e.V. 2014).

Durch repetitive Applikation und hierbei ggf. modifizierte Dosierung können die Schmerzsymptomatik, die Erkrankung selbst und auch die Nebenwirkungen der Therapie unter Umständen günstig beeinflusst werden. Palmedo et. al. beobachteten nach zwei Injektionen Rhenium-188-HEDP im Abstand von 8 Wochen vs. einer Injektion bei Patienten mit Prostatakarzinom neben einer Verbesserung der Schmerzsymptomatik auch ein verbessertes progressionsfreies Überleben und Gesamtüberleben (Palmedo et al. 2000). Durch Anwendung des sogenannten Wiener-Protokolls mit mehrfacher Applikation geringer Dosen Samarium-153-EDTMP wurde eine verbesserte Schmerzpalliation mit besonders geringen Raten an hämatotoxischen Nebenwirkungen erreicht (Sinzinger et al. 2011).

Unterschiede zwischen den oben beschriebenen β-Strahlern bezüglich der Schmerzreduktion sind durch Studien mit teils gemischten Kollektiven und unterschiedlichen Bewertungskriterien bisher nicht nachzuweisen. Etwa 70–90% der Patienten zeigen ein Therapieansprechen. Hervorzuheben ist neben anderen kleineren Studien vor allem eine Multicenter-Studie aus dem Jahr 2001, in der insgesamt

818 Behandlungen, teils mehrfach, mit Rhenium-186-HEDP und Strontium-89 erfasst wurden (Deutsche Gesellschaft für Nuklearmedizin e. V. 2014; Dafermou et al. 2001; Liepe et al. 2000; Liepe u. Kotzerke 2007; Dickie u. Macfarlane 1999; Nair 1999).

Radium-223-Chlorid zeigte eine besonders geringe Myelotoxizität auch in hoher Dosierung, was aufgrund der geringen Reichweite der α-Teilchen (<0,1mm) erwartet wurde, und setzt im Wirkungsbereich über eine sehr kurze Strecke deutlich mehr potenziell zellschädigende Energie frei (Parker et al. 2013; Ritter et al. 1977; Bruland et al. 2006). Es wird angenommen, dass bei gleicher absorbierter Strahlendosis die Anzahl benötigter Teilchen, die zum Zelltod von Tumorzellen führt, bei α-Teilchen erheblich geringer ist als bei den verwendeten β-Strahlern, was insbesondere für geringer speichernde oder kleine Metastasen von Bedeutung sein kann (Sgouros et al. 2010). Bei hochenergetischen α-Teilchen ist im Vergleich zu β-Strahlern insbesondere auch eine bessere Strahlentoxizität hypoxischer Tumorzellen zu erwarten (Brahme 2011; Wenzl u. Wilkens 2011).

Die Anwendung von Phosphor-32 hatte Bedeutung als erste Radionuklidtherapie zur Schmerzbehandlung bei Skelettmetastasen, bevor andere wirksame Radiopharmaka klinisch angewendet wurden, die als weniger myelotoxisch angesehen werden (Silberstein 1993).

Lutetium-177 wird aufgrund seiner moderaten β-Energie und seiner Zerfallscharakteristik und der damit verbundenen zu erwartenden geringen Myelotoxizität als besonders gut geeignetes Radionuklid zur Behandlung von Skelettmetastasen angesehen. Die beiden phosphonatgekoppelten Radiopharmaka Lutetium-177-EDTMP und Lutetium-177-DOTMP wurden in präklinischen Studien erfolgreich untersucht (Mathe et al. 2010; Bryan et al. 2009). Eine Phase-II-Studie wurde mit Lutetium-177-EDTMP durchgeführt, das Medikament konnte sicher angewendet werden und führte zu einer effektiven Schmerzreduktion (Yuan et al. 2013). Eine kleine, erst kürzlich publizierte Pilotstudie, in der Lutetium-177-

EDTMP 10 Patienten mit disseminierter Skelettmetastasierung appliziert wurde, zeigte eine signifikante Schmerzreduktion 4 Wochen nach Therapie. Hämatotoxische Nebenwirkungen wurden hier nicht beobachtet (Shinto et al. 2014).

3.2.2 Einsatz von Radionukliden beim ossär metastasierten Prostatakarzinom

Die Anwendung von Radionukliden bei Patienten mit Prostatakarzinom war bis vor kurzem auf schwer symptomatische Patienten, bei denen die systemischen Therapiealternativen weitgehend ausgeschöpft waren, beschränkt (Mottet et al. 2011). Der Nachweis, dass die Anwendung von Radium-223-Chlorid bei Patienten mit kastrationsrefraktärem Prostatakarzinom eine Verlängerung des mittleren Überlebens von 2,8 Monaten bringt, könnte zu einer deutlich früheren Anwendung von Radionukliden in der Therapiesequenz des metastasierten Prostatakarzinoms führen (Parker et al. 2013).

Für die Behandlung mit knochenspezifischen Radiopharmaka wie z. B. Strontium-89-Chlorid und Samarium-153-EDTMP konnte gezeigt werden, dass sie zu einer signifikanten Schmerzreduktion bei Patienten mit ossär metastasierten Prostatakarzinom führen können (Serafini 2000; Serafini et al. 1998). In Patienten mit diffusen ossären Metastasen kann zwar theoretisch auch eine externe Bestrahlung durchgeführt werden, diese ist aber in vielen Fällen mit schweren Nebenwirkungen assoziiert. Deshalb wird im Falle einer diffusen ossären Metastasierung eher die Anwendung von Radionukliden bevorzugt. Deren Effekt ist besonders ausgeprägt bei Patienten mit osteoblastischen Metastasen. Im Falle des Prostatakarzinoms weisen über 90% der Metastasen einen osteoblastischen Phänotyp auf (Bubendorf et al. 2000).

Bei Patienten mit ossär metastasiertem symptomatischem Prostatakarzinom zeigen sich beim Einsatz von β-Strahlern Ansprechraten von 65–80% (Schoeneich et al. 1998). Der Effekt kann bis zu 6 Monate anhalten. Bei 15–30% kann vorübergehend eine vollständige Schmerzfreiheit erreicht werden (Kraeber-Bodere et al. 2000).

Aufgrund der bekannten myelosuppressiven Nebenwirkungen wird der Einsatz von Radionukliden, besonders von β-Strahlern, bei Patienten, die prinzipiell für eine weitere Chemotherapie in Frage kommen, kritisch diskutiert. Häufig angeführt wird das Argument, dass die potentzielle Myelosuppression eine anschließende Chemotherapie erschwert oder gar verhindert. Es konnte jedoch in kleineren Serien gezeigt werden, dass eine Kombination von β-Strahlern und einer Chemotherapie bei Patienten mit kastrationsrefraktärem Prostatakarzinom mit einem gut beherrschbaren Nebenwirkungsprofil assoziiert ist (Morris et al. 2009).

Neben der Schmerzkontrolle konnte in klinischen Studien auch ein lebensverlängernder Effekt durch den Einsatz von β-Strahlern nachgewiesen werden. In einer randomisierten Phase-II-Studie (n=72) führte eine im Anschluss an eine Induktionschemotherapie durchgeführte Kombination aus Doxorubicin und Strontium-89-Chlorid (1× wöchentlich für 6 Wochen) zu einer signifikanten Verbesserung des „overall survival" (27,7 vs. 16,8 Monate) im Vergleich zur Chemotherapie alleine (Tu et al. 2001). Des Weiteren konnte für eine Kombination aus Samarium-153-EDTMP mit Mitoxantrone oder Estramustin bei Patienten mit kastrationsrefraktärem Prostatakarzinom eine Verlängerung des Gesamtüberlebens gezeigt werden (30 vs. 11 Monate) (Ricci et al. 2007).

In einer weiteren Studie, bei der Samarium-153 im Anschluss an eine Docetaxel-Chemotherapie appliziert wurde, konnte der primäre Endpunkt, eine Verlängerung des progressionsfreien Überlebens, jedoch nicht erreicht werden (Fizazi et al. 2009). Es zeigte sich jedoch eine signifikante Schmerzreduktion.

Der Nachweis einer Verlängerung des Gesamtüberlebens durch Gabe eines β-Strahlers in einer Phase-III-Studie steht jedoch noch aus.

Der Einsatz von Radium-223-Chlorid führte hingegen zu einem signifikanten Überlebensvorteil vs. Placebo in der Phase-III-Zulassungsstudie (Parker et al. 2013). Hierbei wurden 922 Patienten mit symptomatischem ossär metastasiertem Prostatakarzinom entweder mit Placebo 6× alle 4 Wochen oder mit Radium-223-Chlorid 6x alle 4 Wochen behandelt. Patienten mit viszeralen Metastasen wurden nicht eingeschlossen. Primärer Endpunkt der Studie war eine Verlängerung des Gesamtüberlebens. Dieser Endpunkt konnte genauso wie sämtliche sekundären Endpunkte der Studie wie z. B. Zeit bis zum Auftreten des ersten skelettbezogenen Ereignisses (SRE) erreicht werden.

Das mittlere Gesamtüberleben in der Gruppe, die Radium-223-Chlorid erhielt, lag bei 14 Monaten vs. 11,2 Monaten in der Placebogruppe (p= 0,001). Der Überlebensvorteil war sowohl bei Patienten, die schon eine Docetaxel-basierte Chemotherapie erhalten hatten, als auch bei chemotherapienaiven Patienten statistisch signifikant. Die Zeit bis zum Auftreten des ersten skelettbedingten Ereignisses (SSE) konnte durch den Einsatz von Radium-223-Chlorid um 5,2 Monate (13,6 vs. 8,4 Monate, p = 0,0004) verlängert werden (Sartor et al. 2014). In einer Subgruppenanalyse konnte gezeigt werden, dass eine Verzögerung des ersten SSE nur in der Gruppe der Patienten auftrat, die bei Studieneintritt ein Bisphosphonat einnahmen (Sartor et al. 2014). Es wird deshalb empfohlen, eine antiresorptive Therapie während der Behandlung fortzuführen.

Die Gesamtrate an unerwünschten Ereignissen war in der Gruppe der Patienten, die Placebo erhielten, höher, was zeigt, dass es sich um ein Patientenkollektiv mit ausgeprägter Morbidität handelt. Die Raten an Veränderungen im Sinne einer Myelosuppression unterschieden sich nicht zwischen Placebo und Verum (◘ Tab. 3.2), lediglich Grad-3–4-Thrombopenien kamen in der Gruppe von Patienten, die vorher eine Docetaxel-Chemotherapie erhalten hatten, häufiger bei der Gabe von Radium-223 (9%) als bei Placebo (3%) vor (Hoskin et al. 2014).

Die Daten der Phase-III-Studie konnten durch Analyse des US-Härtefallprogramms

◘ **Tab. 3.2** Unerwünschte hämatologische Ereignisse in der Zulassungsstudie von Radium-223. CTC = common toxicity criteria. (Adaptiert nach Todenhöfer u. Müller 2014, mit freundlicher Genehmigung)

	Radium 223	Placebo
Anämie	31%	31%
– CTC ≥3	13%	13%
Thrombozytopenie	12%	6%
– CTC ≥3	2%	3%
Neutropenie	5%	1%
– CTC ≥3	3%	1%

von Radium-223 weitgehend bestätigt werden mit einem mittleren Gesamtüberleben von 17 Monaten in einem Kollektiv mit ähnlichen klinischen Charakteristika (Radium-223 dichloride (Ra-223) im U.S. Expanded Access Program (EAP), ASCO GU 2015). Diese Daten lassen erwarten, dass in Zukunft ein breiterer Einsatz von Radionukliden bei Patienten mit Prostatakarzinom erfolgen wird.

Patienten, die auf 6 Zyklen Radium-223 ansprechen, sind durchaus Kandidaten für eine Re-Exposition. In einer Studie mit 44 Patienten, die nach 6 abgeschlossenen Zyklen erneut Radium-223 erhalten haben, konnte gezeigt werden, dass 66% weitere 6 Zyklen abschließen konnten. 73% dieser Patienten hatten ein Therapieversagen anderer neuer Medikamente wie Enzalutamid oder Abiraterone. Das mittlere radiographische progressionsfreie Überleben lag bei 9 Monaten (ASCO 2016).

Da in den letzten 5 Jahren eine Reihe von weiteren Substanzen (wie z. B. Abiraterone oder Enzalutamid) die Zulassung für den Einsatz beim hormonrefraktären Prostatakarzinom erhalten haben, wird es essenziell sein, mögliche Sequenzen und Kombinationen in prospektiven Studien zu evaluieren, um die Therapie von Patienten mit ossär metastasiertem kastrationsrefraktären Prostatakarzinom weiter zu optimieren.

Erste Daten einer Phase-III-Studie, in der die Kombination aus Abiraterone und Placebo mit der Kombination aus Abiraterone und Radium-223 verglichen wurde, deuten auf ein schlechteres Outcome der Patienten, die die Kombination aus Abiraterone und Radium-223 erhielten, hin (ESMO 2017). Die Ergebnisse anderer Studien, die Kombinationstherapien untersuchen, stehen hier noch aus.

3.2.3 Einsatz von Radionukliden beim ossär metastasierten Mammakarzinom

Beim ossär metastasierten Mammakarzinom ist die klinische Evidenz für eine Schmerzreduktion durch eine Radionuklidtherapie weniger gut gesichert als beim kastrationsresistenten ossär metastasierten Prostatakarzinom. Zwar gibt es in der Literatur zahlreiche kleine Fallserien und unkontrollierte Studien, die Anzahl an randomisierten klinischen Studien ist jedoch sehr limitiert (Christensen u. Petersen 2012).

Sciuto et al. zeigten in einer randomisierten Studie an 50 Patientinnen mit ossär metastasiertem Mammakarzinom, die entweder Strontium-89-Chlorid (n = 25) oder Rhenium-186-HEDP (n=25) erhielten, eine hohe Therapieansprechrate (84% vs. 92%) (Sciuto et al. 2001) 2 Monate nach Therapie und beobachteten eine Schmerzlinderung für durchschnittlich jeweils mehr als 100 Tage. Die Schmerzreduktion trat unter Rhenium-186-HEDP signifikant früher ein, und die Patientinnen erholten sich rascher von der Myelosuppression (Sciuto et al. 2001). Es wurden keine Grad-3- oder -4-hämatotoxischen Nebenwirkungen beobachtet.

Baczyk et al. beobachteten in einer kontrollierten Studie an 100 Patientinnen und Patienten (n = 40 Mammakarzinom, n = 60 Prostatakarzinom) vergleichbare schmerzstillende Wirkungen für Strontium-89-Chorid und Samarium-153-EDTMP (Baczyk et al. 2007). Vor Beginn der Therapie lag die mediane Schmerzintensität auf der visuellen Analogskala bei 7 (Range 5–10). Eine komplette Schmerzremission 2 Monate nach Therapie (visuelle Analogskala [VAS] <2) wurde bei 25%

bzw. 40% der mit Strontium-89-Chlorid und Samarium-153-EDTMP behandelten Patientinnen beobachtet. Ein partieller analgetischer Effekt (VAS 2–5) wurde bei jeweils 40% der mit Strontium-89-Chlorid und Samarium-153-EDTMP beobachtet. Die mediane Veränderung der Schmerzintensität auf der VAS bei den mit Strontium-89-Chlorid und Samarium-153-EDTMP behandelten Patientinnen lag bei –3 und –4.

Darüber hinaus wurde eine Verbesserung des Karnowsky-Scores um 10 bzw. 20 Punkte beobachtet. Patientinnen mit gemischt osteoblastisch-osteolytischen Metastasen sprachen schlechter auf die Therapie an als Patientinnen mit ausschließlich osteoblastischen Metastasen.

Resche et al. verglichen in einem gemischten Kollektiv von Patienten mit schmerzhaften Skelettmetastasen (36 von insgesamt 114 Patienten mit Mammakarzinom) die Wirkung von Samarium-153-EDTMP in einer Dosierung von 0,5 mCi/kg (18,5 MBq/kg) vs. 1 mCi/kg (37 mBq/kg) (Resche et al. 1997). Es zeigte sich eine signifikant bessere analgetische Wirkung in der Gruppe der Patienten, die 1 mCi/kg erhielten. Wie zu erwarten, war in der Gruppe, die eine höhere Dosis erhielt, eine erhöhte Rate an hämatotoxischen Nebenwirkungen zu beobachten.

Radium-223-Chlorid wurde in einer Phase-I-und Phase-IIa-Studie bei Patientinnen mit ossär metastasiertem Mammakarzinom untersucht. Die Phase-I-Studie (gemischtes Kollektiv, Prostatakarzinom n = 15, Mammakarzinom n = 10) belegte eine gute Verträglichkeit mit milder reversibler Myelotoxizität (Nilsson et al. 2005).

In der Phase-IIa-Studie erhielten 23 Patientinnen mit fortgeschrittenem Mammakarzinom alle 4 Wochen 50kBq/kg Radium-223 i.v. für 4 Zyklen. Primärer Endpunkt der Studie waren Veränderungen von Knochenumbauparametern im Serum (knochenspezifische alkalische Phosphatase, bALP) und Urin (N-telopeptid Typ 1, uNTX-1). Des Weiteren wurden metabolische Veränderungen in den Metastasen mittels 18-F-Fluorodesoxyglucose (FDG)-PET/CT untersucht. Die Behandlung mit Radium-223 führte zu einer signifikanten Reduktion der uNTX-1- und bALP-Spiegel. Des Weiteren konnte ein partielles metabolisches Ansprechen der Metastasen bei relativ guter Verträglichkeit belegt werden (Coleman et al. 2014). Grad-3-hämatotoxische Nebenwirkungen wurden bei 2 von 23 Patientinnen beobachtet.

Zusammenfassend zeigen sich für den Einsatz von Radionukliden bei Patientinnen mit Mammakarzinom in kleineren Fallserien und Studien vielversprechende Effekte auf metastasenassoziierte Schmerzen. Aufgrund der geringen Anzahl an prospektiv-randomisierten Studien gibt es in den aktuellen Leitlinien keine klaren Empfehlungen für den Einsatz dieser Substanzen für die Behandlung des metastasierten Mammakarzinoms (Cardoso et al. 2012).

3.2.4 Fazit

Die Therapie mit Radionukliden stellt einen wichtigen Bestandteil eines multimodalen Therapiekonzeptes von ossär metastasierten Tumorerkrankungen dar. Vor allem für das meist osteoblastisch metastasierte Prostatakarzinom konnten gute analgetische Effekte bei Patienten mit multiplen ossären Manifestationen nachgewiesen werden. Für den α-Strahler Radium-223 konnte darüber hinaus ein lebensverlängernder Effekt nachgewiesen werden.

Bei Patientinnen mit Mammakarzinom zeigten sich ebenfalls vielversprechende Effekte, aufgrund der geringen Anzahl an prospektiv-randomisierten Studien muss der Einsatz jedoch kritischer betrachtet werden als beim Prostatakarzinom.

Die durch die Radionuklide hervorgerufene Myelosuppression und damit verbundene Hämatotoxität stellen die wichtigste Nebenwirkung der Substanzen dar. Eine sorgfältige Indikationsstellung sowie regelmäßige Kontrollen der Laborparameter sind notwendig, um das Risiko für eine schwerwiegende hämatotoxische Nebenwirkung zu reduzieren.

Eine im weiteren Verlauf der Erkrankung geplante Chemotherapie stellt keine Kontraindikation für die Applikation eines Radionuklids dar.

Die vielversprechenden Ergebnisse von Radium-223 lassen in den nächsten Jahren eine Vielzahl von Studien, die den Einsatz von Radium-223 in Kombination mit anderen Tumortherapeutika untersuchen, erwarten.

3.3 Chirurgisch-orthopädische Behandlung von Knochenmetastasen[2]

Andreas A. Kurth, Christian Eberhardt

Die Behandlung von Knochenmetastasen folgt bisher palliativen Gesichtspunkten und muss eine adäquate Schmerzkontrolle, die Prävention und die Heilung von pathologischen Frakturen und die Wiederherstellung der funktionellen Integrität des Patienten zum Ziel haben.

Die Prognose von Patienten mit Knochenmetastasen ist individuell abhängig vom zugrunde liegenden Primarius. In den letzten Jahren ist die Lebenserwartung von Patienten durch die Fortschritte in der systemischen Therapie (Chemotherapie, Immuntherapie, antihormonelle Therapie) und der radioonkologischen Interventionen deutlich verbessert worden (Mundy 2002).

In der orthopädischen Chirurgie sind mehr und mehr rekonstruktive Verfahren für die Versorgung von pathologischen Frakturen und dem Management von Rückenmarkkompressionen im Rahmen von Knochenmetastasen entwickelt worden. Durch die Anwendung von chirurgischen Techniken und aufgrund der Erfahrung aus nicht onkologischen Operationen, wie z. B. Gelenkendoprothetik, osteosynthetische Verfahren und extremitätenerhaltende Operationen sind orthopädische Chirur-

---

2   Erstveröffentlichung: Kurth AA, Eberhardt C (2014) Die chirurgisch-orthopädische Behandlung von Knochenmetastasen. Osteologie 23: 281–286; mit freundlicher Genehmigung des Schattauer-Verlags

gen heutzutage gut vorbereitet für die Rekonstruktion von knöchernen Defekten und das Wiederherstellen der Funktion bei Tumorpatienten mit skelettalen Komplikationen (Wedin 2001).

Patienten mit Knochenmetastasen eines nicht ossären Karzinoms werden meistens mit pathologischen Frakturen oder bevorstehenden pathologischen Frakturen vorstellig. Pathologische Frakturen von langen Knochen werden am besten mit Osteosynthesen versorgt, wenn die medizinischen Voraussetzungen dafür gegeben sind. Eine pathologische Fraktur eines langen Röhrenknochens ist assoziiert mit einer signifikanten Morbidität durch Blutverlust, das Risiko einer Pseudarthrose, Implantatversagen, pulmonale Embolien, Schmerz und nur langsamer funktioneller Erholung.

> **Patienten mit skelettalen Metastasen und einer deutlichen Schwächung des Knochens sollten daher im Rahmen einer elektiven Operation einer stabilen Rekonstruktion zugeführt werden, bevor eine Fraktur eintritt. Dies hat den Vorteil, dass dieses Verfahren unter kontrollierten chirurgischen Bedingungen und an einem noch intakten Knochen durchgeführt werden kann und dadurch die zuvor genannten Risiken deutlich vermindert werden (Wedin 2001).**

3.3.1 Die Rolle der chirurgischen Biopsie in der Diagnostik der Knochenmetastasen

Neben den vielfältigen bildgebenden Verfahren zur Beurteilung von Knochenmetastasen bezüglich ihrer Anzahl und Ausdehnung kann eine genaue Diagnose nur durch eine histologische Aufarbeitung erfolgen. In vielen Fällen ist ein Primärtumor bereits bekannt, und man kann darauf schließen, dass es sich bei den Knochenveränderungen um Metastasen des Primarius handelt. In Fällen, bei denen dies jedoch nicht gegeben ist, muss eine Diagnose anhand moderner histologischer Analysen erbracht werden, die zusätzlich weitreichende Informationen für die folgende Therapie erbringen können.

> **Die intraläsionale Biopsie ist damit sicher die letzte Stufe der Evaluation der Knochenmetastasen und für den individuellen Patienten von entscheidender Bedeutung.**

Es gibt drei Möglichkeiten zur Biopsie:
- Nadelaspirationsbiopsie oder Feinnadelbiopsie (FNB),
- Inzisionsbiopsie,
- Exzisionsbiopsie.

Die Mehrheit der Knochenmetastasen wird adäquat entweder mittels FNB oder Inzisionsbiopsie histologisch gesichert und klassifiziert. Die Exzisionsbiopsie kann bei Tumoren angewendet werden, deren umschriebene Ausdehnung im Knochen sicher eine vollständige Entfernung ermöglicht und dadurch ggf. eine Zweitoperation vermieden werden kann.

Bei der Feinnadelbiopsie, die in der Regel unter CT-Steuerung durchgeführt wird, kann aber nur in ca. 70–80% eine sichere histologische Diagnose gestellt werden (Mankin et al. 1996).

Die vorsichtige Wahl der Biopsiemethode und der anatomische Weg zum Tumor bei dieser Biopsie sind entscheidend für die weitere Behandlung. Bei Streuung der Tumorzellen im Rahmen dieser ersten invasiven Maßnahme werden alle weiteren Behandlungsschritte dadurch bestimmt (Mankin et al. 1996).

> **Die korrekte chirurgische offene Biopsie muss so geplant werden, dass der Biopsieweg bei einer endgültigen Versorgung entweder chirurgisch exzidiert werden kann oder im Bestrahlungsfeld liegt. In der Regel sollte ein direkter Zugang durch die Weichteile (Muskulatur) gewählt und Gefäß-Neven-Bahnen gemieden werden.**

Das Verständnis für die Histologie eines malignen Tumors ist wichtig für die Beurteilung des Wachstumsverhaltens einer Knochenmetastase durch den behandelnden Kliniker. Der orthopädische Chirurg sollte Kenntnis über die pathologische Diagnose haben, bevor er eine chirurgische Intervention empfehlen kann.

Primär maligne mesenchymale Tumoren des Knochens und der Weichteile (Sarkome) kommen bei zunehmendem Alter ebenfalls häufiger vor. Eine aggressiv erscheinende Knochenläsion bei Patienten jenseits des 40. Lebensjahres, ohne bekannten Primarius, sollte mit Bedacht und kritisch evaluiert werden. Die Versorgung mit einem intramedullären Nagel, unwissentlich durch ein Knochensarkom oder eine schnell wachsende, nicht strahlensensible Metastase implantiert, kontaminiert die Weichteile und den gesamten medullären Kanal des Knochens. Diese Kontamination macht es unmöglich, eine extremitätenerhaltende Operation durchzuführen, und kann das Überleben des Patienten negativ beeinflussen. Dieser Fehler ist vermeidbar, wenn der orthopädische Chirurg vor seiner Intervention die Pathologie der Knochenläsion kennt und sich damit auseinandersetzt.

3.3.2 Die bevorstehende Fraktur und prophylaktische Stabilisierunug

Kriterien für die prophylaktische Stabilisierung von Röhrenknochen
Verschiedene Kriterien für die prophylaktische Operation existieren:
- signifikanter Knochenschmerz VAS >5,
- >50% Zerstörung des kortikalen Knochens,

Formale Beurteilungssysteme:
- Harington-Kriterien,
- Mirel-Score.

Eine prophylaktische Stabilisierung des Knochens ist indiziert aufgrund:
- der kürzeren Operationszeit,
- verringerter Mobidität,
- schnellerer postoperativer Erholung.

Da nur ein Teil der metastatischen Knochenläsionen zu einer Fraktur führt, sind die Beurteilung einer bevorstehenden pathologischen Fraktur und die Indikationsstellung zur Operation eine Herausforderung. Die Entscheidung, ob eine prophylaktische Operation notwendig ist oder nicht, hängt von verschiedenen Faktoren ab. Diese Faktoren beinhalten (Hipp et al. 1995; Hong et al. 2004):
- die biologische Aktivität des zugrunde liegenden Tumors,
- die Therapieantwort auf Chemo- oder Strahlentherapie,
- die anatomische Lokalisation der Knochenmetastasen und
- patientenbedingte Faktoren wie der Gesundheitsstatus des Patienten, die erwartete Überlebenszeit, die Compliance und die Erwartungen des Patienten.

Die Größe des Knochendefektes einer metastatischen Läsion wird meistens klinisch dazu genutzt, um die Wahrscheinlichkeit einer potenziell bevorstehenden Fraktur zu beurteilen. Durch die Tatsache, dass die Defektgröße auf konventionellen Röntgenbildern beurteilt werden kann und diese meist bei der initialen Evaluierung des Patienten vorliegen, werden diese häufig zur Indikationsstellung einer prophylaktischen Intervention herangezogen.

> **Jeder kortikale Defekt kann die Widerstandsfähigkeit des Knochens reduzieren, besonders in der Torsion. Diese biomechanische Grundlage, übertragen auf die klinische Situation, bedeutet, dass eine prophylaktische Operation zu empfehlen ist, wenn der ossäre Defekt mehr als 2,5 cm misst oder 50% des Querdurchmessers des Knochens destruiert hat.**

Die anatomische Lokalisation eines metastatischen Knochendefektes ist ein weiterer wichtiger Teil in der Beurteilung eines potenziellen Risikos für eine pathologische Fraktur. Die unteren Extremitäten müssen das Körpergewicht

◘ Tab. 3.3 Mirels-Score (Mirels 1989)

Punkte	1	2	3
Lokalisation	Obere Extremität	Untere Extremität	Pertrochanter
Schmerz	Mild	Moderat	Ausgeprägt
Morphologie	Blastisch	Gemischt	Lytisch
Größe in der Kortikalis	<1/3	1/3–2/3	>2/3

Auswertung	Punkte	Fraktur Risiko in den kommenden 6 Monaten	Empfehlung
	≥9	33–100%	Prophylaktische Stabilisierung
	=8	15%	Obliegt der klinischen Beurteilung
	≤7	<4%	Zuwarten und Radiatio

Bei >8 Punkten empfiehlt sich die prophylaktische Stabilisierung.

beim Gehen und Stehen unterstützen, und für Läsionen in diesem Bereich resultiert bei mobilen Patienten eine deutlich gesteigerte Frakturgefahr.

Metastatische Knochenläsionen des proximalen Femurs haben das größte Risiko für die Entstehung von pathologischen Frakturen an langen Röhrenknochen. Die Kräfte, die das proximale Femur aufnehmen muss, betragen beim normalen Gehen das 3,5-Fache, beim Treppensteigen das 8-Fache des Körpergewichtes (Hipp et al. 1995; Hong et al. 2004).

> Die Konsequenz einer pathologischen Fraktur in diesem Bereich ist signifikant, und eine prophylaktische Stabilisierung des Knochens sollte früher in Erwägung gezogen werden, als bei anderen langen Röhrenknochen.

Für die chirurgische Strategie bei noch nicht vorhanden Frakturen stehen einige Scores und Klassifikationen zur Verfügung. Die am meisten erwähnten, aber wenig genutzten Scores sind die von Mirels und Harrington (s. Übersicht und ◘ Tab. 3.3; Harrington 1986; Mirels 1989; Haentjens et al. 1993).

Harrington-Score (Harrington 1986)
- >50% Zerstörung des kortikalen diaphysalen Knochens
- >50–75% Osteolyse der Metaphyse oder >2,5 cm
- Permeative Zerstörung des subtrochanteren Knochens des Femurs
- Persistierende Schmerzen nach Radiatio

3.3.3 Indikationen für die Resektion und die Rekonstruktion versus einer Stabilisierung von Knochenmetastasen

Es gibt zunehmend Situationen, in denen eine weite Resektion einer Knochenmetastase mit anschließender Defektrekonstruktion wie bei primären Knochentumoren sinnvoll ist. Patienten mit einer trotz gutem Ansprechen auf Chemotherapie und Strahlentherapie progressiven Knochendestruktion sind Kandidaten für eine solche Resektion. Auch solitäre Metastasen oder Oligometastasierung im Knochen sollten immer für ein solches Vorgehen beurteilt werden.

Der ideale Kandidat hat ein langes krankheitsfreies Intervall, bevor eine Knochenmetastase aufgetreten ist. Diese sollte schmerzhaft mit einer isolierten solitären Lokalisation und resistent auf konservative Therapie sein. Metastasektomien können in Betracht gezogen werden für Patienten mit problematischen Läsionen der distalen Klavikula, des Akromions oder der Fibula. Eine weite Resektion in diesem Bereich resultiert in einem sehr guten funktionellen Ergebnis und Schmerzreduktion.

Gute Langzeitergebnisse konnten bei Patienten mit solitären Metastasen nach einer weiten Resektion einer Knochenmetastase des Nierenzellkarzinoms erreicht werden. Eine primäre Resektion des proximalen Femurs und Versorgung mit einer Tumorprothese erlaubt eine frühe funktionelle Vollbelastung und kann gegebenenfalls das progressionsfreie Intervall des Patienten verlängern.

Metastatische Knochendefekte im Bereich von Gelenken, wie am proximalen und distalen Femur, sollten weit reseziert und mit Tumorendoprothesen rekonstruiert werden. Durch das gute funktionelle Ergebnis einer distalen femoralen Resektion und Rekonstruktion mit einem achsgeführten Kniegelenk erreicht man eine sehr gute Schmerzreduktion, eine gute lokale Tumorkontrolle und eine dauerhafte funktionelle Verbesserung.

3.3.4 Intraläsionale Tumorexzision und Rekonstruktion

Darunter versteht man eine direkte aggressive Behandlung der Tumormassen durch eine Kürettage einer Läsion oder teilweise Exzision des Tumors. Hierbei werden die sichtbaren Tumoranteile entfernt, ohne weite Grenzen, und der Knochen anschließend z. B. mit einer Verbundosteosynthese stabilisiert. Eine anschließende Radiatio sollte immer durchgeführt werden. Dies scheint die unter onkologischem Gesichtspunkt am meisten angebrachte und verwendete Vorgehensweise bei Knochenmetastasen zu sein.

3.3.5 Versorgung des Beckens und des peripheren Skeletts

Periazetabuläre Knochenläsionen sind häufig gerade bei Belastung sehr schmerzhaft und haben ein hohes Risiko eines mechanischen Versagens mit einer progressiven Protrusio acetabuli. Eine chirurgische Intervention ist indiziert, um eine Schmerzreduktion und die Wiederherstellung der Funktion des Gelenkes und eine frühe Belastung zu erreichen.

Das Verfahren der Wahl ist die Implantation einer zementierten Hüfttotalendoprothese mit der Rekonstruktion des Azetabulums, bei ausgedehnten Osteolysen auch durch eine spezielle Stützschale. Eine postoperative Radiatio ist immer indiziert.

Das proximale Femur ist wie bereits oben beschrieben die Lokalisation mit den meisten pathologischen Frakturen bei Patienten mit Knochenmetastasen. Bei metastatischen Läsionen im Kopf-Hals-Bereich des Femurs ist eine herkömmliche zementierte Schaftendoprothese zu empfehlen. Prothesen mit einem verlängerten Schaft stabilisieren den Knochen und geben einen zusätzlichen Schutz bei einer weiteren lokalen Progression der Knochenmetastasierung. Für Läsionen im intertrochantären oder metaphysären Bereich können einfache Osteosynthesen eine Langzeitstabilität gefährden, insbesondere wenn die mediale Kortikalis nicht rekonstruiert wurde. Aus diesem Grund werden Rekonstruktionen mit Auffüllung durch Zement oder intramedulläre Kraftträger empfohlen, die eine verbesserte Stabilität erbringen. Dazu können additiv eine intraläsionale Kürettage und das Auffüllen des Defektes mit Zement notwendig werden. Diese Verbundosteosynthesen stellen ein adäquates Vorgehen für eine schnelle Mobilisation der Patienten und eine Langzeitstabilität dar.

Auch bei Destruktionen des diaphysären Knochens empfiehlt sich die intraläsionale Ausräumung und Versorgung mit einer Verbundosteosynthese (Zement und Osteosyntheseplatten).

Am proximalen Humerus besteht ein hohes Risiko für eine pathologische Fraktur, vor allem durch die Biege- und Rotationskräfte der inserierenden Muskulatur. Die Metaphyse des proximalen Humerus besteht hauptsächlich aus trabekulärem Knochen, welcher eine stabile Fixation erschwert. Hier ist die Empfehlung für die Versorgung mit einer Schulterprothese gegeben. Eine reine Läsion in der Epiphyse des Humerus macht eine Versorgung mit einer konventionellen zementierten Schulterprothese möglich, welche die Insertion der Rotatorenmanschette am Tuberculum majus ermöglicht.

Wenn die Läsion die Metaphyse erreicht, sind modulare Tumorenendoprothesen zu empfehlen. Hierbei ist darauf zu achten, dass eine akkurate Rekonstruktion der Rotatorenmanschette und der ansetzenden Muskulatur an der Prothese notwendig ist, um eine residuale Funktion und eine gute Stabilität im Schultergelenk zu erreichen.

Osteolysen im Bereich der Diaphyse können mit flexiblen intramedullären Nägeln, Rekonstruktionsplatten oder Verriegelungsnägeln versorgt werden. Zur Vermeidung einer intramedullären Tumoraussaat ist die Versorgung mit einer Verbundosteosynthese mit Rekonstruktionsplatten und Knochenzement nach einer lokalen Ausräumung des Tumors ein adäquates Vorgehen und erbringt eine stabile Rekonstruktion. Zu bedenken ist aber, dass für diese Versorgung eine relativ weite Darstellung des Knochens notwendig ist und es zu einer Läsion des N. radialis kommen kann.

Für den diaphysären Knochen der oberen und unteren Extremitäten stehen nach Resektionen mit weiten Grenzen zur ursprünglichen Läsion, wie z. B. bei solitären Metastasen, Interpositionsimplantate zur Verfügung, die den entstandenen Defekt stabil rekonstruieren können.

3.3.6 Knochenmetastasen der Wirbelsäule

> **Die Wirbelsäule stellt die häufigste Lokalisation von Skelettmetastasen dar.**

Trotz häufigem Auftreten sind vertebrale Metastasen oftmals asymptomatisch und werden erst im Rahmen von Knochenszintigraphien erkannt. Symptome sind häufig die Konsequenzen von pathologischen Frakturen auf dem Boden der Zerstörung der Wirbelkörper.

Chirurgische Interventionen von metastatischen Knochenläsionen der Wirbelsäule sind indiziert, um die Funktionalität zu bewahren, den Schmerz zu kontrollieren und die Lebensqualität des Patienten aufrecht zu erhalten.

Die Versorgung von Wirbelsäulenmetastasen hängt von 3 Determinanten ab:
- Stabilität der Knochen,
- neurologischer Status,
- Schmerz.

Egal welcher chirurgischen Vorgehensweise (dorsal, ventral, kombiniert usw.) man den Vorzug gibt, bei Operationen an der Wirbelsäule findet sich ein hohes Risiko für Wund- und systemische Komplikationen gerade bei onkologischen Patienten. Eine gute Vorgehensweise ist es daher, Patienten zu identifizieren, welche von einer chirurgischen Intervention nicht profitieren, um die Komplikationsrate zu reduzieren. Das Problem ist nicht, Patienten mit einer längeren Überlebenszeit von 2 Jahren zu identifizieren, sondern Patienten, welche wahrscheinlich aufgrund ihres Leidens oder Komplikationen die nächsten 3–6 Wochen nach der Operation nicht überleben. Zur Lösung dieser Probleme sind kritische Indikationsstellungen notwendig, welche nicht nur das chirurgische Vorgehen, sondern auch die konservativen Möglichkeiten abwägen und berücksichtigen.

Dekompression und Stabilisation

Für die klinisch am häufigsten auftretenden Situationen von Patienten mit multiplen Knochenmetastasen ist eine dorsale Dekompression und Stabilisation das adäquate Vorgehen. Es herrscht kein Konsens darüber, ob einer ventralen oder dorsalen Stabilisation der Vorzug gegeben werden sollte, da durch beide Verfahren Deformitäten und Instabilitäten verbessert werden können. Es gibt Hinweise in der Literatur, dass ventrale Vorgehensweisen bessere Ergebnisse erbringen. Möglicherweise be-

◨ Tab. 3.4 Tomita-Score für Wirbelsäulenmetastasen

Punkte	Wachstum des Primärtumors	Viszerale Metastasen	Knochenmetastasen
1	Langsam (Brust, Prostata, Schilddrüse)	Keine	Singulär oder isoliert
2	Moderat (Niere, Uterus, Melanom)	Behandelbar	Multipel
3	Schnell (Lunge, Magen, CUP)	Nicht behandelbar	Multipel

Aus der Summe der Punkte für die drei einzelnen prognostischen Faktoren errechnet sich der Prognose Score, aus dem sich die Handlungsempfehlungen wie folgt ergeben:

Prognose Score	Behandlungsziel	Chirurgisches Vorgehen
2 oder 3	Lokale Langzeitkontrolle (>50 Monate	Ausgedehnte oder die Tumorgrenzen erreichende Exzision
4 oder 5	Mittelfristige lokale Kontrolle (23,5 Monate)	Die Tumorgrenzen erreichende oder intraläsionale Exzision
6 oder 7	Lokale Kurzzeitkontrolle (15 Monate)	Palliative Chirurgie
8, 9 oder 10	Letzte Pflege (<6 Monate)	Supportive Maßnahmen

ruht dies jedoch auf einem Bias, der aus einer durch die Indikationsstellung bedingten Patientenselektion resultiert.

Das operative Vorgehen von dorsal hat das Ziel, das Rückenmark zu dekomprimieren und die Wirbelsäule zu stabilisieren. Das Ziel ist nicht notwendigerweise, einen direkten Zugang zum Tumor zu schaffen und diesen zu entfernen. Die Indikationen sind pathologische Frakturen oder ein bevorstehender Zusammenbruch eines Wirbelkörpers in der BWS und LWS. Diese Verfahren werden vorzugsweise bei strahlensensitiven Tumoren eingesetzt. Des Weiteren sollten diese wenig belastenden Verfahren bei Patienten mit einer geringen Lebenserwartung zum Einsatz kommen, um deren neurologische Funktion und Wirbelsäulenstabilität so lange wie möglich zu erhalten (Patchell et al. 2005).

Für die dorsale Stabilisierung der Wirbelsäule stehen unzählige Instrumentarien zur Verfügung. Die transpedikuläre Verschraubung hat sich seit vielen Jahren in der allgemeinen Wirbelsäulenchirurgie durchgesetzt. Gerade bei der Verwendung in tumortragenden Wirbelkörpern bietet sie die Möglichkeit der Augmentation durch Zement (z. B. zementierbare Schrauben), womit die Stabilität am Schrauben-Knochen-Interface deutlich erhöht wird.

Eine Paraplegie, ausgelöst durch eine Kompression des Rückenmarks, ist eine schwerwiegende Komplikation von metastatischen Knochenläsionen der Wirbelsäule. Sie kann ausgelöst werden durch ein epidurales Tumorwachstum oder eine pathologische Fraktur der Wirbelsäule mit Fragmentverlagerung in den Spinalkanal. Bei fortgeschrittenen neurologischen Defiziten ist eine schnelle Dekompression des Rückenmarks kombiniert mit einer Stabilisation in den allermeisten Fällen angezeigt.

Prophylaktische Stabilisierung

Wie beim peripheren Skelett ist die prophylaktische Stabilisierung der Wirbelsäule zur Vermeidung von pathologischen Frakturen immer noch in der Diskussion.

Es ist fraglich, ob es tatsächlich eine Indikation zu einer operativen Intervention zur Prävention von neurologischen Komplikationen und pathologischen Frakturen gibt. Das prognostische Scoring-System von Tomita et al. (2001), welches auf dem Ausmaß und der Behandelbarkeit einer metastatischen Erkrankung basiert, kann leicht zwischen Kurzzeit- und Langzeitüberlebenden differenzieren (◨ Tab. 3.4).

Vertebrale Augmentation

Die perkutane vertebrale Zementaugmentation des Wirbelkörpers wurde als erstes von Galibert et al. durchgeführt. Dieses Verfahren diente ursprünglich der Augmentation von Schrauben in instabilen Wirbelkörpern. Schon in der Erstbeschreibung wurde auf die frühzeitige Schmerzreduktion und auf die geringe Komplikationsrate hingewiesen (Deramond et al. 1997). Bei den wenig invasiven Verfahren der Zementaugmentation der Wirbelkörper (Vertebroplastie, Ballonkyphoplastie, Radiofrequenzkyphoplastie) wird Zement in den betroffenen Wirbelkörper eingebracht und härtet dort aus.

Diese Verfahren versuchen die Probleme beim Management von Patienten mit Wirbelsäulenmetastasen zu lösen, denen keine klare weitere Behandlungsoption zur Verfügung steht. Sie erlauben dem Patienten durch eine Schmerzreduktion, Analgetika zu reduzieren und den stationären Aufenthalt zu verkürzen.

Bereits früh wurde bei schmerzhaften tumorinduzierten Osteolysen dieses Verfahren erprobt. In vielen Arbeiten wurde über einem schnell einsetzenden und lang anhaltenden Effekt auf die Schmerzsymptomatik durch die Zementaugmentation berichtet und dass instabile Wirbelkörper stabilisiert werden konnten. Besonders bei Metastasen solider Tumoren, Lymphomen und dem multiplen Myelom konnten durch die Vertebroplastie gute Ergebnisse erzielt werden (Tancioni et al. 2011).

Der analgetische Effekt der Zementaugmentation ist auf die Stabilisierung der erhaltenen Knochenstrukturen und damit auf die Vermeidung weiterer Sinterungen zurückzuführen.

Eine Ablation der terminalen Nervenendigungen durch zytotoxische oder hyperthermische Effekte des Poly-Methyl-Metacrylates (PMMA) wird in der Literatur zwar immer wieder erwähnt, ist aber noch einmal durch neueste Arbeiten widerlegt (Piccioli et al. 2011).

Nach der gegenwärtigen Erfahrung bei osteoporotischen Frakturen kann durch die Zementaugmentation bei über 90% der Patienten eine Schmerzreduktion erreicht werden.

Die Ergebnisse dieser Verfahren bei der Behandlung von vertebralen Knochenmetastasen zeigen bei bis zu 80% der Patienten eine signifikante Schmerzreduktion (Proschek et al. 2009).

Tumorablation durch minimalinvasive Verfahren

Die hyperthermen Ablationsverfahren haben in den letzten Jahren in die Therapie von Knochenmetastasen Einzug gehalten. Dabei wird thermische Energie in die betroffenen Gewebe eingebracht, und über eine lokale Gewebeerhitzung auf 50–100°C kommt es zur Proteindenaturierung mit nachfolgender Koagulationsnekrose.

Radiofrequenzablation (RFA)

Zunächst wurde die RFA zur Behandlung inoperabler primärer Lebermalignome etabliert. Bei symptomatischen kleinen und benignen Knochentumoren nimmt sie seit Jahren in der Osteologie einen Stellenwert ein (Papathanassiou et al. 2011). Die RFA von Knochenmetastasen war lange durch das Fehlen von adäquaten Instrumentarien limitiert. Seit 2013 gibt es speziell für Knochenmetastasen ein Verfahren, welches im Wirbelkörper kontrolliert bewegt werden kann und kontrolliert die Ablation des Tumorgewebes durchführt. Das STAR-Verfahren (Dfine, Europe) kombiniert die Ablation mit einer anschließenden Stabilisierung des Knochens mittels Zementaugmentation.

In einigen Fallserien konnte das Verfahren signifikant Knochenschmerzen reduzieren, und in Einzelfällen wurde auch bereits über eine lokale Tumorkontrolle berichtet. Insbesondere durch die Kombination mit der RF-Kyphoplastie ist auf minimalinvasivem Wege eine schnelle Schmerzkontrolle bei gleichzeitiger Knochenstabilisierung erreichbar (Proschek et al. 2012; Hillen et al. 2014).

3.3.7 Fazit

Osteolytische Zerstörungen des Knochens aufgrund von Metastasen verursachen bei den Patienten signifikante Morbidität und Mortalität. Mit einem verbesserten Überleben durch die gegenwärtigen onkologischen Behandlungen wird eine frühzeitige Intervention zur effektiven Rekonstruktion von skelettalen Zerstörungen immer wichtiger.

Neben der Versorgung mit Tumorendoprothesen spielt die Rekonstruktion des Knochens mit Zement eine wichtige Rolle. In Verbindung mit Osteosytheseverfahren können am Becken und an peripheren Knochen stabile Situationen erreicht werden, die durchaus eine Langzeitfunktionalität gewährleisten. Die Augmentation mit Zement an der Wirbelsäule hat als ein minimalinvasives Verfahren zunehmend an Akzeptanz bei der Behandlung von osteoporotischen und tumorbedingten Frakturen gewonnen.

An der Wirbelsäule werden zunehmend thermische Ablationsverfahren zur Bekämpfung der Schmerzen und zur lokalen Tumorkontrolle eingesetzt.

Die perkutane vertebrale Augmentation durch Zement, mit und ohne Ablation, wie auch die Verbundosteosynthese von Knochendefekten erbringt gute Erfolge in der palliativen Situation dieser schwerkranken Patienten und verbessern ihre Lebensqualität deutlich.

Der Einsatz von modernen chirurgischen Verfahren zur Rekonstruktion von Knochendefekten entspricht den Zielen, die von einer palliativen Therapie gefordert werden müssen: unkomplizierte Durchführung, schneller Wirkungseintritt, lang anhaltende Wirkung, geringe Morbidität.

3.4 Welche ethischen Aspekte sind beim Scoring von Patienten mit Knochenmetastasen zu berücksichtigen?

Rainer Fischer

Medizinische Scores sind **Entscheidungshilfen**, sie dienen zur therapeutischen Entscheidungsfindung als notwendige, aber nicht hinreichende Kriterien. Scores können „Grenzen für einen Handlungsspielraum abstecken", innerhalb dessen eine therapeutische Entscheidung zu treffen ist (Schmidt 2008). Sie grenzen ein, was medizinisch möglich und machbar ist. Es würde allerdings zu kurz greifen, die ethische Begründung darauf zu beschränken. Sonst lautete das Argument: „Was statistisch wahrscheinlich erscheint, ist in jedem Fall auch richtig." Vielmehr müssen weitere Überlegungen einbezogen werden, um eine Entscheidung darüber zu treffen, was im Einzelfall angemessen ist.

Die **Notwendigkeit von Scores** ergibt sich daraus, dass eine (durch Ansteigen des Datenmaterials ausufernde) Fülle von Informationen therapeutischer Möglichkeiten und Verläufe entscheidungsrelevant verarbeitet werden soll, um den aufgrund subjektiver Erfahrung gewonnenen Kriterien eine breitere Basis zu geben, womit eine möglichst gerechte Verteilung finanziell, institutionell und personell begrenzter Ressourcen angestrebt wird.

Im Vollzug solcher Verfahren besteht allerdings die **Gefahr**, eine Entscheidungshilfe unvermittelt in eine Entscheidungsbegründung zu verwandeln. Dies geschieht insbesondere dann, wenn im Leistungsdruck zunehmender Arbeitsverdichtung diese Formen der Automatisierung therapeutischer Urteilsbildung eine Maximierung des Zeit- und Prozessmanagements verheißen, zumal die Verallgemeinerung der Entscheidungsfindung scheinbar von der Auseinandersetzung mit dem Einzelschicksal entlastet und zudem wachsender Zeitdruck dazu führen kann, die ethische Reflexion zu vernachlässigen (Krainer u. Heintel 2010).

Im Gesundheitswesen sollen Qualitätsstandards in Versorgung und Behandlung durch Normierung gesichert werden (die bürokratische Kehrseite ist die wachsende Dokumentationsflut). Dazu erscheint auch ein einheitliches Scoring förderlich, das objektive prognostische Indikatoren als therapeutische Entscheidungshilfen bieten soll. Tatsächlich gibt es aber nicht nur ein solches Verfahren, sondern eine ganze Reihe davon (Zusammenstellung bei von der Höh et al. 2013). Dies zeigt, dass Scores immer nur einen relativen Grad an Objektivität abbilden. Daher bedarf es einer regelmäßigen **Evaluation**: Im Ansatz ist zu prüfen, Daten welcher und wie vieler Kategorien erhoben werden müssen, um zu Prädikatoren verallgemeinert und in einem Zahlenwert zusammengefasst werden zu können, der prognostisch extrapolierbar ist. Die durchgeführte Erhebung der Daten muss Qualitätskriterien wie Reliabilität und Validität (Holle 1995) unterworfen werden. Die Festsetzung von Grenzwerten für die Wirksamkeit bzw. Nützlichkeit einer Therapie muss auf ihre Begründung befragt werden.

Entsprechende Evaluationen sind Aufgabe der Ethikkommissionen in den Kliniken, die an der Erhebung von Scores beteiligt sind, bzw. von Gremien der ärztlichen Fachgesellschaften, in deren Bereich die Scores zur Anwendung kommen.

Entscheidend ist und bleibt das Kommunikationsgeschehen zwischen Arzt und Patient (bzw. dessen bevollmächtigtem Stellvertreter oder gerichtlich bestelltem Betreuer), meist unter Einbeziehung des sozialen Umfelds (Angehörige). Diese Kommunikation zielt auf eine Behandlungsentscheidung, die auf einer medizinischen Indikation gründet und der informierten Einwilligung des Betroffenen bedarf.

Letzteres leitet sich aus dem Prinzip der **Patientenautonomie** ab. Die Urteilsbildung des Patienten hängt immer von seinen individuellen Maßstäben einer Lebensqualität ab, die sich als Kriterium nicht quantifizieren lässt: Was lebenswert ist, kann nicht in einem Lebenswert gemessen und allgemein festgelegt werden.

Um dem Patienten eine selbstbestimmte Entscheidung zu ermöglichen, hat der Arzt die Verpflichtung zur Information und Aufklärung. Hierfür ist abzuwägen, inwieweit Scores auch für den Patienten transparent gemacht und in die Beratung einbezogen werden sollten – wobei zu beachten ist, dass es unter den gegebenen Möglichkeiten der Internetnutzung so gut wie keine medizinischen Informationen mehr gibt, die für einen nachforschenden Patienten oder Angehörigen nicht zugänglich

wären. (Ob die abgerufenen Informationen auch richtig verstanden und eingeordnet werden, ist allerdings eine andere Frage und kann im Gespräch zu Problemen führen.)

Des Weiteren ist zu berücksichtigen, dass Patienten variabel auf Standards reagieren. Je schlechter die Chancen den Standards zufolge stehen, desto stärker pochen Patienten erfahrungsgemäß darauf, ein Sonderfall zu sein und als solcher behandelt werden zu wollen.

Die ärztliche **Indikation** setzt die Beschreibung eines Behandlungsziels (das auch palliativ sein kann) voraus und ist sowohl ein fachliches Wahrscheinlichkeitsurteil über den Erfolg der Maßnahme, in das die Datenlage und der aktuelle Stand der Wissenschaft einbezogen werden, als auch ein normatives Urteil, in dem der Nutzen für das Wohl des Patienten gegen die Risiken und Nebenwirkungen abgewogen wird – eventuell auch gegen die Kosten, sofern der allgemeine Leistungsanspruch nach § 2 Abs. 1 Satz 3 SGB V und § 12 Abs. 1 SGB V überschritten wird. Das Alter eines Patienten kann in der Regel kein Kriterium sein (sonst würde es per se mit einem verminderten Lebenswert gleichgesetzt) – außer es ist signifikant mit Komorbiditäten verbunden.

Für die fachliche Fundierung sind Scores mehr und mehr unverzichtbare Hilfen. Das ethische Prinzip der ärztlichen Fürsorge erfordert eine Einschätzung der wahrscheinlichen Wirksamkeit einer medizinischen Maßnahme, die bei dem jeweiligen Patienten angewandt werden könnte. Hier können Scores eine Hilfe bei der Auswahl von Therapiestrategien sein. Inwieweit Scores dabei unmittelbar in die Information und Beratung des Patienten einbezogen werden sollten, ist ebenfalls der ärztlichen Fürsorge überlassen. Der Arzt muss abschätzen, inwieweit die Mitteilung statistischer Wahrscheinlichkeiten eher Angst weckt oder Hoffnung stärkt.

In der Frage nach dem Nutzen spielen wiederum die subjektiven Kriterien einer Lebensqualität hinein, wozu die Vorstellungen des Patienten bezüglich seines körperlichen, geistigen, sozialen und auch „spirituellen" Wohlbefindens (Formulierungen nach der WHO-Definition von „Gesundheit" 1948 bzw. der vom Executive Board der WHO 1997 vorgeschlagenen Ergänzung) im Gespräch so weit wie möglich zu ermitteln sind.

Scores haben ihre **begrenzte Berechtigung** darin, Maßstäbe zur Einschätzung der wahrscheinlichen Wirksamkeit einer Therapie insgesamt und einer plausiblen Prognose des Nutzens einer Therapie in der konkreten Einzelanwendung zu markieren bzw. Orientierungswerte in die Diskussion einer gerechten Verteilung von Gesundheitsgütern einzubringen. Sie helfen insofern in der Entscheidungsfindung, reichen aber letztlich für eine Entscheidung allein nicht aus. Sonst würde in der Anwendung von Scoring-Verfahren ein Fehlschluss vom Sein aufs Sollen erfolgen, der unvermittelt statistische Beschreibungen in normative Behandlungsentscheidungen verwandelt.

Tatsächlich verstärkt die zunehmende Digitalisierung unserer Lebenswirklichkeit die Neigung, den Patienten nur noch als „Datenfeld" (Akashe-Böhme u. Böhme 2005) wahrzunehmen.

> **Die Aufgabe des Arztes besteht darin, in der Kommunikation mit dem Patienten – und parallel dazu möglichst auch in der interdisziplinären Kommunikation – weitere Kriterien zu berücksichtigen, um eine angemessene Einzelfallentscheidung treffen zu können.**

Auf diese Weise verbindet er die notwendigen Daten mit einer individuellen Biografie wieder zu einer Kranken-Geschichte (möglichst mit guten Ausgang). Dadurch erhält der Patient das Gefühl, nicht nur hilfloses Objekt, sondern auch handelndes und selber entscheidendes Subjekt des Geschehens zu sein. Was auf jeden Fall die Compliance, Lebensqualität und Resilienz fördern kann.

Literatur

Literatur zu ▶ Abschn. 3.1

Body JJ, Bartl R, Burckhardt P, Delmas PD, Diel IJ, Fleisch H, Kanis JA, Kyle RA, Mundy GR, Paterson AH, Rubens RD (1998) Current use of bisphosphonates in oncology. International Bone and Cancer Study Group. J Clin Oncol 16: 3890–9

Body JJ, Casimiro S, Costa L (2015) Targeting bone metastases in prostate cancer: improving clinical outcome. Nat Rev Urol. 12: 340–56

Buckwalter JA, Brandser EA (1997) Metastatic disease of the skeleton. Am Fam Physician 55: 1761–8

Carter JA, Joshi AD, Kaura S, Botteman MF (2012) Pharmacoeconomics of bisphosphonates for skeletal-related event prevention in metastatic non-breast solid tumours. Pharmacoeconomics 30: 373–86

Gartrell BA, Saad F (2014) Managing bone metastases and reducing skeletal related events in prostate cancer. Nat Rev Clin Oncol 11: 335–45

Gnant M, Baselga J, Rugo HS, Noguchi S, Burris HA, Piccart M, Hortobagyi GN, Eakle J, Mukai H, Iwata H, Geberth M, Hart LL, Hadji P, El-Hashimy M, Rao S, Taran T, Sahmoud T, Lebwohl D, Campone M, Pritchard KI (2013) Effect of everolimus on bone marker levels and progressive disease in bone in BOLERO-2. J Natl Cancer Inst 105: 654–63

Hofbauer LC, Rachner TD, Coleman RE, Jakob F (2014) Endocrine aspects of bone metastases. Lancet Diabetes Endocrinol 2: 500–12

Hortobagyi GN, Theriault RL, Lipton A, Porter L, Blayney D, Sinoff C, Wheeler H, Simeone JF, Seaman JJ, Knight RD, Heffernan M, Mellars K, Reitsma DJ (1998) Long-term prevention of skeletal complications of metastatic breast cancer with pamidronate. Protocol 19 Aredia Breast Cancer Study Group. J Clin Oncol 16: 2038–44

Hussein O, Tiedemann K, Murshed M, Komarova SV (2012) Rapamycin inhibits osteolysis and improves survival in a model of experimental bone metastases. Cancer Lett 314: 176–84

Lipton A, Fizazi K, Stopeck AT, Henry DH, Smith MR, Shore N, Martin M, Vadhan-Raj S, Brown JE, Richardson GE, Saad F, Yardley DA, Zhou K, Balakumaran A, Braun A (2016) Effect of denosumab versus zoledronic acid in preventing skeletal-related events in patients with bone metastases by baseline characteristics. Eur J Cancer 53: 75–83.

McGreevy C, Williams D (2011) Safety of drugs used in the treatment of osteoporosis. Ther Adv Drug Saf 2: 159–72

Motzer RJ, Escudier B, Oudard S, Hutson TE, Porta C, Bracarda S, Grünwald V, Thompson JA, Figlin RA, Hollaender N, Urbanowitz G, Berg WJ, Kay A, Lebwohl D, Ravaud A; RECORD-1 Study Group

(2008) Efficacy of everolimus in advanced renal cell carcinoma: a double-blind, randomised, placebo-controlled phase III trial. Lancet 372: 449–56

Parker C, Finkelstein SE, Michalski JM, O'Sullivan JM, Bruland Ø, Vogelzang NJ, Coleman RE, Nilsson S, Sartor O, Li R, Seger MA, Bottomley D (2016) Efficacy and safety of radium-223 dichloride in symptomatic castration-resistant prostate cancer patients with or without baseline opioid use from the phase 3 ALSYMPCA trial. Eur Urol Jun 22. pii: S0302–2838 (16)30272-X. doi: 10.1016/j.eururo.2016.06.002. [Epub ahead of print]

Parker C, Nilsson S, Heinrich D, Helle SI, O'Sullivan JM, Fosså SD, Chodacki A, Wiechno P, Logue J, Seke M, Widmark A, Johannessen DC, Hoskin P, Bottomley D, James ND, Solberg A, Syndikus I, Kliment J, Wedel S, Boehmer S, Dall'Oglio M, Franzén L, Coleman R, Vogelzang NJ, O'Bryan-Tear CG, Staudacher K, Garcia-Vargas J, Shan M, Bruland ØS, Sartor O; ALSYMPCA Investigators (2013) Alpha emitter radium-223 and survival in metastatic prostate cancer. N Engl J Med 369: 213–23

Rosen LS, Gordon D, Kaminski M, Howell A, Belch A, Mackey J, Apffelstaedt J, Hussein MA, Coleman RE, Reitsma DJ, Chen BL, Seaman JJ (2003) Long-term efficacy and safety of zoledronic acid compared with pamidronate disodium in the treatment of skeletal complications in patients with advanced multiple myeloma or breast carcinoma: a randomized, double-blind, multicenter, comparative trial. Cancer 98: 1735–44

Sartor O, Coleman R , Nilsson S, Heinrich D, Helle SI, O'Sullivan JM, Fosså SD, Chodacki A, Wiechno P, Logue J, Widmark A, Johannessen DC, Hoskin P, James ND, Solberg A, Syndikus I, Vogelzang NJ, O'Bryan-Tear CG, Shan M, Bruland ØS, Parker C (2014) Effect of radium-223 dichloride on symptomatic skeletal events in patients with castration-resistant prostate cancer and bone metastases: results from a phase 3, double-blind, randomised trial. Lancet Oncol 15: 738–46

Yong M, Jensen AÖ, Jacobsen JB, Nørgaard M, Fryzek JP, Sørensen HT (2011) Survival in breast cancer patients with bone metastases and skeletal-related events: a population-based cohort study in Denmark (1999–2007). Breast Cancer Res Treat 129: 495–503

Literatur zu ► Abschn. 3.2

Baczyk M, Czepczynski R, Milecki P, Pisarek M, Oleksa R, Sowinski J (2007) 89Sr versus 153Sm-EDTMP: comparison of treatment efficacy of painful bone metastases in prostate and breast carcinoma. Nucl Med Commun 28 (4): 245–250. doi: 10.1097/MNM.0b013e32805b72a0

Brahme A (2011) Accurate description of the cell survival and biological effect at low and high doses and LET's. J Radiat Res 52 (4): 389–407. doi: 10.1269/jrr.10129

Bruland OS, Nilsson S, Fisher DR, Larsen RH (2006) High-linear energy transfer irradiation targeted to skeletal metastases by the alpha-emitter 223Ra: adjuvant or alternative to conventional modalities? Clin Cancer Res 12 (20 Pt 2): 6250s-6257s. doi: 10.1158/1078–0432.CCR-06–0841

Bryan JN, Bommarito D, Kim DY, Berent LM, Bryan ME, Lattimer JC, Henry CJ, Engelbrecht H, Ketring A, Cutler C (2009) Comparison of systemic toxicities of 177Lu-DOTMP and 153Sm-EDTMP administered intravenously at equivalent skeletal doses to normal dogs. J Nucl Med Technol 37 (1): 45–52. doi: 10.2967/jnmt.108.054700

Bubendorf L, Schopfer A, Wagner U, Sauter G, Moch H, Willi N, Gasser TC, Mihatsch MJ (2000) Metastatic patterns of prostate cancer: an autopsy study of 1,589 patients. Hum Pathol 31 (5): 578–583

Cardoso F, Harbeck N, Fallowfield L, Kyriakides S, Senkus E, Group EGW (2012) Locally recurrent or metastatic breast cancer: ESMO Clinical Practice Guidelines for diagnosis, treatment and follow-up. Ann Oncol 23 Suppl 7: vii11–19. doi: 10.1093/annonc/mds232

Chow E, van der Linden YM, Roos D, Hartsell WF, Hoskin P, Wu JS, Brundage MD, Nabid A, Tissing-Tan CJ, Oei B, Babington S, Demas WF, Wilson CF, Meyer RM, Chen BE, Wong RK (2014) Single versus multiple fractions of repeat radiation for painful bone metastases: a randomised, controlled, non-inferiority trial. Lancet Oncol 15 (2): 164–171. doi: 10.1016/S1470–2045 (13)70556–4

Christensen MH, Petersen LJ (2012) Radionuclide treatment of painful bone metastases in patients with breast cancer: a systematic review. Cancer Treat Rev 38 (2): 164–171. doi: 10.1016/j.ctrv.2011.05.008

Coleman R, Aksnes AK, Naume B, Garcia C, Jerusalem G, Piccart M, Vobecky N, Thuresson M, Flamen P (2014) A phase IIa, nonrandomized study of radium-223 dichloride in advanced breast cancer patients with bone-dominant disease. Breast Cancer Res Treat 145 (2): 411–418. doi: 10.1007/s10549–014–2939–1

Collins C, Eary JF, Donaldson G, Vernon C, Bush NE, Petersdorf S, Livingston RB, Gordon EE, Chapman CR, Appelbaum FR (1993) Samarium-153-EDTMP in bone metastases of hormone refractory prostate carcinoma: a phase I/II trial. J Nucl Med 34 (11): 1839–1844

Dafermou A, Colamussi P, Giganti M, Cittanti C, Bestagno M, Piffanelli A (2001) A multicentre observational study of radionuclide therapy in patients with painful bone metastases of prostate cancer. Eur J Nucl Med 28 (7): 788–798

Dickie GJ, Macfarlane D (1999) Strontium and samarium therapy for bone metastases from prostate carcinoma. Australas Radiol 43 (4): 476–479

ESMO – European Society for Medical Oncology (2017) EMA issues warning about use of radium-223 dichloride in combination with abiraterone acetate and prednisone or prednisolone. [http://www.esmo.org/Oncology-News/EMA-Issues-Warning-About-Use-of-Radium-223-Dichloride-in-Combination-With-Abiraterone-Acetate-and-Prednisone-or-Prednisolone]

Fizazi K, Beuzeboc P, Lumbroso J, Haddad V, Massard C, Gross-Goupil M, Di Palma M, Escudier B, Theodore C, Loriot Y, Tournay E, Bouzy J, Laplanche A (2009) Phase II trial of consolidation docetaxel and samarium-153 in patients with bone metastases from castration-resistant prostate cancer. J Clin Oncol 27 (15): 2429–2435. doi: 10.1200/JCO.2008.18.9811

Hoskin P, Sartor O, O'Sullivan JM, Johannessen DC, Helle SI, Logue J, Bottomley D, Nilsson S, Vogelzang NJ, Fang F, Wahba M, Aksnes AK, Parker C (2014) Efficacy and safety of radium-223 dichloride in patients with castration-resistant prostate cancer and symptomatic bone metastases, with or without previous docetaxel use: a prespecified subgroup analysis from the randomised, double-blind, phase 3 ALSYMPCA trial. Lancet Oncol 15 (12): 1397–1406. doi: 10.1016/S1470–2045 (14)70474–7

Kraeber-Bodere F, Campion L, Rousseau C, Bourdin S, Chatal JF, Resche I (2000) Treatment of bone metastases of prostate cancer with strontium-89 chloride: efficacy in relation to the degree of bone involvement. Eur J Nucl Med 27 (10): 1487–1493

Deutsche Gesellschaft für Nuklearmedizin e.V. (Hrsg) 2014) Leitlinien der Deutschen Gesellschaft für Nuklearmedizin e.V. (DGN): Radionuklidtherapie bei schmerzhaften Knochenmetastasen. http://www.nuklearmedizin.de/leistungen/leitlinien/html/radionuk_ther.php?navId=53

Liepe K, Franke WG, Kropp J, Koch R, Runge R, Hliscs R (2000) Comparison of rhenium-188, rhenium-186-HEDP and strontium-89 in palliation of painful bone metastases. Nuklearmedizin Nucl Med 39 (6): 146–151

Liepe K, Kotzerke J (2007) A comparative study of 188Re-HEDP, 186Re-HEDP, 153Sm-EDTMP and 89Sr in the treatment of painful skeletal metastases. Nucl Med Commun 28 (8): 623–630. doi: 10.1097/MNM.0b013e32825a6adc

Mathe D, Balogh L, Polyak A, Kiraly R, Marian T, Pawlak D, Zaknun JJ, Pillai MR, Janoki GA (2010) Multispecies animal investigation on biodistribution, pharmacokinetics and toxicity of 177Lu-EDTMP, a potential bone pain palliation agent. Nucl Med Biol 37 (2): 215–226. doi: 10.1016/j.nucmedbio.2009.09.004

Morris MJ, Pandit-Taskar N, Carrasquillo J, Divgi CR, Slovin S, Kelly WK, Rathkopf D, Gignac GA, Solit D, Schwartz L, Stephenson RD, Hong C, Delacruz A, Curley T, Heller G, Jia X, O'Donoghue J, Larson S, Scher HI (2009) Phase I study of samarium-153 lexidronam with docetaxel in castration-resistant metastatic prostate cancer. J Clin Oncol 27 (15): 2436–2442. doi: 10.1200/JCO.2008.20.4164

Mottet N, Bellmunt J, Bolla M, Joniau S, Mason M, Matveev V, Schmid HP, Van der Kwast T, Wiegel T, Zattoni F, Heidenreich A (2011) EAU guidelines on prostate cancer. Part II: Treatment of advanced, relapsing, and castration-resistant prostate cancer. Eur Urol 59 (4): 572–583. doi: 10.1016/j.eururo.2011.01.025

Nair N (1999) Relative efficacy of 32P and 89Sr in palliation in skeletal metastases. J Nucl Med 40 (2): 256–261

Nilsson S, Larsen RH, Fossa SD, Balteskard L, Borch KW, Westlin JE, Salberg G, Bruland OS (2005) First clinical experience with alpha-emitting radium-223 in the treatment of skeletal metastases. Clin Cancer Res 11 (12): 4451–4459. doi: 10.1158/1078–0432.CCR-04–2244

Palmedo H, Guhlke S, Bender H, Sartor J, Schoeneich G, Risse J, Grunwald F, Knapp FF, Jr., Biersack HJ (2000) Dose escalation study with rhenium-188 hydroxyethylidene diphosphonate in prostate cancer patients with osseous metastases. Eur J Nucl Med 27 (2): 123–130

Parker C, Nilsson S, Heinrich D, Helle SI, O'Sullivan JM, Fossa SD, Chodacki A, Wiechno P, Logue J, Seke M, Widmark A, Johannessen DC, Hoskin P, Bottomley D, James ND, Solberg A, Syndikus I, Kliment J, Wedel S, Boehmer S, Dall'Oglio M, Franzen L, Coleman R, Vogelzang NJ, O'Bryan-Tear CG, Staudacher K, Garcia-Vargas J, Shan M, Bruland OS, Sartor O, Investigators A (2013) Alpha emitter radium-223 and survival in metastatic prostate cancer. NEJM 369 (3): 213–223. doi: 10.1056/NEJMoa1213755

Resche I, Chatal JF, Pecking A, Ell P, Duchesne G, Rubens R, Fogelman I, Houston S, Fauser A, Fischer M, Wilkins D (1997) A dose-controlled study of 153Sm-ethylenediaminetetramethylenephosphonate (EDTMP) in the treatment of patients with painful bone metastases. Eur J Cancer 33 (10): 1583–1591

Ricci S, Boni G, Pastina I, Genovesi D, Cianci C, Chiacchio S, Orlandini C, Grosso M, Alsharif A, Chioni A, Di Donato S, Francesca F, Selli C, Rubello D, Mariani G (2007) Clinical benefit of bone-targeted radiometabolic therapy with 153Sm-EDTMP combined with chemotherapy in patients with metastatic hormone-refractory prostate cancer. Eur J Nucl Med Mol Imag 34 (7): 1023–1030. doi: 10.1007/s00259–006–0343–8

Ritter MA, Cleaver JE, Tobias CA (1977) High-LET radiations induce a large proportion of non-rejoining DNA breaks. Nature (London) 266 (5603): 653–655

Sartor O, Coleman R, Nilsson S, Heinrich D, Helle SI, O'Sullivan JM, Fossa SD, Chodacki A, Wiechno P, Logue J, Widmark A, Johannessen DC, Hoskin P,

James ND, Solberg A, Syndikus I, Vogelzang NJ, O'Bryan-Tear CG, Shan M, Bruland OS, Parker C (2014) Effect of radium-223 dichloride on symptomatic skeletal events in patients with castration-resistant prostate cancer and bone metastases: results from a phase 3, double-blind, randomised trial. Lancet Oncol 15 (7): 738–746. doi: 10.1016/S1470-2045 (14)70183-4

Schoeneich G, Muller SC, Palmedo H (1998) [Indications for nuclear medicine therapy in advanced prostate carcinoma]. Urologe Ausg A 37 (2): 162–166

Sciuto R, Festa A, Pasqualoni R, Semprebene A, Rea S, Bergomi S, Maini CL (2001) Metastatic bone pain palliation with 89-Sr and 186-Re-HEDP in breast cancer patients. Breast Cancer Res Treat 66 (2): 101–109

Serafini AN (2000) Samarium Sm-153 lexidronam for the palliation of bone pain associated with metastases. Cancer 88 (12 Suppl): 2934–2939

Serafini AN, Houston SJ, Resche I, Quick DP, Grund FM, Ell PJ, Bertrand A, Ahmann FR, Orihuela E, Reid RH, Lerski RA, Collier BD, McKillop JH, Purnell GL, Pecking AP, Thomas FD, Harrison KA (1998) Palliation of pain associated with metastatic bone cancer using samarium-153 lexidronam: a double-blind placebo-controlled clinical trial. J Clin Oncol 16 (4): 1574–1581

Sgouros G, Roeske JC, McDevitt MR, Palm S, Allen BJ, Fisher DR, Brill AB, Song H, Howell RW, Akabani G, Committee SM, Bolch WE, Brill AB, Fisher DR, Howell RW, Meredith RF, Sgouros G, Wessels BW, Zanzonico PB (2010) MIRD Pamphlet No. 22 (abridged): radiobiology and dosimetry of alpha-particle emitters for targeted radionuclide therapy. J Nucl Med 51 (2): 311–328. doi: 10.2967/jnumed.108.058651

Shinto AS, Shibu D, Kamaleshwaran KK, Das T, Chakraborty S, Banerjee S, Thirumalaisamy P, Das P, Veersekar G (2014) (1) (7) (7)Lu-EDTMP for treatment of bone pain in patients with disseminated skeletal metastases. J Nucl Med Technol 42 (1): 55–61. doi: 10.2967/jnmt.113.132266

Silberstein EB (1993) The treatment of painful osseous metastases with phosphorus-32-labeled phosphates. Semin Oncol 20 (3 Suppl 2): 10–21

Sinzinger H, Palumbo B, Ozker K (2011) The Vienna protocol and perspectives in radionuclide therapy. Q J Nucl Med Mol Imag 55 (4): 420–430

Todenhöfer T, Müller M (2014) Radionuklidtherapie im Behandlungskonzept von Knochenmetastasen. Osteologie 23: 269–274

Tu SM, Millikan RE, Mengistu B, Delpassand ES, Amato RJ, Pagliaro LC, Daliani D, Papandreou CN, Smith TL, Kim J, Podoloff DA, Logothetis CJ (2001) Bone-targeted therapy for advanced androgen-independent carcinoma of the prostate: a randomised phase II trial. Lancet 357 (9253): 336–341. doi: 10.1016/S0140-6736 (00)03639-4

von Moos R, Body JJ, Egerdie B et al. (2013) Pain and health-related quality of life in patients with advanced solid tumours and bone metastases: integrated results from three randomized, double-blind studies of denosumab and zoledronic acid. Support Care Cancer 21: 3497

Wenzl T, Wilkens JJ (2011) Theoretical analysis of the dose dependence of the oxygen enhancement ratio and its relevance for clinical applications. Radiat Oncol 6: 171. doi: 10.1186/1748-717X-6-171

Yuan J, Liu C, Liu X, Wang Y, Kuai D, Zhang G, Zaknun JJ (2013) Efficacy and safety of 177Lu-EDTMP in bone metastatic pain palliation in breast cancer and hormone refractory prostate cancer: a phase II study. Clin Nucl Med 38 (2): 88–92. doi: 10.1097/RLU.0b013e318279bf4d

Literatur zu ▶ Abschn. 3.3

Boriani S, Weinstein JN, Biagini R (1997) Primary bone tumors of the spine. Terminology and surgical staging. Spine 22: 1036–1044

Deramond H, Depriester C, Toussaint P, Galibert P (1997) Percutaneous vertebroplasty. Semin Musculoskelet Radiol 285–296

Haentjens P, Casteleyn PP, Opdecam P (1993) Evaluation of impending fractures and indications for prophylactic fixation of metastases in long bones: review of the literature. Acta Orthop Belg 59(suppl 1): 6–11

Harrington KD (1986) Impending pathologic fractures from metastatic malignancy: evaluation and management. Instructional Course Lectures 35: 357–381

Hillen TJ, Anchala P, Friedman MV, Jennings JW (2014) Treatment of Metastatic Posterior Vertebral Body Osseous Tumors by Using a Targeted Bipolar Radiofrequency Ablation Device: Technical Note. Radiology 273 (1): 261–267. doi: http://dx.doi.org/10.1148/radiol.14131664

Hipp JA, Springfields DS, Hayes WC (1995) Predicting pathologic fracture risk in the management of metastatic bone defects. Clin Orthop 312: 120–35

Hong J, Cabe G, Tedrow J, Hipp J, Snyder B (2004) Failure of trabecular bone with simulated lytic defects can be predicted non-invasively by structural analysis. J Orthop Res 22: 479–486

Kurth AA, Eberhardt C (2014) Die chirurgisch-orthopädische Behandlung von Knochenmetastasen. Osteologie 23: 281–286

Mankin HJ, Mankin CJ, Simon MA (1996) The hazards of the biopsy, revisited. Members of the musculoskeletal tumor society. J Bone Joint Surg Am 78: 656–663

Mirels H (1989) Metastatic disease in long bones. A proposed scoring system for diagnosing impending pathologic fractures. Clin Orthop Relat Res 249: 256–64

Mundy GR (2002) Metastasis to bone: causes, consequences and therapeutic opportunities. Nat Rev Cancer 2 (8): 584–593

Papathanassiou ZG, Petsas T, Papachristou D, Megas P (2011) Radiofrequency ablation of osteoid osteomas: five years experience. Acta Orthopaed Belg 77: 827–33

Patchell RA, Tibbs PA, Regine WF et al. (2005) Direct decompressive surgical resection in the treatment of spinal cord compression caused by metastatic cancer: a randomised trial. Lancet 366 (9486): 643–648

Phadke DM, Lucas DR, Madan S (2001) Fine-needle aspiration biopsy of vertebral and intervertebral disc lesions: Specimen adequacy, diagnostic utility, and pitfalls. Arch Pathol Lab Med 125: 1463–1468

Piccioli A, Ventura A, Maccauro G, Spinelli MS, Del Bravo V, Rosa MA (2011) Local adjuvants in surgical management of bone metastases. Int J Immunopathol Pharmacol 24 (1) (Suppl 2): 129–32

Proschek D, Kurth A, Proschek P, Vogl TJ, Mack MG (2009) Prospective pilot-study of combined bipolar radiofrequency ablation and application of bone cement in bone metastases. Anticancer Research 29: 2787–92

Proschek D, Tonak M, Mack M, Kurth AA (2012) Radiofrequency ablation in experimental bone metastases using a controlled and navigated ablation device. J Bone Oncol 9, 1: 63–66, http://dx.doi.org/10.1016/j.jbo.2012.07.001

Tancioni F, Lorenzetti MA, Navarria P et al. (2011) Percutaneous vertebral augmentation in metastatic disease: state of the art. J Support Oncol 9 (1): 4–10

Tomita K, Kawahara N, Kobayashi T, Yoshida A, Murakami H, Akamaru T (2001) Surgical strategy for spinal metastases. Spine 26: 298–306

Wedin R (2001) Surgical treatment for pathological fracture. Acta Orthop Scand Suppl 72: 1.29

Literatur zu ▶ Abschn. 3.4

Akashe-Böhme F, Böhme G (2005) Mit Krankheit leben. Von der Kunst, mit Schmerz und Leid umzugehen. Beck'sche Reihe. Beck, München

Holle R (1995) Methoden zur Konstruktion und Evaluierung klinischer Scores. Inst. für Med. Biometrie u. Informatik, Abt. Med. Biometrie, Univ Heidelberg

Krainer L, Heintel P (2010) Prozessethik. Zur Organisation ethischer Entscheidungsprozesse. Verlag für Sozialwissenschaften, Wiesbaden

Schmidt MC (2008) Griff nach dem Ich? Ethische Kriterien für die medizinische Intervention in das menschliche Gehirn. De Gruyter, Berlin

von der Höh NH, Gulow J, Tschöke SK et al (2013) Prognostische Scores bei Wirbelsäulenmetastasen. Orthopäde 42: 725–733

Verkalkungen und Ossifikationen

Uwe Maus, Dietmar Pierre König, Dariusch Arbab, Petra Magosch

© Springer-Verlag GmbH Deutschland, ein Teil von Springer Nature 2018
K. M. Peters et al. (Hrsg.), *Fortbildung Osteologie 4*, Fortbildung Osteologie
https://doi.org/10.1007/978-3-662-52748-1_4

4.1 Ossifikation nach Polytrauma

Uwe Maus

4.1.1 Einleitung

Heterotope Ossifikationen (HO) werden definiert als ektope Knochenbildung, bei der es zu der Entwicklung von mineralisiertem Knochengewebe in Weichgewebe, außerhalb des Skelettknochens, kommt. Die Ossifikationen können in relativ kurzer Zeit entstehen, zwischen der Anlage von noch nicht mineralisiertem Osteoid bis zum radiologischen Nachweis von knöchernen Strukturen vergehen teilweise nur wenige Wochen.

Die Entstehung von heterotopen Ossifikation wird in verschiedenen Formen in der Literatur beschrieben. Shore und Kaplan veröffentlichten die Beschreibung der **Fibrodysplasia ossificans progressiva (FOP)**, einer seltenen genetischen Erkrankung, die durch fortschreitende, generalisierte Ossifikationen charakterisiert ist. Diese Erkrankung ist auf eine Mutation im ACVR1-Gen zurückzuführen, wodurch es zu einer Aktivierung des Bone morphogenetic protein-Typ-I-Rezeptors (BMP Typ 1) und zu der Bildung von ektopem Knochen kommt (Shore et al. 2006). Auch wenn BMP und andere Wachstumsfaktoren bei den lokalisierten Formen der heterotopen Ossifikationen eine wichtige Funktion haben, sind die lokalisierten von den generalisierten Ossifikationen zu trennen.

Für das Auftreten von lokalisierten heterotopen Ossifikationen sind einige prädisponierende Faktoren notwendig.

Die erste Beschreibung von HO nach neurologischer Verletzung befasste sich mit den klinischen, anatomischen und histologischen Befunden von Soldaten aus dem 1. Weltkrieg, die eine Rückenmarkverletzung erlitten hatten. Die erste Beschreibung von HO im Bereich des Ellenbogens nach Schädel-Hirn-Trauma und längerem Koma folgte (Pape et al. 2004). Bereits damals waren jedoch schon weitere Erkrankungen bekannt, in deren Folge es zur Entwicklung der HO gekommen war.

Die Inzidenz für eine HO nach Hirnverletzung wird mit 11–22% angegeben (Perkins u. Skirving 1987; Pape et al. 2001). Seitdem sind weitere prädisponierende Faktoren neben der neurologischen Verletzung, wie große Gelenkeingriffe, einschließlich der Endoprothetik von Hüft- und Kniegelenk, lokalisierte Extremitätentraumata oder schwere Verbrennungen bekannt. Überwiegend betroffen sind hierbei Hüfte, Knie, Schulter und Ellenbogen (Edwards et al. 2015; Garland 1991).

Im Unterschied zu den bisher aufgeführten Prädispositionen kommt es bei der gleichzeitigen Verletzung verschiedener Körperregionen, von denen mindestens eine oder die Kombination mehrerer Verletzungen lebensbedrohlich ist, dem Polytrauma, zu einer Überschneidung verschiedener Faktoren, die zur Entwicklung von heterotopen Ossifikationen prädisponieren. Ähnlich verhält es sich mit Verletzungen nach Explosionen im zivilen Umfeld oder kriegerischen Auseinandersetzungen.

Die Zahl der jährlich in Deutschland auftretenden Polytraumata wird mit ca. 18.200–18.400 eingeschätzt, die Inzidenz liegt bei 0,02% (Debus et al. 2015). In der überwiegenden Zahl der Fälle liegen Verletzungen im Bereich der Extremitäten, Becken und Wirbelsäule vor.

Die Inzidenz für heterotope Ossifikationen ist bei polytraumatisierten Explosionsopfern um 57% erhöht (Potter et al. 2007). Bei polytraumtisierten Patienten mit einem Schädel-Hirn-Trauma und stumpfen Verletzungen liegt die Inzidenz bei 42,7%, bei isoliertem Schädel-Hirn-Trauma entwickeln bis zu 25% der Patienten eine HO (Pape et al. 2004; Stover et al. 1975; s. auch Fallbeispiel in ◙ Abb. 4.1). Nach Brandverletzungen werden Ossifikationen bei bis zu 1,2% der Patienten beschrieben (Peterson et al. 1989).

4.1.2 Pathophysiologie

Eine wesentliche Rolle bei der Entwicklung von heterotopen Ossifikationen wird den bereits zuvor genannten Wachstumsfaktoren zuge-

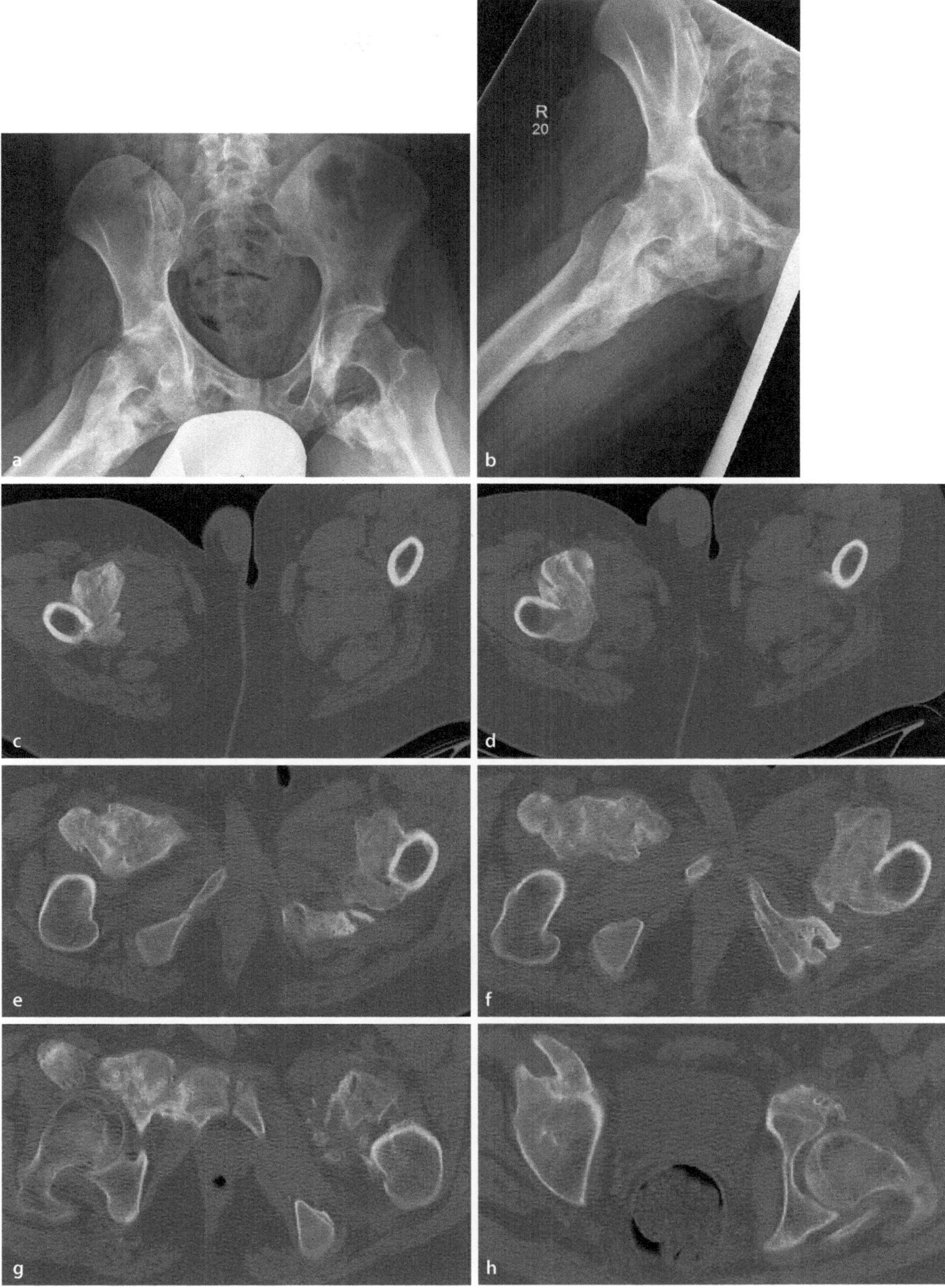

◘ Abb. 4.1a–p Fallbeispiel: 19-jähriger Patient; vor 18 Monaten Schädel-Hirn-Trauma mit intrazerebraler Blutung, 40 Tage intensiv im Koma. Keine Begleitfrakturen beim Unfall. Klinisch ankylotische Fehlstellung beider Beine, rechts mehr als links, in der Hüfte. Geh- und Sitzfähigkeit nicht gegeben. (Mit freundlicher Genehmigung von Johannes Fakler, Klinik für Orthopädie, Unfallchirurgie und Plastische Chirurgie am Uniklinikum Leipzig AöR)

4

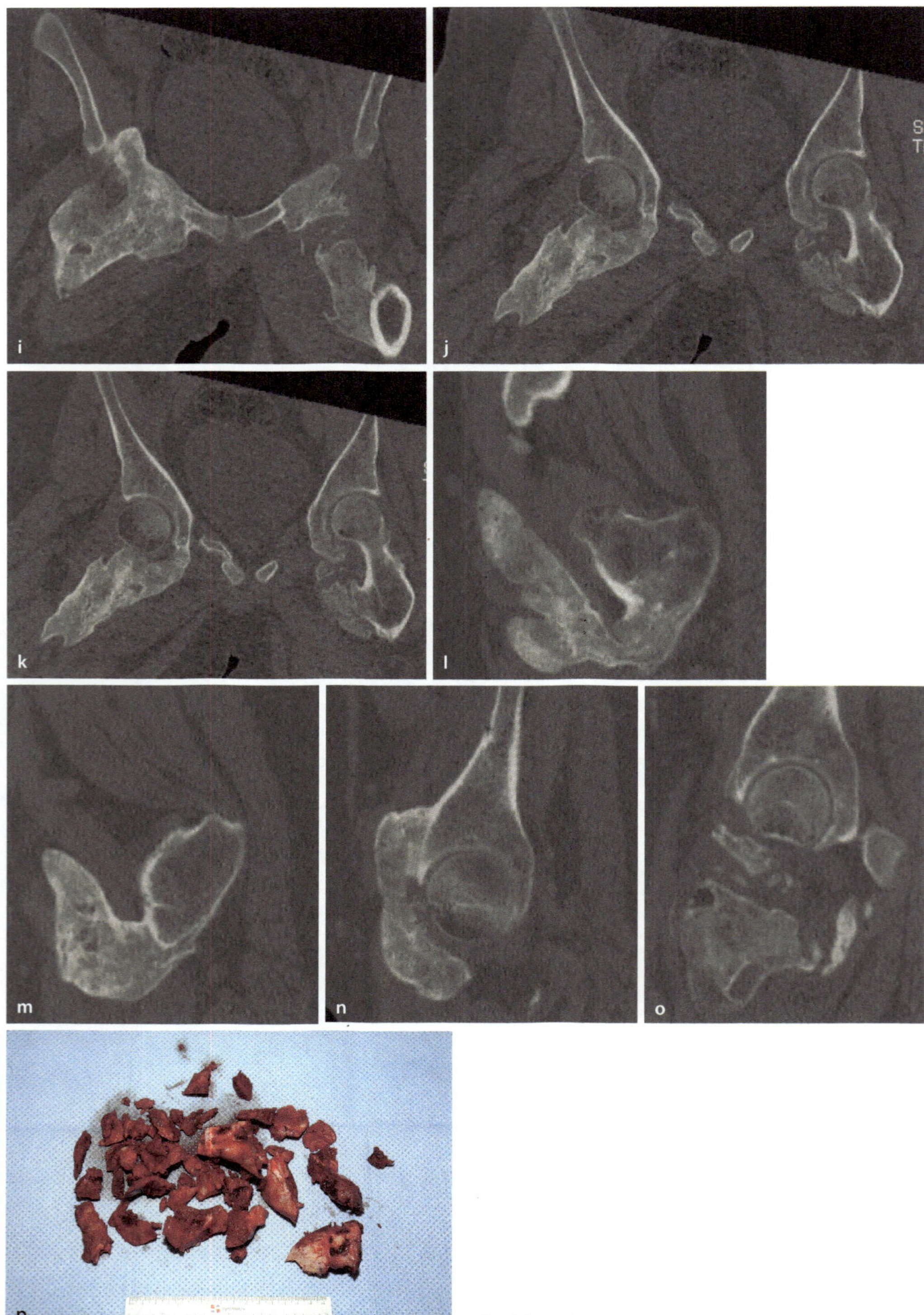

◼ **Abb. 4.1i–p** (Fortsetzung)

rechnet. Neben BMP werden auch „platelet-derived growth factor" (PDGF), „insulin-like growth factor 1" (IGF-1) und „transforming growth factor β-1" (TGF-β-1) als mögliche Ursache untersucht.

Zusätzlich zu der Freisetzung der Wachstumsfaktoren durch die Fraktur, aber auch das Muskeltrauma, konnten in dem traumatisierten Gewebe auch vermehrt mesenchymale Stammzellen nachgewiesen werden, welche als Osteoprogenitorzellen zu einer vermehrten Bildung von ektopem Knochen führen können (Jackson et al. 2009a, b; Nesti et al. 2008). Zusätzlich können aus dem Endothel der Gefäße im Bereich des Traumas die für die Ossifikation verantwortlichen Zellen freigesetzt werden (Lounev et al. 2009).

Die metabolische Reaktion auf das Polytrauma und die Immunantwort verlaufen zweiphasig. Nach einer initialen Phase der Hyperinflammation folgt eine Phase der Immunsuppression (Wutzler et al. 2013). Auch wenn die genaue Pathogenese der Ossifikation beim Polytrauma noch nicht nachgewiesen wurde, ist ein Zusammenhang der Entstehung der Ossifikation mit der initialen Hyperinflammation zu vermuten.

Die geschilderten Zusammenhänge führen schließlich zu der Ausbildung von Chondroblasten oder Osteoblasten, wodurch es dann zu der Entstehung des Knochengewebes kommt (Urist et al. 1978). Bei der Differenzierung und Proliferation ist der pH-Wert im Gewebe ein wichtiger Einflussfaktor auf die Präzipitation von Kalzium und Phosphat und auch auf die Entwicklung des Knochengewebes, wie es beim Schädel-Hirn-Trauma bzw. bei neurologischen Verletzungen, beschrieben wurde (Newman et al. 1987). Ein möglicher Zusammenhang mit der therapeutischen Alkalisierung durch die Gabe von Natriumbikarbonat bei Crush-Syndrom oder der ausgedehnten Gewebetraumatisierung auf die Entwicklung der HO nach Polytrauma wurde bisher nicht eindeutig nachgewiesen.

4.1.3 Risikofaktoren

Die Risikofaktoren, die zu einem gehäuften Auftreten von heterotopen Ossifikationen führen, wurden bereits vielfach in der Literatur beschrieben. Bezogen auf polytraumatisierte Verletzte ist jedoch anzumerken, dass für dieses spezielle Verletzungsmuster bzw. diesen Mechanismus kaum Daten vorliegen. Darüber hinaus beinhaltet der Oberbegriff Polytrauma zunächst mehrere mögliche Verletzungen, von denen mindestens eine lebensgefährlich ist. Daher sind in dieser Gruppe auch Erkrankungen oder Verletzungen subsumiert, die bereits für sich genommen ein erhöhtes Risiko für heterotope Ossifikationen haben.

Die operative Versorgung von Azetabulumfrakturen erhöht die Wahrscheinlichkeit, eine heterotope Ossifikation an dem operierten Gelenk zu entwickeln, um 58% (Matta u. Siebenrock 1997; Kaempffe et al. 1991). Verbunden mit der operativen Versorgung der Azetabulumfraktur werden schwere Kopfverletzungen, Rückenmarkverletzungen, lateraler Zugang, Verzögerung der internen Osteosynthese, diffuse skelettale Hyperostose, M. Paget und hypertrophe Osteoarthritis als Risikofaktoren angesehen. In einer retrospektiven Untersuchung konnte auch für die verlängerte mechanische Beatmung ein erhöhtes Risiko beschrieben werden (Firoozabadi et al. 2014).

Frakturtyp und Geschlecht hingegen erhöhen das Risiko hingegen nicht.

Während der laterale Zugang, wie oben geschildert, das Risiko erhöht, scheinen der posteriore Kocher-Langenbeck-Zugang und der anteriore, ilioinguinale Zugang im Vergleich das Risiko nicht weiter zu erhöhen (Baschera et al. 2015). Ebenso konnte für den Injury Severity Score (ISS), Frakturtyp bis hin zu multifragmentären Frakturen, Impaktion des Femurkopfes, Dislokation, Ablederung, intraartikulärer Debris, Anzahl weiterer Frakturen, Kopf- und Thoraxtraumata kein erhöhtes Risiko nachgewiesen werden. Gleichzeitig wird aber auch beschrieben, dass für die oben genannten Situationen ein erhöhtes Auftreten von Ossifikationen beobachtet werden konnte (Firoozabadi et al. 2014).

Erstaunlicherweise führt das gehäufte Auftreten der Ossifikationen nach längerer Beatmung bei Azetabulumfraktur nicht zu einer heterotopen Verknöcherung in dem betroffenen Hüftgelenk bzw. Azetabulum, sondern auch in unverletzten Regionen. Diese Beobachtung wurde auch von Pape et al. beschrieben, indem eine erhöhte Frequenz von HO im Bereich unverletzter Gelenke bei Patienten ohne Schädel-Hirn-Trauma nachgewiesen wurde. Bei Patienten mit Schädel-Hirn-Trauma war das Risiko wiederum deutlich erhöht (Pape et al. 2001). Die Wahl des Osteosyntheseverfahrens zur Versorgung der vorliegenden Frakturen im Bereich der langen Röhrenknochen scheint ebenfalls einen Einfluss zu haben, da die Anzahl der HO nach Plattenosteosynthese höher war als nach Marknagelung (Zeckey et al. 2009).

4.1.4 Diagnostik

Klinik

Das Auftreten von heterotopen Ossifikationen ist klinisch zunächst von unspezifischen Symptomen begleitet, insbesondere bei polytraumatisierten Patienten. Die Lokalisation der Ossifikationen ist bei diesen Patienten nicht in unmittelbarem Zusammenhang mit der Lokalisation der knöchernen Verletzung zu sehen, sondern kann auch in einem Bereich eines ausgedehnten Muskeltraumas oder auch unabhängig davon auftreten.

Klinisch kann im Bereich der Ossifikation eine Schwellung, Rötung und zunehmende Schmerzhaftigkeit in der Frühphase festgestellt werden. Im weiteren Verlauf kommt es dann zu Bewegungseinschränkungen durch Gelenkkontrakturen, Schmerzen und auch Einschränkungen bei der Anwendung von Exoprothesen nach einer möglichen Amputation (Vanden Bossche u. Vanderstraeten 2005).

> In der Situation des Patienten nach Polytrauma sind diese Veränderungen initial extrem schwer zu beurteilen, sodass die Ossifikationen dann erst im Verlauf festgestellt werden können.

Labordiagnostik

Laboruntersuchungen mit einem spezifischen Befund zum Nachweis der Entstehung von heterotopen Ossifikationen stehen aktuell nicht zur Verfügung. Die alkalische Phosphatase ist ein Indikator für die osteoblastäre Aktivität und konnte mit erhöhten Werten bereits bis zu 7 Wochen vor dem Auftreten klinischer Symptome nachgewiesen werden (Garland 1991; Shehab et al. 2002). Die Aussage des Wertes beim polytraumatisierten Patienten wird allerdings durch vorhandene weitere Frakturen oder auch Lebererkrankungen eingeschränkt (Pape et al. 2004).

Ein weiterer Laborparameter ist der Nachweis von Prostaglandin E_2 (PGE_2) im Urin. Für PGE_2 konnte ein Zusammenhang mit dem Auftreten von heterotopen Ossifikationen nachgewiesen werden, wobei die Werte im 24-h-Urin bis zur Ausreifung der Ossifikationen erhöht waren. Daher scheint PGE_2 als Marker für die frühe Diagnose von heterotopen Ossifikationen geeignet zu sein (Schurch et al. 1997). Da sich diese Ergebnisse auf Patienten mit Rückenmarkverletzungen beziehen, ist die Aussagekraft des Wertes für Patienten nach Polytrauma noch nicht belegt.

Radiologische Diagnostik

> Röntgenbilder der betroffenen Regionen stellen die Basisdiagnostik von heterotopen Ossifikationen dar. Dabei ist allerdings zu berücksichtigen, dass in der Frühphase der Ossifikation keine radiologischen Veränderungen festgestellt werden können. Der Nachweis von Ossifikationen ist teilweise erst nach 6 Wochen möglich, beweisend für das Auftreten von Ossifikationen ist das native Röntgenbild häufig erst nach 2 Monaten (Garland 1991).

Sollten die Ossifikationen radiologisch nachweisbar sein, kann eine Computertomographie wichtige Informationen zur detaillierten Lage der Ossifikationen und zur Beteiligung angrenzender Strukturen liefern. Eine Computertomographie ist beispielsweise zur Operationsvorbereitung vor Entfernung der Ossifikation zur Bestimmung der Ausdehnung eine wertvolle Untersuchung.

Gerade in Hinblick auf den möglichst frühen Nachweis der HO und zur Beurteilung der Ausreifung der Ossifikation ist die 3-Phasen-Knochenszintigraphie eine geeignete Untersuchung (Citta-Pietrolungo et al. 1992; Garland 1991, 1988).

Inwiefern diese Untersuchungstechniken beim polytraumatisierten Patienten einsetzbar sind, ist vom Einzelfall und vor allem auch der klinischen Situation abhängig. In der initialen Behandlungsphase, in der der polytraumatisierte Patient möglicherweise noch vital bedroht ist oder nach der Stabilisierung des Patienten operative Eingriffe geplant sind, sind die Ossifikationen in der Regel noch nicht von klinischer Bedeutung.

Weitere bildgebende Untersuchungen sind zur Diagnostik der Ossifikationen in der Regel nicht notwendig, können allerdings in Abhängigkeit der Anforderungen bzw. der benötigten Informationen erforderlich sein. Liegen die Verknöcherungen in der Nähe von nervalen Strukturen, ist beispielsweise eine Kernspintomographie zur Ermittlung der Lagebeziehung empfehlenswert.

Eine radiologische Klassifikation der Ossifikationen hat sich bisher nur in der Einteilung der HO nach Brooker im Bereich der Hüfte durchgesetzt (Brooker et al. 1973).

4.1.5 Prophylaxe und Therapie von heterotopen Ossifikationen

Besteht bei einem Patienten ein erhöhtes Risiko für periartikuläre oder heterotope Ossifikationen, wird in der Regel eine präventive Behandlung empfohlen. Insbesondere bei der Planung der operativen Entfernung sind präventive Maßnahmen zu bedenken. Ebenso wird die Prävention bei verschiedenen Risikofaktoren empfohlen (Balboni et al. 2006; Sauer et al. 1992).

Speziell zur Prophylaxe bei polytraumatisierten Patienten liegen nur spärliche Daten vor. In der Vergangenheit wurden verschiedene Maßnahmen beschrieben, wovon sich nur wenige klinisch durchgesetzt haben. Üblicherweise werden aktuell die prä- oder postoperative Radiotherapie und die Gabe von nichtsteroidalen Antiphlogistika (NSAID) empfohlen (Fijn et al. 2003). Die Verwendung von Bisphosphonaten zur Verhinderung der Aggregation, des Wachstums und der Mineralisation von Kalzium-Hydroxylapatit-Kristallen hat sich nicht durchgesetzt, da ein Nachweis der dauerhaften Verhinderung von Ossifikationen, auch nach Absetzen der Bisphosphonate, nicht erbracht werden konnte (Citta-Pietrolungo et al. 1992; Garland 1991; Shehab et al. 2002; Pelissier et al. 2002; Pape et al. 2004).

Die NSAID haben sich in der Prophylaxe von heterotopen Ossifikationen nach elektiven knochenchirurgischen Eingriffen durchgesetzt. Sie unterdrücken die initiale entzündliche Reaktion und verhindern die Mineralisierung der extrazellulären Matrix (Pape et al. 2004). Allerdings besteht gleichzeitig zu den guten klinischen Ergebnissen ein nicht unerhebliches Risiko für gastrointestinale Nebenwirkungen und ein negativer Effekt auf Wund- und Knochenheilung (Potter et al. 2007). Zusätzlich sind die renalen Nebenwirkungen und ein erhöhtes Blutungsrisiko zu berücksichtigen.

Verschiedene Untersuchungen zum Effekt von Indomethacin bei Hüftendoprothetik oder der operativen Behandlung von Azetabulumfrakturen konnten eine signifikante Reduzierung von HO nachweisen (Jansen et al. 2005; McLaren 1990; Moed u. Letournel 1994). Daher ist der Einsatz von NSAID bei polytraumatisierten Patienten mit Vorsicht und nur unter engmaschiger Kontrolle zu betrachten. Der größte Vorteil der NSAID bei der Behandlung von Mehrfachverletzten ist das günstige Kosten-Nutzen-Verhältnis und vor allem die systemische Wirkung, da eine Vorhersage der Lokalisation der Ossifikation bei diesen Patienten nicht möglich ist.

Im Vergleich dazu ist die Bestrahlung der Patienten eine lokale Behandlung besonders gefährdeter Bereiche, was den Einsatz bei polytraumatisierten Patienten aus den geschildeten Gründen limitiert. Vor allem nach dem Einsatz von künstlichen Hüftgelenken hat sich die prä- bzw. unmittelbar postoperative einmalige Bestrahlung bewährt (Coventry u. Scanlon 1981; Knelles et al. 1997). Aber auch nach der Versorgung von Azetabulumfrakturen konnten sehr gute Ergebnisse der Bestrahlung im Vergleich mit Indomethacin oder unbehandelten Patienten nachgewiesen werden. Während nach der Bestrahlung lediglich 4% der Patienten eine schwere HO entwickelten, betrug der Anteil dieser Patienten in den Vergleichsgruppen 11 bzw. 38% (Burd et al. 2001).

Die Bestrahlung muss allerdings in zeitlichem Zusammenhang mit dem Trauma oder der Operation erfolgen, sodass die Planung der Bestrahlung bei Patienten nach Polytrauma nicht den üblichen zeitlichen Anforderungen entspricht. Die Bestrahlung sollte für einen bestmöglichen Effekt in einem Zeitraum von 8 Stunden vor bis 72 Stunden nach dem Trauma oder der Operation durchgeführt werden (Childs et al. 2000; Seegenschmiedt et al. 2000; Seegenschmiedt et al. 1997).

Eine weitestgehend nebenwirkungsfreie und schonende prophylaktische Maßnahme ist die frühzeitige und regelmäßige Krankengymnastik im schmerzfreien Bereich. Bei der Therapie stehen assistive Bewegungsübungen, schonende Dehnung und leichtes Widerstandstraining im Vordergrund (Ellerin et al. 1999).

Kommt es zu anhaltenden Beschwerden oder einer wesentlichen Bewegungseinschränkung, sind die Grenzen der konservativen Therapie erreicht, und eine chirurgische Entfernung der Ossifikationen ist indiziert. Über den idealen Zeitpunkt zur Entfernung der Ossifikationen liegen unterschiedliche Ergebnisse für eine möglichst frühe Resektion vor Entstehung einer gravierenden Bewegungseinschränkung gegenüber einer möglichst späten Resektion

nach Ausreifung der Ossifikation vor (Garland et al. 1985; Chalidis et al. 2007).

4.1.6 Fazit

Heterotope Ossifikationen nach Polytrauma können bei Verletzungen mit und ohne Beteiligung von neuronalen Strukturen auftreten. Eine Vorhersage über die Lokalisation der Ossifikation ist in vielen Fällen nicht möglich. Zur Prophylaxe können Physiotherapie, Radiatio und medikamentöse Therapie eingesetzt werden. Die operative Therapie ist bei stärkeren Bewegungseinschränkungen bis hin zur Ankylose und bei entsprechenden Beschwerden indiziert. Die Maßnahmen zur Prophylaxe und Therapie der heterotopen Ossifikationen sind auf das Gesamttherapiekonzept bei diesen Patienten abzustimmen.

4.2 Sekundäre Verkalkungen und Kalzifikationen nach Hämodialyse

Dietmar Pierre König, und Dariusch Arbab

Vor über 150 Jahren hat Virchow bereits über „**Kalk Metastasen**" berichtet. Mitte der 70-er Jahre des vorherigen Jahrhunderts mehrten sich die Berichte über Weichteilverkalkungen bei Patienten mit chronischem Nierenversagen und Notwendigkeit der Hämodialyse (Kuzela et al. 1977). Es wurde von Prävalenzen zwischen 11% und 81% berichtet (Drukker et al. 1967, Parfitt et al. 1971). Neuere Arbeiten bestätigen diese Zahlen (Goel et al. 2011).

Am häufigsten betroffen sind Blutgefäße, periartikuläre Regionen, Herz, Lunge, Nieren, Magenschleimhaut, ZNS, Brüste und Augen, seltener betroffen sind Leber, Milz, Skelettmuskel, Dünn- und Dickdarm und der Bauchraum (Goel et al. 2011). Sehr selten sind Kalziumablagerungen an der Hand und im Bereich des Handgelenks (Nikci u. Doumas 2015).

Von Duret wurde 1899 erstmals die **tumoröse Kalzinose** beschrieben. Teutschländer

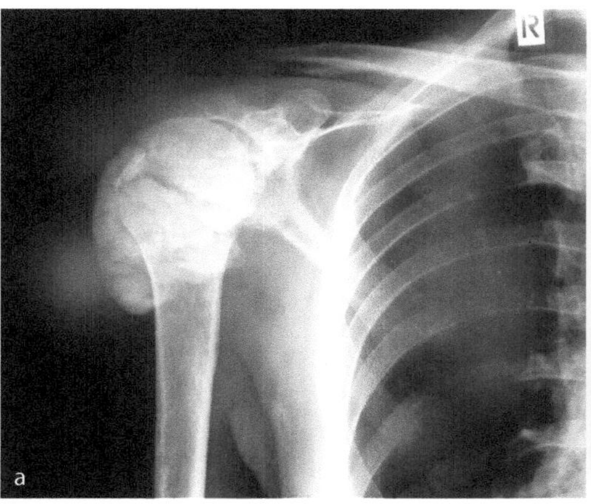
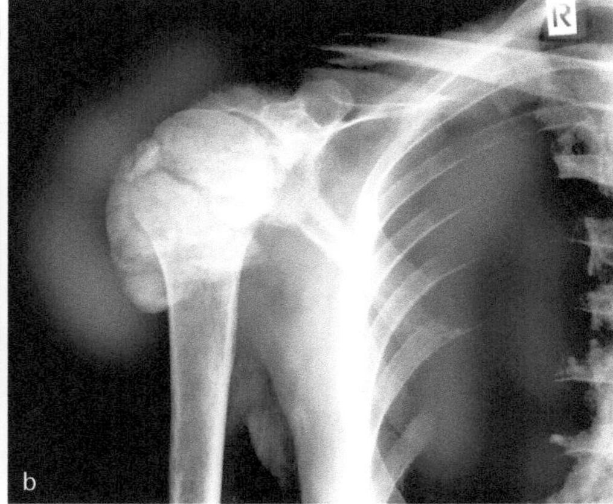

◘ Abb. 4.2a, b Rechte Schulter eines 54-jährigen dialysepflichtigen Patienten mit einer erheblichen Weichteil-verkalkung

(1935) bezeichnete die Erkrankung als progressive Lipogranulomatose der Muskulatur. Pathogenetisch werden hohe Kalzium- und Phosphatprodukte und ein sekundärer Hyperparathyreodismus diskutiert (Binnani et al. 2008).

Eine seltene aber lebensbedrohliche Unterform stellt die **Calciphylaxis** dar. Der Begriff wurde zuerst von Selye 1962 verwendet, um eine systemische anaphylaktische Reaktion zu beschreiben, die im Tiermodell zu Weichteil- und Gefäßverkalkungen führte. Beim Menschen wird diese Form der Erkrankung als CUA („calcific uremic arteriolopathy") beschrieben. Ihre Inzidenz beträgt 1%/Jahr und hat eine Prävalenz von 4,1% bei Dialysepatienten (Goel et al. 2011).

Die Erkrankung manifestiert sich mit einer tumorösen Weichteilschwellung, die mit Schmerzen und Bewegungseinschränkung im betroffenen Gelenk einhergeht. Selten sind Hautulzerationen über dem Tumor zu finden. Knöcherne Arrosionen sind sehr selten und müssen an einen malignen Tumor denken lassen (Blattert u. Weckbach 1993; Baums et al. 2003).

4.2.1 Diagnostik

Differenzialdiagnostisch ist an Weichteiltumoren zu denken sowie ein sekundärer Hyperparathyreoidismus auszuschließen.

Die Diagnose erfolgt durch den klinischen Befund, Laboruntersuchungen (BB, CRP, Elektrolyt-, Nieren- und Leberwerte), die Sonographie und ein Röntgenbild (◘ Abb. 4.2). Unterstützend können eine Skelettszintigraphie und eine MRT-Untersuchung sein.

4.2.2 Therapie

Die Therapie der Wahl ist die komplette Exzision des Tumorgewebes. Begleitend kann die Steigerung der Dialysefrequenz zu einer Tumorregression führen.

> **Bei allen anurischen dialysepflichtigen Patienten sollte ein permanenter Serumkalziumspiegel ≤2,7 mmol/l sowie ein Serumphosphatspiegel ≤1,5 mmol/l eingehalten werden, teils durch die Dialyse selbst, teils durch begleitende diätetische Maßnahmen (Mumme et al. 2004).**

Liegt ein sekundärer Hyperparathyreoidismus vor, so ist zunächst entsprechend der Laborparameter ein Therapieversuch mit Hilfe von Kalzium- und/oder Vitamin-D_3-Substitution sowie Phosphatbindern indiziert, um den erhöhten Parathormonspiegel zu normalisieren. Bei Nichtansprechen auf diese medikamentöse Therapie wird die subtotale Parathyreoidektomie mit Autotransplantation diskutiert (Mumme et al. 2004).

4.3   Tendinosis calcarea

Petra Magosch

Die Tendinosis calcarea als häufige Ursache von Schulterbeschwerden tritt bevorzugt im Alter zwischen 30 und 50 Jahren mit einem Gipfel in der 5. Dekade auf. Bei asymptomatischen Schultern wird die Prävalenz der Tendinosis calcarea zwischen 3% und 22% angegeben (Bosworth 1941; Rüttimann 1959; Welfling 1981; Sansone et al. 2015). Bosworth schätzte, dass nur etwa 35–40% der Patienten mit Tendinosis calcarea symptomatisch werden. Bei Patienten mit Schulterschmerzen wird die Prävalenz der Tendinosis calcarea zwischen 7% und 54% angegeben (Harmon 1958; Rüttimann 1959; Welfling 1981; Hedtmann u. Fett 1989).

Frauen sind mit 57–77% häufiger als Männer betroffen (weiblich: männlich = 3:1 bis 3:2), davon in 51–65% die rechte Schulter. Ein beidseitiges Auftreten wird in 9–40% der Fälle beobachtet. 60% der Patienten weisen ebenfalls ein Kalkdepot im Bereich der Hüfte auf, und in 20% der Fälle wurde eine begleitende Schilddrüsenerkrankung beobachtet (Hartig 1995). In 82–94,5% ist die Supraspinatussehne betroffen (Gärtner u. Heyer 1995; Bosworth 1941).

> **Das klassische Kalkdepot liegt in der Hauptregion der Hypovaskularität.**

4.3.1   Ätiologie

Die Ätiologie der Tendinosis calcarea ist noch nicht sicher geklärt. Es werden mechanische, vaskuläre und biochemische Faktoren diskutiert. Vaskuläre Ursache der Sehnenstransformation kann die Gefäßversorgung der Rotato-

renmanschette darstellen. Sie hängt vom Anastomosennetzwerk der Blutgefäße ab, das vom Tuberculum majus auf der einen Seite und den Muskeln der Rotatorenmanschette auf der anderen Seite gespeist wird. Beide Quellen treffen sich 1 cm medial des knöchernen Supraspinatussehnenansatzes und bilden dort eine eher minderversorgte Zone, die als kritische Zone definiert wurde (Moseley u. Goldie 1963).

Rathburn u. Macnab (1970) beschrieben, dass sich bei Adduktion (Arm an der Seite) die Blutgefäße des lateralen Anteils der Supraspinatussehne nicht füllen. Diese Zone liegt etwa 1 cm oder weiter medial des Tuberculum majus und entspricht somit der „kritischen Zone". Die Studien von Uhthoff und Mitarbeitern zeigten, dass das Kalkdepot in der Sehne etwa 1 cm oder mehr medial des Tuberculum majus liegt und somit die Lokalisation mit dem Areal der Minderperfusion der Sehne korrespondiert. Daraus folgerten die Autoren, dass eine persistierende Verminderung der Sauerstoffversorgung des Gewebes die Transformation der Sehne in Knorpel mit einer Tendenz zur Mineralisation triggern kann (Uhthoff 1975; Shaw u. Bassett 1967).

Lokale Druckerhöhungen führen ebenfalls zur Minderdurchblutung und Hypoxie des Sehnengewebes mit Transformation der Sehnenzellen in Knorpel mit einer Tendenz zur Mineralisation (Shaw u. Bassett 1967; Uhthoff 1975). Gärtner u. Heyer (1995) vermuten einen weiteren mechanischen Mechanismus, ausgelöst durch eine muskuläre Dysbalance: Der überwiegend tonische M. levator scapulae neigt zur Verkürzung. Er rotiert die Scapula nach inferior, sodass das Glenoid nicht mehr nach leicht superior, sondern vertikal ausgerichtet ist. Insbesondere der M. supraspinatus wird somit in einem permanenten Haltetonus gezwungen und tendiert zur Kalzifizierung in der hypoxischen Insertionszone.

Es werden auch endokrine Einflüsse beschrieben. So fanden Harvie et al. (2007) bei 102 Patienten in 65% der Fälle entweder eine begleitende Autoimmunerkrankung mit Hyperthyreoidismus oder eine hormonelle gynäkologische Erkrankung. Die Patienten mit endokriner Erkrankung sind im Vergleich mit Patienten ohne endokrine Begleiterkrankung signifikant jünger (41 vs. 47 Jahre), weisen einen signifikant längeren Verlauf (80 vs. 47 Monate) auf, und ein höherer Anteil der Patienten musste sich einer operativen Therapie (47% vs. 23%) unterziehen.

Die histomorphologischen Studien von Uhthoff weisen darauf hin, dass grundlegend die Tendinosis calcarea als eigenständige Erkrankung von dystrophen Kalzifikationen abzugrenzen ist, da es sich bei der Tendinosis calcarea um eine zellvermittelte Kalzifikation, resultierend aus einer chondrogenen Modulation der Tenozyten, die eine Mineraleinlagerung verursacht, handelt und weder ihre selbstheilende Natur noch die verschiedenen Aspekte ihrer Pathologie charakteristisch für eine degenerative Erkrankung sind (Uhthoff 2004).

Der Mechanismus der Induktion der Kalkdepotresorption ist noch immer nicht geklärt.

4.3.2 Stadien der Tendinosis calcarea

Der Zeitraum des Spontanverlaufes der Tendinosis calcarea ist individuell verschieden und wird zwischen einigen Monaten bis zu mehreren Jahren angegeben (Cruess 1981). Die jährliche Resorptionsrate liegt nach Bosworth (1941) bei 6,4%. Hingegen wurde von Rupp et al. (2000) eine Halbjahresresorptionsrate von 32% vollständig oder zu mehr als 50% resorbierten Kalkdepots Typ Gärtner I oder II beschrieben. Wölk u. Wittenberg (1997) berichten von einer 5- Jahres-Resorptionsrate von 67%.

Gewöhnlich ist die Bursa subacromialis nicht von der Erkrankung mitbetroffen. Hartig fand in 5% der Fälle Kalk im subakromialen Gewebe und in der Bursa. Während der Resorptionsphase weist die Bursa keine oder nur eine minimale Reaktion auf, die oft auf eine lokalisierte Hyperämie limitiert ist und die nicht ausgeprägt genug ist, um eine bursale Verdickung zu verursachen. Eine mechanisch induzierte Bursitis kann jedoch infolge der darunterliegenden verdickten Sehne entstehen

(Litchman et al. 1968; Hartig 1995; Uhthoff 2004).

Die weitestgehend akzeptierte Theorie der Entstehung der Tendinosis calcarea als zellvermittelter Prozess wurde von Uhthoff (Uhthoff 1975, 2004) inauguriert.

Die Tendinosis calcarea weist einen stadienhaften Verlauf auf (Uhthoff 2004) (Abb. 1):

Die Stadien der Tendinosis calcarea nach Uhthoff (2004) zeigt ◘ Abb. 4.3.

Präkalzifikationsstadium

Aktive Kalzifizierung ohne Verknöcherung: In der Ansatzregion der Rotatorenmanschette kommt es zu einer Metaplasie von Sehnenzellen zu Chondrozyten, die vermehrt Proteoglykane und damit Faserknorpel bilden (Uhthoff u. Sarkar 1976).

Kalzifikationsstadium mit Formationsphase, Ruhephase und Resorptionsphase

In der Formationsphase wird das Kalkdepot von fibrokartilaginär transformierten Tenozyten in der Sehne gebildet. In der umgebenden Interzellularsubstanz entstehen Karbonatapatitkristalle in sog. Matrixvesikeln und bilden Verkalkungsherde. Histologisch sind in der Formationsphase die Areale des fibrösen Knorpels mit den Kalzifikationsherden frei von Gefäßen. Die Kalzifikationsherde sind durch fibrokartilaginäre Septen getrennt, die im weiteren Verlauf zunehmend durch das sich ausdehnende Kalkdepot erodiert werden. Makroskopisch erscheint das Kalkdepot in dieser Phase kreideartig.

In der darauffolgenden unterschiedlich lang andauernden Ruhephase findet keine weitere Kalkanlagerung statt. Aus unbekannten Gründen setzt meist nach Jahren eine Hyperämie und anschließende Phagozytose der Kristalle ein (Resorptionsphase). Durch die histomorphologischen Veränderungen entwickelt sich eine Volumenzunahme mit intratendinöser Druckerhöhung, die zu Spontanperforationen in die Bursa subacromialis führen kann. Makroskopisch erscheint das Kalkdepot jetzt dick, weiß, cremig oder zahnpastaartig.

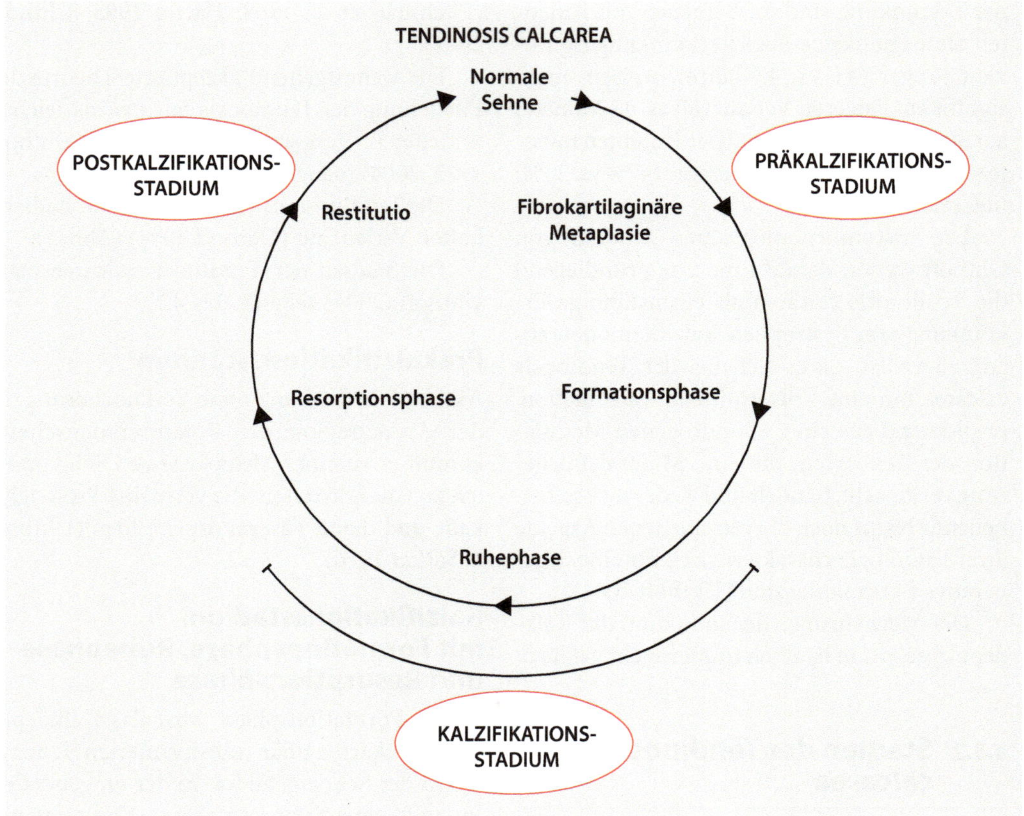

◘ Abb. 4.3   Stadien der Tendinosis calcarea nach Uhthoff (2004)

Postkalzifikationsstadium mit Reparationsphase

Während der Resorption wird das Kalkdepot durch Granulationsgewebe ersetzt. Letztlich bauen Fibroblasten ein neues gefäßreiches Bindegewebe auf, sodass eine intakte strapazierfähige Sehne (Kollagen Typ I) resultiert.

Ablaufabweichungen

- Schmerzhafte Depotpersistenz,
- Postkalzifikationstendinitis.

4.3.3   Klassifikationen der Tendinosis calcarea

Radiologische Stadieneinteilung

Gärtner und Heyer postulierten 1995 eine radiologische Stadieneinteilung im Röntgenbild (◘ Abb. 4.4, Kennzeichen in ◘ Tab. 4.1), die den Stadien des Spontanverlaufs entspricht (Gärtner u. Heyer 1995).

Einteilung nach der Größe des Durchmessers

Die Größeneinteilung im Röntgenbild nach Bosworth (1941) orientiert sich am größten Durchmesser (◘ Tab. 4.2).

Die Größe des Kalkdepots korreliert jedoch nicht mit der Dauer und der Intensität der klinischen Beschwerden (Gärtner u. Heyer 1995).

Einteilung nach der Morphologie

Molé et al. (1993) klassifizierte bereits 1993 das morphologische Erscheinungsbild des Kalkdepots im Röntgenbild in 4 verschiedene Typen in Abhängigkeit des zeitlichen Verlaufes der Erkrankung (◘ Tab. 4.3).

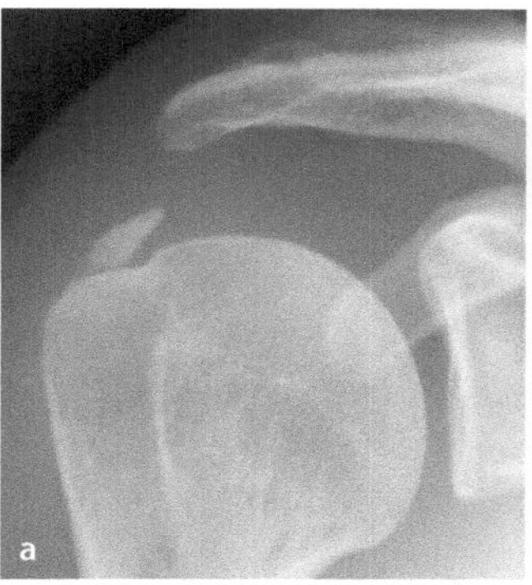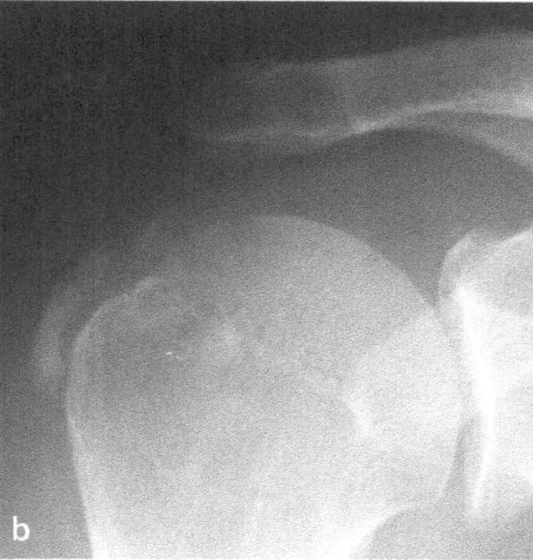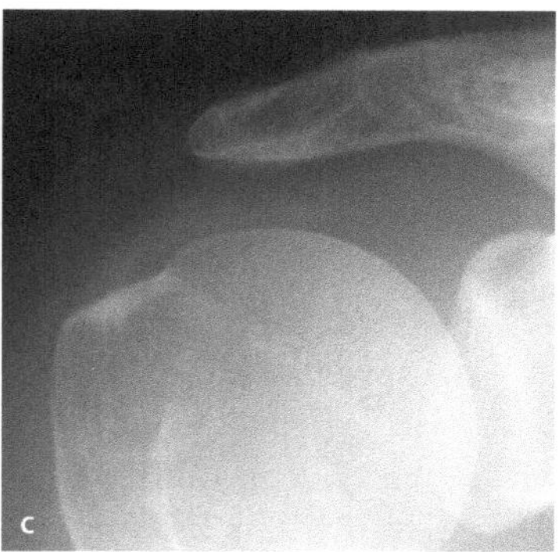

⬛ Abb. 4.4a–c Stadien des Spontanverlaufs der Tendinosis calcarea nach Gärtner u. Heyer (1995). **a** Strahlendichtes, scharf begrenztes Kalkdepot Typ I nach Gärtner. **b** Teils scharf begrenztes, teils wolkig aufgelockertes Kalkdepot Typ II nach Gärtner. **c** Unscharf begrenztes, wolkig aufgelockertes Kalkdepot Typ III nach Gärtner

⬛ Tab. 4.1 Radiologische Stadieneinteilung der Tendinosis calcarea nach Gärtner u. Heyer (1995)

Einteilung	Kennzeichen	Stadium
Typ I	Kalkdepot scharf begrenzt und strahlendicht	Präkalzifikationsstadium
Typ II	Kombination aus Typ I und III	Kalzifikationsstadium
Typ III	Kalkdepot unscharf begrenzt und wolkig aufgelockert	Postkalzifikationsstadium

⬛ Tab. 4.2 Größeneinteilung der Tendinosis calcarea nach Bosworth (1941)

Einteilung	Größter Durchmesser
Grad I	<0,5 cm
Grad II	0,5–1,5 cm
Grad III	>1,5 cm

⬛ Tab. 4.3 Einteilung der der Tendinosis calcarea nach dem morphologischen Erscheinungsbild des Kalkdepots nach Molé et al. (1993)

Einteilung	Kennzeichen
Typ-I-Kalzifikation	dicht, homogen, klare Kontur
Typ-IIa-Kalzifikation	dicht, separiert (geteilt), klare Konturen
Typ-IIb-Kalzifikation	inhomogen, zackige Kontur
Typ-III-Kalzifikation	dystrophe Kalzifikation der Insertion (dicht, klein, mit Kontakt zum Tuberculum majus)

4.3.4 Klinischer Verlauf

Im klinischen Verlauf unterscheidet man eine akute von einer chronischen Phase (Gärtner u. Heyer 1995). Klinisch fand Uhthoff eine hohe Korrelation von massivem Schmerz und histologischen Zeichen der aktiven Resorption (Uhthoff 1975), wobei das histologische Erscheinungsbild nicht die Dauer und die Intensität der Symptome widerspiegelt (Hartig 1995).

> **Das Kardinalsymptom der Tendinosis calcarea (Uhthoff 2004b) ist der Schmerz, der am ausgeprägtesten während der Resorptionsphase ist mit einer schmerzbedingten Einschränkung der Beweglichkeit. Radiologisch findet sich ein Kalkdepot, das häufig auch sonographisch nachgewiesen werden kann.**

Der Schmerz kann durch größere Depots induziert sein, die zum Impingement gegen das Lig. coracoacromiale führen.

Zudem kommt es in der fortgeschrittenen Phase der Resorption zur Exsudation von Zellen mit Gefäßproliferation, die zu einer beträchtlichen Erweiterung des Gewebes führt und somit den intratendinösen Druck erhöht, der wiederum Schmerzen verursachen kann.

Die subakute Phase und die chronische Phase müssen nicht von Schmerzen begleitet sein.

Während der akuten Phase leiden die Patienten an plötzlich einsetzenden massiven Scherzen, häufig begleitet von einer schmerzbedingten Pseudoparalyse der Schulter über einen Zeitraum von 2–3 Wochen. Es findet sich eine hyperalge Schulter, ggf. mit Schwellung und Überwärmung. Der Arm wird vom Patienten innenrotiert am Körper fixiert gehalten. Besonders klagt der Patient über Nachtschmerzen. Danach klingen die Schmerzen allmählich bis zur völligen Beschwerdefreiheit ab. Es können jedoch auch Restbeschwerden über Monate hinweg bestehen bleiben (Postkalzifikationstendinitis).

Makroskopisch findet sich eine milchige Emulsion in der akuten Phase, die mineralogisch aus schlecht kristallinisiertem Carbonat-Apatit besteht und durch Dehydratation zu feinem Puder wird. In der chronischen Phase findet sich ein granuläres Konglomerat, welches sich durch Dehydratation nicht verändert (Gärtner u. Simons 1990). Die Kristalle werden in der Sehne oder nach Durchbruch in die Bursa subacromialis/subdeltoidea resorbiert (Resorptionsstadium).

Die **Histologie** zeigt eine phagozytäre Resorption der Kristalle mit Hyperämie. Das Röntgenbild zeigt ein transparentes, unscharf begrenztes und wolkiges Kalkdepot Typ III nach Gärtner.

Histomorphologisch liegt das Kalkdepot in der Sehne. Die Läsionen bestehen aus multiplen, fokalen Kalziumdepots, die getrennt und von fibrokartilaginärem Gewebe umhüllt sind (Uhthoff 1975). Resorptionsfreie Areale und Areale mit resorptiver Aktivität kommen nebeneinander vor. In Arealen mit resorptiver Aktivität sind die kalzifizierenden Foci partiell oder komplett von mononukleären oder multinukleären Zellen, die phagozytiertes Material in ihrem Zytoplasma enthalten, umgeben. Des Weiteren finden sich hier viele dünnwandige Blutgefäße (Uhthoff 1975; Archer et al. 1993; Hartig 1995).

Röntgenbeugungsanalysen (Gärtner u. Simons 1990; Uhthoff 1975) als auch elektronenmikroskopische Untersuchungen konnten zeigen, dass das Kalkdepot aus schlecht kristallisiertem Hydroxylapatit mit einem Muster ähnlich dem des Knochens besteht und die Größe der Kristalle zwischen der Kristallgröße von Zahnpasta und Knochen liegt.

Das Verhältnis von H_2O, CO_3 und PO_4 weist erhebliche Schwankungen in den Proben ohne Korrelation zu akuten und chronischen Stadien auf (Gärtner u. Simons 1990). Bartl et al. (2010) wiesen anhand einer histopathologischen Untersuchung von 120 arthroskopisch gewonnenen Biopsaten bei Patienten mit chronischer Tendinosis calcarea der Schulter (Durchschnittsalter 45 Jahre) in 63% der Fälle primitiven Knochen mit seinen typischen Bausteinen neben den anderen Stadien der Tendinosis calcarea nach.

In den Arealen der Kalzifizierung erscheint die Sehne desorganisiert, und die charakteristische longitudinale Ausrichtung der Kollagenfibrillen einer gesunden Sehne fehlt (Archer et al. 1993).

Von der akuten Phase der Tendinosis calcarea müssen differenzialdiagnostisch die septische Arthritis, die rheumatoide Arthritis, die neuralgische Schulteramyotrophie und der zervikale Bandscheibenvorfall abgegrenzt werden.

Die chronische Phase der Tendinosis calcarea ist gekennzeichnet durch langsam zunehmende Schmerzen, die bis zum Deltaansatz oder in den Oberarm ausstrahlen. Es bestehen Nachtschmerzen, sodass der Patient nicht auf der betroffenen Schulter liegen kann. Die Schmerzintensität ist oft über einen Zeitraum von Jahren wechselhaft, meist mit einem Gipfel im Frühjahr oder im Herbst.

Inspektorisch ist die Schulter unauffällig und frei beweglich. Die Abduktion ist zwischen 60° und 120° schmerzhaft (schmerzhafter Bogen). Oft gibt der Patient auch Schmerzen bei Elevation des Armes über 90° an. Die isometrischen Widerstandstests sind schmerzhaft. Die Schwäche ist durch die Schmerzüberlagerung nur vorgetäuscht. Die Impingementzeichen fallen positiv aus.

> **Es gibt für die chronische Phase der Tendinosis calcarea keinen beweisenden Untersuchungsbefund!**

Gewöhnlich ist die Bursa subacromialis nicht in die Erkrankung involviert (Hartig 1995; Uhthoff 2004).

Das Röntgenbild weist ein zum Teil scharfrandig homogen dichtes Kalkdepot mit unscharf begrenzten und wolkig aufgelockerten Arealen (Typ II nach Gärtner) auf. Die Kalkdepotgröße korreliert nicht mit den Beschwerden (Gärtner u. Heyer 1995).

Die Tendinosis calcarea prädisponiert nicht zur Rotatorenmanschettenläsion (Mc u. Asherman 1951; Friedman 1957). Hedtmann u. Fett (1989) wiesen sonographisch eine Koexistenz beider Erkrankungen von unter 10% nach. Umgekehrt schließt der Kalknachweis im Röntgenbild eine Ruptur nicht völlig aus (Hsu et al. 1994).

Es besteht ebenfalls keine Korrelation mit degenerativen Veränderungen der Rotatorenmanschette sowie knöchernem subakromialem Impingement (Loew et al. 1996).

4.3.5 Therapie

Konservative Therapie

Da die Tendinosis calcarea eine natürlicherweise selbstlimitierende Erkrankung (Uhthoff u. Loehr 1997) darstellt, besteht primär die Indikation zur stadienorientierten konservativen Therapie. In der akuten Phase erfolgt die Behandlung mittels initialer subakromialer Kortikoidinjektion, oraler Opioidgabe (WHO Stufe II) kombiniert mit NSAID unter Magenschutz (Protonenpumpenhemmer) sowie einer kurzfristigen Ruhigstellung des Armes. Auch die konservative Therapie der subakuten Phase kann in Abhängigkeit der Schmerzintensität mit einer subakromialen Kortikoidinjektion eingeleitet werden. Ansonsten ist eine hochdosierte antiphlogistische Therapie mit NSAID ohne orale Opioide über maximal 10 Tage ausreichend.

Im schmerzhaften akuten und subakuten Stadium ist auf eine physiotherapeutische Behandlung zu verzichten, da sie durch die mechanische Irritation die Beschwerden des Patienten verstärkt. Begleitend können jedoch schmerzlindernde physikalische Therapieverfahren wie die Ultraschallbehandlung oder die Iontophorese mit NSAID-haltigen Topika angewandt werden.

Die chronische Phase ist durch gelegentliche, meist in den Deltoideusansatz oder auch in den Nacken ausstrahlende Schmerzen gekennzeichnet, die sich klinisch nicht von einem subakromialen Impingement unterscheidet. Die konservative Therapie der chronischen Tendinosis calcarea erzielt bei 50% der Patienten gute Resultate (Kempf 1997).

Als weitere konservative Therapieverfahren können das Needling unter sonographischer oder radiologischer/CT-Kontrolle sowie die Stoßwellentherapie angewandt werden.

Gärtner (1993) empfiehlt, das Needling des Kalkdepots unter Bildverstärkerkontrolle durchzuführen. In seiner Arbeit konnte er zeigen, dass Patienten mit einem Kalkdepot Typ I in 33% der Fälle, Patienten mit Typ II in 71% und Patienten mit Typ III in 85% der Fälle eine vollständige Auflösung des Depots nach dem Needling aufwiesen. Bei Typ-II-Depots war aber nur die Hälfte der Patienten beschwerdefrei. Typ-III-Depots lösten sich mit oder ohne Therapie nach 2–3 Wochen auf.

Daraus resultiert die Empfehlung, ein Needling bei Typ-I-Depots im akuten Stadium durchzuführen. Hierzu wird unter Bildwandlerkontrolle in Lokalanästhesie das Depot mit der Nadel aufgesucht und mit Kochsalzlösung durchgespült, während mit einer zweiten Kanüle im Subakromialraum nahe dem Depot die Flüssigkeit abpunktiert wird. Insgesamt besteht ein erhöhtes Infektionsrisiko, und die Ergebnisse sind denen der arthroskopischen Entfernung unterlegen (Gleyze 1997).

Alternativ hat sich als nichtinvasives Verfahren zur Behandlung der Typ-I- und Typ-II-Kalkdepots die extrakorporale Stoßwellentherapie entwickelt. Sowohl Rompe et al. (1997, 2001), Loew et al. (1999) als auch andere Autoren (Farr et al. 2011; Ioppolo et al. 2012) berichten über Erfolgsraten von über 50%. Ferner belegten Loew et al. (1999), Farr et al. (2011) und Verstraelen et al. (2014), dass die subjektiven, funktionellen und radiologischen Ergebnisse nach Stoßwellenbehandlung energie- und dosisabhängig sind. So konnte mit einer zweimaligen hochenergetischen Therapie die beste Schmerzreduktion und Desintegration des Kalkdepots erzielt werden, wobei der Erfolg nicht von der Größe des Kalkdepots abhing. Der Einfluss des radiologischen Kalktyps auf die Erfolgsrate mit der EWST wurde nicht geklärt.

Neben den seit Mitte der 80-er Jahre eingesetzten, aus der Nephrolitotrypsie stammenden auf elektrohydraulisch, piezoelektrisch und elektromagnetisch basierenden fokussierten Stoßwellentherapie kommt seit Ende der 90-er Jahre eine pneumatisch erzeugte nieder- bis mittelenergetische radiale Stoßwelle (RSWT) zum Einsatz. Zu unterscheiden ist hiervon die unfokussierte Druckwellentherapie.

Im Gegensatz zu den fokussierten Stoßwellenerzeugungsprinzipien liegt der Fokus nicht am Wirkort selbst, sondern in der Spitze des Applikators. Die radiale Stoßwelle breitet sich von der Applikatorspitze radiär mit einer Eindringtiefe von 3,5 cm ohne Fokussierung des Stoßwellenfeldes im Gewebe aus, wodurch der

Druck und die Energiedichte mit der dritten Potenz der Eindringtiefe im Gewebe abnehmen und somit die pneumatisch erzeugte Stoßwelle zunächst wenig geeignet zur Behandlung der Tendinosis calcarea der Rotatorenmanschette schien (Zochodne 1993; Haake et al. 2002). Therapieziel der radialen Stoßwellentherapie der Tendinosis calcarea war daher primär nicht die Induktion der Kalkdepotdesintegration, sondern die Schmerzlinderung.

Eine prospektive und eine einfach verblindete randomisierte Studie konnte jedoch bereits 4 Wochen nach der letzten Behandlung (3–4 Behandlungen im Abstand von 5–10 Tagen, 2000 bzw. 2500 Impulse bei einem Druck von 2,5 bar und einer Frequenz von 8–10 Hz; nieder- bis mittelenergetisch) bei vergleichbaren Behandlungsparametern eine signifikante Schmerzlinderung und nach 6 Monaten eine Auflösung des Kalkdepots bei 65% bzw. 86% der Patienten ohne Nebenwirkungen nachweisen (Magosch et al. 2003; Cacchio et al. 2006). Tierexperimentelle Studien wiesen sowohl für die fokussierte als auch für die radiale Stoßwellentherapie dosisabhängig eine „Entzündungsreaktion" im Gewebe mit Gefäß- und Zellproliferationen und nachfolgender restitutio ad integrum nach (Rompe et al. 1998; Sistermann u. Katthagen 1998; Haupt 2004).

Die ESWT stellt die letzte nichtinvasive Therapieform vor einer operativen Intervention dar und ist mit wenigen, jedoch dosisabhängigen Nebenwirkungen behaftet. Die niederenergetische Therapie weist keine Nebenwirkungen auf. Für die hochenergetische Therapie wurden intramuskuläre Hämatome beschrieben (Rompe et al. 1998; Sistermann u. Katthagen 1998). Kontraindiziert ist die Durchführung der Stoßwellentherapie in der akuten bzw. subakuten schmerzhaften Phase und bei der systemischen Therapie mit Antikoagulanzien. Nach Abklingen der akuten Schmerzen darf die Stoßwellentherapie einsetzen.

Im eigenen Vorgehen empfehlen wir, Überkopfsportarten während des Behandlungszeitraumes und auch die Physiotherapie zu pausieren, um eine Reizung mit erneuten Schmerzen zu vermeiden. Zeigt sich 3 Monate nach der letzten Stoßwellentherapie radiologisch keine Veränderung des Kalkdepots, so kann in Abhängigkeit der aktuellen Schmerzsymptomatik die Indikation zur arthroskopischen Kalkdepotexstirpation gegeben sein.

Eine aktuelle Metaanalyse der konservativen Therapieoptionen der Tendinosis calcarea zeigte, dass die hochenergetische ESWT im Vergleich zu anderen konservativen Therapieverfahren (sonographisch kontrolliertes Needling, sonographisch kontrollierte subakromiale Kortikosteroidinfiltration) kurz- und mittelfristig zu einer signifikanten Schmerzlinderung und Funktionsverbesserung führt (moderate Evidenz) (Louwerens et al. 2014).

Operative Therapie

Konnte unter der konservativen Therapie nach Ausschöpfung aller Maßnahmen keine ausreichende Schmerzlinderung im Verlauf eines Jahres bei einem Kalkdepot Typ Gärtner I oder II erzielt werden, ist die Indikation zur arthroskopischen Kalkdepotexstirpation gegeben. Typ-III-Depots stellen keine absolute OP-Indikation dar, da sie sich nach Gärtner (◘ Tab. 4.1) innerhalb von wenigen Wochen selbst auflösen. Ferner besteht keine Indikation zur arthroskopischen Therapie bei Depots der Größe Bosworth 0–1 (◘ Tab. 4.2).

Das operative Prinzip der arthroskopischen Kalkdepotexstirpation besteht im subakromialseitigen Aufsuchen des Kalkdepots mit Hilfe des Probeneedlings nach dem Freilegen der Sehnenoberfläche (Entfernung von Weichteilen und Bursagewebe). Wurde das Depot gefunden, so wird die Sehne längs inzidiert, um eine Schädigung der Sehne zu vermeiden. Hierbei entleert sich schon ein Teil des Kalkdepots. Anschließend kürettiert man das Depot mit einem scharfen Löffel und débridiert die Sehne im Bereich der Inzision. Durch die Längsinzision ist eine Nahtrekonstruktion der Sehne nicht notwendig. Zudem ermöglicht die „offen gelassene" Sehne noch die Resorption eventuell verbliebener Kalkreste.

Liegt jedoch eine transmurale Sehnenschädigung vor, so muss die Sehne mit einer Seit-zu-Seit-Naht rekonstruiert werden.

Literatur

Literatur zu ► Abschn. 4.1

Balboni TA, Gobezie R, Mamon HJ (2006) Heterotopic ossification: Pathophysiology, clinical features, and the role of radiotherapy for prophylaxis. Int J Radiat Oncol Biol Phys 65 (5): 1289–1299. doi: 10.1016/j.ijrobp.2006.03.053

Baschera D, Rad H, Collopy D, Zellweger R (2015) Incidence and clinical relevance of heterotopic ossification after internal fixation of acetabular fractures: retrospective cohort and case control study. J Orthop Surg Res 10: 60. doi: 10.1186/s13018–015–0202-z

Brooker AF, Bowerman JW, Robinson RA, Riley LH, Jr. (1973) Ectopic ossification following total hip replacement. Incidence and a method of classification. J Bone Joint Surg Am 55 (8): 1629–1632

Burd TA, Lowry KJ, Anglen JO (2001) Indomethacin compared with localized irradiation for the prevention of heterotopic ossification following surgical treatment of acetabular fractures. J Bone Joint Surg Am 83-A (12): 1783–1788

Chalidis B, Stengel D, Giannoudis PV (2007) Early excision and late excision of heterotopic ossification after traumatic brain injury are equivalent: a systematic review of the literature. J Neurotrauma 24 (11): 1675–1686. doi: 10.1089/neu.2007.0342

Childs HA, 3rd, Cole T, Falkenberg E, Smith JT, Alonso JE, Stannard JP, Spencer SA, Fiveash J, Raben D, Bonner JA, Westfall AO, Kim RY (2000) A prospective evaluation of the timing of postoperative radiotherapy for preventing heterotopic ossification following traumatic acetabular fractures. Int J Radiat Oncol Biol Phys 47 (5): 1347–1352

Citta-Pietrolungo TJ, Alexander MA, Steg NL (1992) Early detection of heterotopic ossification in young patients with traumatic brain injury. Arch Phys Med Rehabil 73 (3): 258–262

Coventry MB, Scanlon PW (1981) The use of radiation to discourage ectopic bone. A nine-year study in surgery about the hip. J Bone Joint Surg Am 63 (2): 201–208

Debus F, Lefering R, Frink M, Kuhne CA, Mand C, Bucking B, Ruchholtz S (2015) Numbers of severely injured patients in Germany. A retrospective analysis from the DGU (German Society for Trauma Surgery) Trauma Registry. Dtsch Arztebl Int 112 (49): 823–829. doi: 10.3238/arztebl.2015.0823

Edwards DS, Barbur SA, Bull AM, Stranks GJ (2015) Posterior mini-incision total hip arthroplasty controls the extent of post-operative formation of heterotopic ossification. Eur J Orthop Surg Traumatol 25 (6): 1051–1055. doi: 10.1007/s00590–015–1646-x

Ellerin BE, Helfet D, Parikh S, Hotchkiss RN, Levin N, Nisce L, Nori D, Moni J (1999) Current therapy in the management of heterotopic ossification of the elbow: a review with case studies. Am J Phys Med Rehabil 78 (3): 259–271

Fijn R, Koorevaar RT, Brouwers JR (2003) Prevention of heterotopic ossification after total hip replacement with NSAIDs. Pharm World Sci 25 (4): 138–145

Firoozabadi R, O'Mara TJ, Swenson A, Agel J, Beck JD, Routt M (2014) Risk factors for the development of heterotopic ossification after acetabular fracture fixation. Clin Orthop Relat Res 472 (11): 3383–3388. doi: 10.1007/s11999-014-3719-2

Garland DE (1988) Clinical observations on fractures and heterotopic ossification in the spinal cord and traumatic brain injured populations. Clin Orthop Relat Res (233): 86–101

Garland DE (1991) A clinical perspective on common forms of acquired heterotopic ossification. Clin Orthop Relat Res (263): 13–29

Garland DE, Hanscom DA, Keenan MA, Smith C, Moore T (1985) Resection of heterotopic ossification in the adult with head trauma. J Bone Joint Surg Am 67 (8): 1261–1269

Jackson WM, Aragon AB, Bulken-Hoover JD, Nesti LJ, Tuan RS (2009a) Putative heterotopic ossification progenitor cells derived from traumatized muscle. J Orthop Res 27 (12): 1645–1651. doi: 10.1002/jor.20924

Jackson WM, Aragon AB, Djouad F, Song Y, Koehler SM, Nesti LJ, Tuan RS (2009b) Mesenchymal progenitor cells derived from traumatized human muscle. J Tissue Eng Regen Med 3 (2): 129–138. doi: 10.1002/term.149

Jansen JT, Broerse JJ, Zoetelief J, Klein C, Seegenschmiedt HM (2005) Estimation of the carcinogenic risk of radiotherapy of benign diseases from shoulder to heel. Radiother Oncol 76 (3): 270–277. doi: 10.1016/j.radonc.2005.06.034

Kaempffe FA, Bone LB, Border JR (1991) Open reduction and internal fixation of acetabular fractures: heterotopic ossification and other complications of treatment. J Orthop Trauma 5 (4): 439–445

Knelles D, Barthel T, Karrer A, Kraus U, Eulert J, Kolbl O (1997) Prevention of heterotopic ossification after total hip replacement. A prospective, randomised study using acetylsalicylic acid, indomethacin and fractional or single-dose irradiation. J Bone Joint Surg Br 79 (4): 596–602

Lounev VY, Ramachandran R, Wosczyna MN, Yamamoto M, Maidment AD, Shore EM, Glaser DL, Goldhamer DJ, Kaplan FS (2009) Identification of progenitor cells that contribute to heterotopic skeletogenesis. J Bone Joint Surg Am 91 (3): 652–663. doi: 10.2106/JBJS.H.01177

Matta JM, Siebenrock KA (1997) Does indomethacin reduce heterotopic bone formation after opera-tions for acetabular fractures? A prospective randomised study. J Bone Joint Surg Br 79 (6): 959–963

McLaren AC (1990) Prophylaxis with indomethacin for heterotopic bone. After open reduction of fractures of the acetabulum. J Bone Joint Surg Am 72 (2): 245–247

Moed BR, Letournel E (1994) Low-dose irradiation and indomethacin prevent heterotopic ossification after acetabular fracture surgery. J Bone Joint Surg Br 76 (6): 895–900

Nesti LJ, Jackson WM, Shanti RM, Koehler SM, Aragon AB, Bailey JR, Sracic MK, Freedman BA, Giuliani JR, Tuan RS (2008) Differentiation potential of multipotent progenitor cells derived from war-traumatized muscle tissue. J Bone Joint Surg Am 90 (11): 2390–2398. doi: 10.2106/JBJS.H.00049

Newman RJ, Stone MH, Mukherjee SK (1987) Accelerated fracture union in association with severe head injury. Injury 18 (4): 241–246

Pape HC, Lehmann U, van Griensven M, Gansslen A, von Glinski S, Krettek C (2001) Heterotopic ossifications in patients after severe blunt trauma with and without head trauma: incidence and patterns of distribution. J Orthop Trauma 15 (4): 229–237

Pape HC, Marsh S, Morley JR, Krettek C, Giannoudis PV (2004) Current concepts in the development of heterotopic ossification. J Bone Joint Surg Br 86 (6): 783–787

Pelissier J, Petiot S, Benaim C, Asencio G (2002) [Treatment of neurogenic heterotopic ossifications (NHO) in brain injured patients: review of literature]. Ann Readapt Med Phys 45 (5): 188–197

Perkins R, Skirving AP (1987) Callus formation and the rate of healing of femoral fractures in patients with head injuries. J Bone Joint Surg Br 69 (4): 521–524

Peterson SL, Mani MM, Crawford CM, Neff JR, Hiebert JM (1989) Postburn heterotopic ossification: insights for management decision making. J Trauma 29 (3): 365–369

Potter BK, Burns TC, Lacap AP, Granville RR, Gajewski DA (2007) Heterotopic ossification following traumatic and combat-related amputations. Prevalence, risk factors, and preliminary results of excision. J Bone Joint Surg Am 89 (3): 476–486. doi: 10.2106/JBJS.F.00412

Sauer R, Seegenschmiedt MH, Goldmann A, Beck H, Andreas P (1992) [Prevention of periarticular ossification following endoprosthetic hip replacement using postoperative irradiation]. Strahlenther Onkol 168 (2): 89–99

Schurch B, Capaul M, Vallotton MB, Rossier AB (1997) Prostaglandin E2 measurements: their value in the early diagnosis of heterotopic ossification in spinal cord injury patients. Arch Phys Med Rehabil 78 (7): 687–691

Seegenschmiedt MH, Katalinic A, Makoski H, Haase W, Gademann G, Hassenstein E (2000) Radiation therapy for benign diseases: patterns of care study in Germany. Int J Radiat Oncol Biol Phys 47 (1): 195–202

Seegenschmiedt MH, Keilholz L, Martus P, Goldmann A, Wolfel R, Henning F, Sauer R (1997) Prevention of heterotopic ossification about the hip: final results of two randomized trials in 410 patients using either preoperative or postoperative radiation therapy. Int J Radiat Oncol Biol Phys 39 (1): 161–171

Shehab D, Elgazzar AH, Collier BD (2002) Heterotopic ossification. J Nucl Med 43 (3): 346–353

Shore EM, Xu M, Feldman GJ, Fenstermacher DA, Cho TJ, Choi IH, Connor JM, Delai P, Glaser DL, LeMerrer M, Morhart R, Rogers JG, Smith R, Triffitt JT, Urtizberea JA, Zasloff M, Brown MA, Kaplan FS (2006) A recurrent mutation in the BMP type I receptor ACVR1 causes inherited and sporadic fibrodysplasia ossificans progressiva. Nat Genet 38 (5): 525–527. doi: 10.1038/ng1783

Stover SL, Hataway CJ, Zeiger HE (1975) Heterotopic ossification in spinal cord-injured patients. Arch Phys Med Rehabil 56 (5): 199–204

Urist MR, Nakagawa M, Nakata N, Nogami H (1978) Experimental myositis ossificans: cartilage and bone formation in muscle in response to a diffusible bone matrix-derived morphogen. Arch Pathol Lab Med 102 (6): 312–316

Vanden Bossche L, Vanderstraeten G (2005) Heterotopic ossification: a review. J Rehabil Med 37 (3): 129–136. doi: 10.1080/16501970510027628

Wutzler S, Lustenberger T, Relja B, Lehnert M, Marzi I (2013) [Pathophysiology of multiple trauma: intensive care medicine and timing of treatment]. Chirurg 84 (9): 753–758. doi: 10.1007/s00104–013–2477–0

Zeckey C, Hildebrand F, Mommsen P, Schumann J, Frink M, Pape HC, Krettek C, Probst C (2009) Risk of symptomatic heterotopic ossification following plate osteosynthesis in multiple trauma patients: an analysis in a level-1 trauma centre. Scand J Trauma Resusc Emerg Med 17: 55. doi: 10.1186/1757–7241–17–55

Literatur zu ▶ Abschn. 4.2

Baums MH, Klinger HM, Otte S (2003) Morbus Teutschländer – a massive soft-tissue calcification of the foot in a patient on long-term hemodialysis. Arch Orthop Trauma Surg 123 : 51–53

Blattert TR, Weckbach A (1993) Tumoral calcinosis (Morbus Teutschländer). Chirurg 64: 592–594

Drukker W, Jungerius NA, Alberts C (1967) Regular dialysis treatment in Europe. Third proceedings of the European Dialysis and Transplantation Association vol 4, pp 3–10

Duret MH (1899) Tumeurs multiples et singulieres des bourses sereuses. Bull Soc Anat Paris 74: 725

Kuzela DC, Huffer WE, Conger JD, Winter SD, Hammond WS (1977) Soft tissue calcification in chronic dialysis patients. Am J Pathol 86(2): 403–424

Mumme T, Griefingholt H, Schmidt-Rohlfing B, Müller-Rath R, Kochs A (2004) Morbus Teutschländer. Orthopäde 33: 829–835

Nikci V, Doumas C (2015) Calcium deposits in the hand and wrist. J Am Acad Orthop Surg 23: 87–94

Parfitt AM, Massry SG, Winfield AC, De Palma JR, Gordon A (1971) Dirsordered calcium and phosphorus metabolism during maintenance hemodiaylsis: Correlation of clinical, roentgenographic and biochemical changes. Am J Med 51: 319–330

Selye H (1962) Calciphylaxis. University of Chicago Press, Chicago Ill, USA

Teutschländer O (1935) Über progressive Lipogranulomatose der Muskulatur. Zugleich Beitrag zur Pathogenese der Myopathia osteoplastica progressiva. Klin Wochenschr 14: 451

Virchow R (1855) Kalk Metastasen. Virchows Arch Pathol Anat 8: 103–113

Literatur zu ▶ Abschn. 4.3

Archer RS, Bayley JI, Archer CW, Ali SY (1993) Cell and matrix changes associated with pathological calcification of the human rotator cuff tendons. J Anat 182 (Pt 1): 1–11

Bartl C, Bartl R., Habermeyer P, Lichtenberg S, Magosch P (2010) Calcification or bone formation? – Histologic features of calcifying tendinitis of the shoulder. In: 10th congress of EFORT, Madrid, Spain, 2010. J Bone Joint Surg Br, p 570

Bosworth B (1941) Calcium deposits in the shoulder and subacromial bursitis. Jour A M A

Cacchio A, Paoloni M, Barile A, Don R, de Paulis F, Calvisi V, Ranavolo A, Frascarelli M, Santilli V, Spacca G (2006) Effectiveness of radial shock-wave therapy for calcific tendinitis of the shoulder: single-blind, randomized clinical study. Phys Ther 86 (5): 672–682

Cruess RL (1981) Steroid-induced osteonecrosis: a review. Can J Surg 24 (6): 567–571

Farr S, Sevelda F, Mader P, Graf A, Petje G, Sabeti-Aschraf M (2011) Extracorporeal shockwave therapy in calcifying tendinitis of the shoulder. Knee surgery, sports traumatology, arthroscopy : official journal of the ESSKA 19 (12): 2085–2089. doi: 10.1007/s00167–011–1479-z

Friedman MS (1957) Calcified tendinitis of the shoulder. Am J Surg 94 (1): 56–61

Gärtner J (1993) [Tendinosis calcarea--results of treatment with needling]. Z Orthop Ihre Grenzgeb 131 (5): 461–469

Gärtner J, Heyer A (1995) [Calcific tendinitis of the shoulder]. Orthopäde 24 (3): 284–302

Gärtner J, Simons B (1990) Analysis of calcific deposits in calcifying tendinitis. Clin Orthop Relat Res (254): 111–120

Gleyze P, Montes P, Thomas T, Gazielly DF (1997) Compared resutls of the different treatments in calcifying tendinitis of the rotator cuff. A multicenterstudy of 149 shoulders. In: Gazielly DF, Gleyze, P, Thomas, T (eds) The Cuff. Elsevier, Paris

Haake M, Deike B, Thon A, Schmitt J (2002) Exact focusing of extracorporeal shock wave therapy for calcifying tendinopathy. Clin Orthop Relat Res (397): 323–331

Harmon PH (1958) Methods and results in the treatment of 2,580 painful shoulders, with special reference to calcific tendinitis and the frozen shoulder. Am J Surg 95 (4): 527–544

Hartig A, Huth, F. (1995) Neue Aspekte zur Morphologie und Therapie der Tendinosis calcarea der Schultergelenke. Arthroskopie 8: 117–122

Harvie P et al. (2007) Calcific tendinitis: natural history and association with endocrine disorders. J Shoulder Elbow Surg 16 (2): 169–173

Haupt G (2004) Tierexperimentelle Untersuchungen – Radiale Stoßwellentherapie. In: Gerdesmeyer L (ed) Extrakorporale Stoßwellentherapie. Books on demand, Norderstedt, pp 56–74

Hedtmann A, Fett H (1989) [So-called humero-scapular periarthropathy--classification and analysis based on 1,266 cases]. Z Orthop Ihre Grenzgeb 127 (6): 643–649

Hsu HC, Wu JJ, Jim YF, Chang CY, Lo WH, Yang DJ (1994) Calcific tendinitis and rotator cuff tearing: A clinical and radiographic study. Journal of shoulder and elbow surgery / American Shoulder and Elbow Surgeons [et al] 3 (3): 159–164. doi: 10.1016/S1058-2746(09)80095-5

Ioppolo F, Tattoli M, Di Sante L, Attanasi C, Venditto T, Servidio M, Cacchio A, Santilli V (2012) Extracorporeal shock-wave therapy for supraspinatus calcifying tendinitis: a randomized clinical trial comparing two different energy levels. Physical therapy 92 (11): 1376–1385. doi: 10.2522/ptj.20110252

Kempf JF, Bonnoment F, Nerisson D, Gastaud F, Lacaze F, Géraud, H. (1997) Arthroscopic isolated excision of rotator cuff calcium deposits,. In: Gazielly DF, Gleyze P, Thomas T (eds)The Cuff. Elsevier, Paris, pp 164–167

Litchman HM, Silver CM, Simon SD, Eshragi A (1968) The surgical management of calcific tendinitis of the shoulder. An analysis of 100 consecutive cases. Int Surg 50 (5): 474–479

Loew M, Daecke W, Kusnierczak D, Rahmanzadeh M, Ewerbeck V (1999) Shock-wave therapy is effective for chronic calcifying tendinitis of the shoulder. J Bone Joint Surg Br 81 (5): 863–867

Loew M, Sabo D, Wehrle M, Mau H (1996) Relationship between calcifying tendinitis and subacromial impingement: a prospective radiography and magnetic resonance imaging study. J Shoulder Elbow Surg 5 (4): 314–319

Louwerens JK, Sierevelt IN, van Noort A, van den Bekerom MP (2014) Evidence for minimally invasive therapies in the management of chronic calcific tendinopathy of the rotator cuff: a systematic review and meta-analysis. J Shoulder Elbow Surg/ American Shoulder and Elbow Surgeons 23 (8): 1240–1249. doi: 10.1016/j.jse.2014.02.002

Magosch P, Lichtenberg S, Habermeyer P (2003) [Radial shock wave therapy in calcifying tendinitis of the rotator cuff--a prospective study]. Z Orthop Ihre Grenzgeb 141 (6): 629–636

Mc LH, Asherman EG (1951) Lesions of the musculotendinous cuff of the shoulder. IV. Some observations based upon the results of surgical repair. J Bone Joint Surg Am 33 (A: 1): 76–86

Mole D, Kempf JF, Gleyze P, Rio B, Bonnomet F, Walch G (1993) [Results of endoscopic treatment of non-broken tendinopathies of the rotator cuff. 2. Calcifications of the rotator cuff]. Rev Chir Orthop Reparatrice Appar Mot 79 (7): 532–541

Moseley HF, Goldie I (1963) The arterial pattern of the rotator cuff of the shoulder. J Bone Joint Surg Br 45: 780–789

Rathbun JB, Macnab I (1970) The microvascular pattern of the rotator cuff. J Bone Joint Surg Br 52 (3): 540–553

Rompe JD, Eysel P, Hopf C, Krischek O, Vogel J, Burger R, Jage J, Heine J (1997) [Extracorporeal shockwave therapy in orthopedics. Positive results in tennis elbow and tendinosis calcarea of the shoulder]. Fortschr Med 115 (18): 26, 29–33

Rompe JD, Kirkpatrick CJ, Kullmer K, Schwitalle M, Krischek O (1998) Dose-related effects of shock waves on rabbit tendo Achillis. A sonographic and histological study. J Bone Joint Surg Br 80 (3): 546–552

Rompe JD, Zoellner J, Nafe B (2001) Shock wave therapy versus conventional surgery in the treatment of calcifying tendinitis of the shoulder. Clin Orthop Relat Res (387): 72–82

Rupp S, Seil R, Kohn D (2000) [Tendinosis calcarea of the rotator cuff]. Orthopäde 29 (10): 852–867

Rüttimann G (1959) Über die Häufigkeit röntgenologischer Veränderungen bei Patienten mit typischer Periarthritis humeroscapularis und bei Schultergesunden. Inauguraldissertation Juris, Zürich

Shaw JL, Bassett CA (1967) The effects of varying oxygen concentrations on osteogenesis and embryonic cartilage in vitro. J Bone Joint Surg Am 49 (1): 73–80

Sistermann R, Katthagen BD (1998) [5-years lithotripsy of plantar of plantar heel spur: experiences and results--a follow-up study after 36.9 months]. Z Orthop Ihre Grenzgeb 136 (5): 402–406

Uhthoff HK (1975) Calcifying tendinitis, an active cell-mediated calcification. Virchows Arch A Pathol Anat Histol 366 (1): 51–58

Uhthoff HK, Dervin GF, Loehr JF (2004) Calcifying tendinitis. In: Rockwood CAJ, Matsen FA III, Wirth MA, Lippitt SB (eds) The Shoulder, vol 2. Saunders, Philadelphia, pp 1033–1059

Uhthoff HK, Loehr JW (1997) Calcific Tendinopathy of the rotator cuff: pathogenesis, diagnosis, and management. J Am Acad Orthop Surg 5 (4): 183–191

Uhthoff HK, Sarkar K (1976) [Role of cells in the formation and resolution of calcifying tendinitis]. Union Med Can 105 (1): 30–33

Verstraelen FU, In den Kleef NJ, Jansen L, Morrenhof JW (2014) High-energy versus low-energy extracorporeal shock wave therapy for calcifying tendinitis of the shoulder: which is superior? A meta-analysis. Clinical orthopaedics and related research 472 (9): 2816–2825. doi: 10.1007/s11999–014–3680–0

Welfling J (1981) [The partition of so-called periarthritis of the shoulder (author's transl)]. Der Orthopäde 10 (3): 187–190

Wolk T, Wittenberg RH (1997) [Calcifying subacromial syndrome – clinical and ultrasound outcome of non-surgical therapy]. Z Orthop Ihre Grenzgeb 135 (5): 451–457. doi: 10.1055/s-2008–1039415

Zochodne DW (1993) Epineurial peptides: a role in neuropathic pain? Can J Neurol Sci 20 (1): 69–72

Enthesiopathien

Norman Best, Jan-Dirk Rompe, Christoph Theis, Christoph Schmitz, Markus Walther, Martin Engelhardt, Christof Rader, Olaf Rolf, Richard Placzek

© Springer-Verlag GmbH Deutschland, ein Teil von Springer Nature 2018
K. M. Peters et al. (Hrsg.), *Fortbildung Osteologie 4*, Fortbildung Osteologie
https://doi.org/10.1007/978-3-662-52748-1_5

5.1 Schmerz bei Enthesiopathien

Norman Best

Wie in der Natur der Sache liegend, erwartet man bei Enthesiopathien Schmerzen eher im gelenkigen Umfeld, allenfalls noch in der Gelenkkapsel, aber nicht primär intraartikulär. Somit handelt es sich bei diesen Störungen meist um Weichteilbeschwerden, besser myofasziale oder ligamentäre Schmerz- und Reizzustände (Dornblüth 2011; Reutter u. Schmitt 2015).

Ursächliche Behandlungsmöglichkeiten sind bei einigen Beschwerdebildern bekannt, meist jedoch steht die symptomatische Therapie im Vordergrund. Dabei ist es nicht zwingend, die Ursache beispielsweise für einen Schwellungszustand, zu kennen, sei es eher entzündlicher oder degenerativer Genese. Wichtiger sind die Symptome und deren Auswirkungen.

Grundsätzlich kann man unterscheiden zwischen medikamentöser und nichtmedikamentöser Schmerztherapie.

Die Medikation erfolgt nach den allgemeinen pharmakotherapeutischen Richtlinien. Je nachdem, ob entzündliche Prozess im Vordergrund stehen, sind Substanzen mit antiphlogistischer Wirkung zu bevorzugen. Wichtig ist die Würdigung von Begleiterkrankungen des Patienten mit bereits bestehender Medikation und möglichen Medikamenteninteraktionen. Vor allem an die ASS-antagonisierende Wirkung einiger NSAID sollte hierbei gedacht werden. Da sich aber gerade Schmerzen bei Enthesiopathien gut mittels physiotherapeutischer Maßnahmen behandeln lassen, sollen diese hier im Einzelnen etwas näher betrachtet werden. Es können unterschieden werden:

- physikalische Therapieansätze,
- krankengymnastische Konzepte und Massagetherapie,
- manualmedizinische Konzepte.

5.1.1 Physikalische Therapie

Kryotherapie

Kälteanwendungen gelten als klassisches Verfahren zur Schmerzreduktion. Die Kälte kann apparativ durch Applikation von Kaltluft oder als flüssigkeitsdurchflossene Kühlmanschette appliziert werden. Dabei gilt, dass langanhaltende milde Kühle (16–20°C für mindestens 20 min) am wirksamsten gegen entzündliche Prozesse zu sein scheint.

Eisspray, Eiswasser oder andere Varianten der sog. Crash-Kühle haben einen deutlichen analgetischen Effekt. Diese intensive Kälte sollte nur kurz, also maximal 2 min angewandt werden. Ansonsten können Kälteschäden provoziert werden. Es kommt regelhaft bei dieser Anwendung zu einer reaktiven Hyperämie des behandelten Gewebes, die bei stark entzündlichen Enthesiopathien nicht gewollt und eher kontraproduktiv ist.

So kann bei starkem Schmerz mit starker Entzündung eine Kombination zwischen Crash-Kühle initial und sofort anschließender milder Kühle empfohlen werden. Steht die Schwellung im Vordergrund, ist die milde Kryotherapie das Mittel der Wahl (Best u. Smolenski 2011).

Elektrotherapie

Die bekannteste Variante der Stromapplikation ist die transkutane elektrische Nervenstimulation (TENS). Dabei werden niederfrequente Wechselströme im Sinne einer „counter irritation" eingesetzt. Über einen mutmaßlichen Gate-control-Mechanismus kann eine Schmerzreduktion erreicht werden. Die konventionelle TENS wählt man bei ein oder zwei Schmerzpunkten, die dann lokal behandelt werden. Gilt es, multilokuläre oder generalisierte Schmerzen zu behandeln, wählt man besser die Acupuncture-like-TENS, die über zentrale Schmerzhemmung unabhängig vom Schmerzort eine Linderung der Beschwerden erreichen kann.

Bei der Kombination von konventioneller TENS mit Kälte spricht man von KENS. Dabei wird mit Hilfe eines Peltier'schen Elementes die

Haut gekühlt und gleichzeitig der Strom appliziert. Die schmerzhemmende Kryotherapie ermöglicht höhere Stromintensitäten, als über die normale Elektrodenanlage möglich wären und somit eine bessere Schmerzlinderung (Best u. Smolenski 2011; Smolenski et al. 2011).

Neben der TENS gibt es weitere zahlreiche Varianten der Elektrotherapie.

Galvanische Ströme führen zu einer Stoffwechselsteigerung bis hin zur Hyperämie. Darüber lassen sich v. a. bei enthesiopatisch-degenerativen Prozessen Erfolge erzielen. Möglich sind neben klassischen Elektrodenanlagen (Längs- und Quergalvanisation) auch Zellen- und Stanger-Bäder. Grundvoraussetzung für eine erfolgreiche und risikoarme Anwendung sind intakte Haut unter der Elektrodenfläche bzw. in den Bereichen, wo der Strom ankoppelt wird, und die Abwesenheit von jeglichen Metallen im Stromgebiet. Ebenfalls bestehen Kontraindikationen bei Herzschrittmachern, Schmerzpumpen und Schmerzschrittmachern. Die Anode (Pluspol) soll hier im Schmerzgebiet angebracht werden.

Ströme, denen eine hohe resorptive Potenz zugeschrieben wird, die aber auch galvanische Eigenschaften haben und somit deren Kontraindikationen unterliegen, sind die diadynamischen Ströme nach Bernard. Verschiedenen Applikationsformen werden unterschiedliche Wirkungsweisen zugeschrieben. Der gebräuchlichste resorptive Strom mit analgetischer Komponente und somit ideal bei Enthesiopathien bei denen sowohl Schwellung als auch Schmerz behandelt werden sollen, ist der sog. CP-Strom nach Bernard. Hier wird mit kurzen Periodenströmen gearbeitet (Best u. Smolenski 2011; Smolenski et al. 2011).

Hochfrequenztherapie

Zur Hochfrequenztherapie zählen die Diathermie als Kurz-, Mikro- oder Langwelle und der Ultraschall.

Diese Anwendungen zeichnen sich dadurch aus, im Wesentlichen Wärme zu applizieren. Besonders die Diathermieformen ermöglichen eine tiefe Erwärmung der Gewebe in Gelenken und deren Umgebung.

Erfahrungsgemäß lindert diese Wärme bei Patienten mit Enthesiopathien bei lediglich leichter Entzündungskomponente die Beschwerden sehr nachhaltig. Allerdings sind die Diathermiegeräte in den Physiotherapiezentren nicht immer vorhanden, sodass die Anwendungsmöglichkeiten durchaus eingeschränkt sein können.

Ebenfalls zur Hochfrequenztherapie wird der therapeutische Ultraschall gezählt. An der Grenzschicht zwischen Geweben geringerer Dichte zu Geweben höherer Dichte wird die mechanische Welle, die über einen Piezokristall abgegeben wird, in Wärme umgewandelt. So zeigen sich Periost, Ligamente und Gelenkkapseln als besonders geeignete Behandlungszonen (Ebelt-Paprotny u. Preis 2012).

Wärme

Wie bereits oben geschildert, sind Wärmeanwendungen zur Schmerzbehandlung bei Enthesiopathiepatienten gut geeignet. Somit ist die v. a. auch im häuslichen Milieu anwendbare Wärmetherapie wichtig. In Frage kommt neben in Mikrowelle oder Backofen erwärmten Fango-, Moor- oder Pelosepackungen auch jede andere Art von Wärmeträger. So kann Wärme (aber theoretisch auch Kälte) in Kombination mit Bewegung genutzt werden. Klassiker wie erwärmter Sand, Kirschkerne, Dinkel oder Mohn kommen in Frage. Vor allem das „Mohnkneten" kombiniert Wärme und ein Widerstandstraining für die behandelten Strukturen sehr gut. Schmerzen und Funktionsdefizite im Bereich der Hände und der Finger profitieren von dieser Kombinationsbehandlung besonders. Ergotherapeutisch werden oft Paraffinbäder angewandt.

Lasertherapie

Die Schmerztherapie mittels Laser steckt im Vergleich zu anderen Therapieoptionen noch in den Kinderschuhen. Generell ist zwischen niedrig- und hochenergetischen Lasern zu unterscheiden. Bezüglich der hochenergetischen Laser (Leistungslaser) wurde eine Wirksamkeit auf Schmerzen im Weichteilmantel der Gelenke mittlerweile nachgewiesen. Diese Leistungsabgabe liegt im einstelligen bis niedrigen zweistelligen Wattbereich. Es ist eine deutliche Wärme vom Patienten zu spüren.

> Geeignete Schutzmaßnahmen sind zu treffen, um Schädigungen des Augenlichts und Verbrennungen der Haut zu vermeiden.

Laser bis 500 mW Leistung werden Bio- oder Niedrigenergielaser genannt. Zumeist liegt hier ein deutlich niedrigeres Gefährdungspotenzial vor. Die Hersteller postulieren einen Biostimulationseffekt mit Enzymanregung. Eine echte Wärmeapplikation findet nicht statt. Dennoch konnte ein positiver Effekt bei myofaszialen Schmerzen mitunter nachgewiesen werden (Best et al. 2010).

Kinesiologische Tapeanlagen

Die Therapie mit in einer Richtung flexiblen Pflasteranlagen hat ihren Stellenwert als supportive Therapie bei Schmerzen im Bewegungssystem. Durch geeignete Anlagetechniken, die auch Laien erlernen können, sollen myofasziale Spannungen verändert werden können. An gut zugänglichen Stellen und nach Anleitung können Patienten durchaus die Pflasteranlagen selbst durchführen. Ein positiver Effekt ist schon dadurch zu erwarten, dass der Patient in die aktive Behandlerrolle kommen kann (Lim u. Tay 2015; Espejo-Antúnez et al. 2015).

5.1.2 Krankengymnastische Konzepte und Massagetherapie

Krankengymnastische Konzepte

Patienten, die Schmerzen im Bereich der Gelenke und Sehnen, Gelenkkapseln und Bänder haben, meiden zumeist die aktive Bewegung. Es obliegt dem Behandelnden, in Zusammenarbeit mit dem Patienten zu entscheiden, ob die Schonung ins therapeutische Konzept passt oder nicht. Es ist durchaus sinnvoll, mit dem Patienten zu besprechen, dass eine Schonung langfristig zur Prognoseverschlechterung und zu nachhaltigen Funktionsdefiziten führen

kann. Somit ist eine Erstverschlechterung der Schmerzsymptomatik manchmal durchaus vertretbar. Allerdings soll mittelfristig eine Besserung der Beschwerden erreicht werden.

> Generell gilt es aber, den Schmerz immer kritisch zu würdigen und im Zweifelsfall die aktive/aktivierende Therapie im schmerzfreien/schmerzarmen Intervall durchzuführen.

Therapeutische Anwendungen stehen hier aus Sicht des Autors immer am Anfang. Im Verlauf kann der Patient in Heimübungsprogrammen unterwiesen und beraten werden, um zum einen die Behandlungsfrequenz entscheidend zu erhöhen (z. B. 2 × tgl. zu Hause) und die zeitliche Belastung der Patienten und die Belastung der Sozialsysteme niedrig zu halten.

Eine Möglichkeit der Behandlung stellt die motorisch-funktionelle Behandlung im Rahmen einer Ergotherapie dar. Paraffinbäder werden oft als Kombinationsmöglichkeit angeboten. Die Therapiekonzepte sind entsprechend der Symptome des Patienten anzupassen und reichen von einfachen Steckspielen bei deutlichem Schmerz und Funktionsdefizit bis hin zu komplexen Bewegungsabläufen mit deutlichem Trainingseffekt. Wie bei jeder physiotherapeutischen Anwendung die Symptome die Therapiemittel vorgeben, gilt das bei Schmerz durch Enthesiopathien im Besonderen.

Neben der regionalen Bewegungstherapie sind allgemein-konditionierende Behandlungsmaßnahmen besonders angezeigt. So können Ergometertraining, Tanztherapie, aber auch allgemeine dreidimensionale Bewegungskonzepte wie Stemmführungen und medizinische Trainingstherapie hilfreich sein. Bezüglich des Ergometertrainings ist die Aufklärung des Patienten über die stoffwechselfördernde Wirkung entscheidend. Die Selbstdisziplin der Patienten ist wichtig, um nicht in eine Überlastungssituation und damit Verschlimmerung der Beschwerden zu kommen.

Die Vielzahl der Konzepte lässt eine individuelle, symptomorientierte und patientengerechte Betreuung zu (Dornblüth 2011; Smolenski et al. 2008; Kisner u. Allen Colby 2010).

◘ Tab. 5.1 Auswahl an Massagetechniken

Massageform	Ausführung	Wirkung
Manuelle Lymphdrainage	Sanfte Strichführung, Anregung von Lymphbahnen und -knoten von zentral nach peripher	Ödemreduktion und Entstauung
Bindegewebsmassage	Mitunter derbe Strichführung an Grenzschichten im Bindegewebe gemäß zahlreicher Vorgaben und Reihenfolgen mit vegetativer Reaktion	„Eutonisierung" des peripheren Vegetativums und damit u. a. Durchblutungsförderung
klassische Massage	Diverse Techniken zur Muskelbehandlung mit unterschiedlicher Intensität	Stoffwechselanregung, Eutonisierung
Querfriktionen nach Cyriax	Mitunter derbe Strichführung quer zur Faserrichtung der Muskulatur	Detonisierung

Massagetherapie

Die Gruppe der Massagekonzepte lässt sich in der Regel nur von geschultem Fachpersonal durchführen. Eine Eigenbehandlung ist nur in Ausnahmefällen möglich. Generell gilt, dass über die Stoffwechselanregung bzw. die Verminderung des Muskeltonus durch die Grifftechniken sekundär ein schmerzsenkender Effekt bei Enthesiopathien zu erwarten ist. Allein die manuelle Lymphdrainage kann direkt entstauend wirken und somit Ödeme reduzieren helfen. Durch Minderung des Druckes im Gewebe, v. a. im Interstitium, lassen sich Stoffwechselprozesse optimieren.

Eine Auswahl aus der Vielzahl von Therapievarianten ist in ◘ Tab. 5.1 aufgeführt (Dornblüth 2011; Ebelt-Paprotny u. Preis 2012; Smolenski et al. 2008; Kisner u. Allen Colby 2010).

5.1.3 Manualmedizinische Konzepte

Mobilisation/Manipulation von Gelenken

Gelenkige Dysfunktionen können als sekundäre Phänomene durch Enthesiopathien auftreten. Die genauen ursächlichen Zusammenhänge sind derzeit noch nicht bekannt, liegen aber am ehesten auf segmentaler Ebene. Bei Besserung der eigentlichen Enthesiopathie können Schmerzzustände dennoch unterhalten werden, wenn die Gelenkfunktion weiter gestört bleibt. Durch Anwendung geeigneter Techniken sind mobilisierende, d. h. die Gelenkfunktion verbessernde Effekte möglich und somit eine Optimierung des gesamten arthromuskulären Systems.

Neben der klassischen manuellen Therapie der Gelenke können auch mobilisierende Gelenkdrainagen hier subsummiert werden. Dabei handelt es sich um eine Kombination aus Mobilisationsbehandlungen und den Lymphabfluss optimierenden Handgriffen. Unter die Manuelle Medizin fallen auch jene Techniken, die mitunter osteopathischen Konzepten entstammen.

Gelenkbehandlungen im Sinne einer Manipulation zeichnen sich dadurch aus, dass durch sehr schnelle Impulse, die mit geringer Kraft und geringem Weg ausgeführt werden, eine Besserung der „range of motion" bewirkt werden kann. Schmerzfreiheit bei Gelenkeinstellung in der Vorbereitung des Manövers ist Grundbedingung. Damit sind die manipulativen Eingriffe in die Gelenkbiomechanik eher die Ausnahme in der Behandlung von Schmerzen bei Enthesiopathien (Dornblüth 2011; Smolenski et al. 2008; Kisner u. Allen Colby 2010).

Weichteiltechniken

Besser durchführbar als eine direkte Gelenkbehandlung erscheinen bei Enthesiopathien Release-Therapien für die periartikulären myofaszialen Strukturen. Wie der Name schon sagt, werden hier neben der Muskulatur auch fasziale Gewebeanteile behandelt. Diese sehr sanfte Therapie kann mitunter auch von den Patienten selbst durchgeführt werden. Negative Auswirkungen sind nicht zu befürchten. Eine Schmerzlinderung ist durch Spannungsabnahme der betroffenen Strukturen zu erwarten. Bei stark ödematösen Geweben sind entstauende Therapien vorzuziehen.

Durch Enthesiopathien kommt es oft zu Dysfunktionen artikulär und periartikulär. Durch die Beeinträchtigung der Muskulatur können diese Dysfunktionen eigenständige Schmerzsymptome generieren, die bei Besserung der enthesiopathischen Beschwerden weiterhin für Schmerzen verantwortlich sein können. Oft sind, neben den Gelenken selbst, myofasziale Triggerpunkte und Tenderpoints dafür verantwortlich. Dabei handelt es sich zum einen um intramuskuläre verspannte Muskelfasern oder Muskelfaseranteile, die einen Übertragungsschmerz als ein Hauptmerkmal haben. Tenderpoints sind am ehesten faszialen Ursprungs und haben diesen Übertragungsschmerz nicht.

Die Therapie der myofaszialen Triggerpunkte erfolgt mittels postisometrischer Relaxation. Die Tenderpoints werden nach einer von Jones beschriebenen Positionierungstechnik erfolgreich behandelt. Beides sind Methoden aus dem Bereich der Manuellen Therapie (Sachse et al. 2012).

5.2 Evidenzbasierte Überprüfung der Therapieempfehlungen bei Epicondylopathia humeri lateralis (Tennisellenbogen)

Jan-Dirk Rompe, Christoph Theis, Christoph Schmitz

5.2.1 Einleitung

Die „Epicondylopathia humeri radialis", häufiger auch als „Epicondylitis" oder „Tennisellenbogen" bezeichnet (aus dem Englischen „tennis elbow") (Morris 1982), ist eine Erkrankung, die mit einer Inzidenz von 1–9% und einer Prävalenz von bis zu 10% in der 4. Lebensdekade häufig vorkommt und damit im täglichen Leben in der Berufsausübung eine große klinische und volkswirtschaftliche Bedeutung hat (Theis et al. 2004; Rompe et al. 2005).

Aber bereits die Terminologie sorgt für Verwirrung. Einerseits spielen nur wenige Betroffene Tennis, andererseits konnte bisher keine histopathologische Untersuchung das Vorliegen einer akuten oder chronischen Entzündung beweisen, obwohl dies mit der gängigen Bezeichnung „Epicondylitis" suggeriert wird. Fest steht allerdings, dass die Erkrankung den rechten Ellenbogen 3- bis 4-mal häufiger befällt als den linken und dass weniger als die Hälfte der betroffenen Patienten einen Arzt aufsucht. Ursprünglich wurde die Erkrankung von Runge (1873) deutschsprachig als „Schreibekrampf junger Mädchen" beschrieben.

Zahlreiche konservative Behandlungsmethoden für die Epicondylopathia humeri radialis finden im klinischen Alltag Anwendung. Häufig wird die Behandlungsform entsprechend der subjektiven Erfahrung des Behandlers und unter wirtschaftlichen Aspekten gewählt.

Bei Ausbleiben der Spontanheilung und Versagen aller konservativen Therapieversuche sind schließlich eine Reihe verschiedener Operationsverfahren beschrieben worden, die von der perkutanen Ablösung der Extensoren vom Ursprung in Lokalanästhesie über die Spaltung des Lig. anulare radii bis zur ausgedehnten Denervation der Äste des N. radialis reichen (Nirschl u. Pettrone 1979; Buchbinder et al. 2011; Nirschl 2015).

In diesem Beitrag sollen die wichtigsten Aspekte zur Erkrankungsätiologie sowie die gängigen konservativen und operativen Behandlungsmöglichkeiten zusammenfassend dargestellt sowie die Ergebnisse aktueller Untersuchungen zu den verschiedenen Therapieformen unter Aspekten der „evidence-based medicine" beleuchtet werden.

5.2.2 Anatomie

Vom Epicondylus lateralis entspringen die Extensoren der Hand und der Finger. Dabei ist die Anordnung von ventral nach dorsal folgende (Putz u. Müller-Gerbl 1988):

- M. extensor carpi radialis longus, von dem nur einige Fasern am Epicondylus lateralis entspringen. Hauptsächlich inseriert er an der Crista supracondylaris.
- M. extensor carpi radialis brevis, der ausschließlich vom Epicondylus lateralis entspringt.
- M. extensor digitorum communis, der in enger Beziehung zum M. extensor radialis brevis steht, und zum Teil vom Lig. collaterale radiale und dem Lig. anulare radii entspringt.
- M. extensor carpi ulnaris. Dieser liegt oberflächlich und ulnarwärts vom M. extensor digitorum. Er entspringt ebenfalls vollständig vom Epicondylus lateralis.

Die Sehnen dieser Muskelgruppe bilden eine gemeinsame Aponeurose, die in enger Beziehung zur distalen Gelenkkapsel steht. Da es sich beim Epicondylus humeri radialis um eine primär knorpelig angelegte Apophyse handelt, fehlt hier im Gegensatz zum diaphysären Bereich des Humerus ein Periost. Am Knochen-Sehnen-Übergang ist Knorpelgewebe in die Ansätze der Extensorensehnen eingelagert. Die Grundsubstanz des Sehnengewebes ist unmittelbar am Knochen verkalkt. Aus diesem Grund ist dieser Bereich wegen der geringeren Elasti-

zität besonders verletzungsanfällig (Putz u. Müller-Gerbl 1988).

5.2.3 Ätiologie und Pathologie

Die Epicondylopathia humeri radialis entsteht gewöhnlich idiopatisch oder steht mit bestimmten, sich ständig wiederholenden Handbewegungen in Zusammenhang, die meistens berufsbedingt sind. Nur etwa 5–10% der Betroffenen sind tatsächlich Tennisspieler. Auch ist in der Anamnese einiger Patienten gelegentlich ein direktes Trauma im Bereich des lateralen Ellenbogens erinnerlich. Ob dieses Trauma tatsächlich die Ursache für die Beschwerden ist oder ob dieses lediglich der Auslöser eines vorher bereits bestehenden subklinischen Prozesses ist, muss hinterfragt werden. Eine bestimmte traumatische Pathoätiologie konnte bisher jedenfalls nicht sicher identifiziert werden und wird weiter kontrovers diskutiert.

Als gesichert kann jedoch angenommen werden, dass bei der Entstehung der Erkrankung ein biomechanisches Problem die entscheidende Rolle spielt.

Dafür spricht, dass überwiegend der Gebrauchsarm (nämlich meist der rechte) betroffen ist und ungleich seltener der weniger beanspruchte linke Arm. Je nach Einzelfall kommen hierfür entweder biologisch-degenerative oder mechanisch-traumatische Faktoren in Frage. Hausfrauen, Sekretärinnen und Handwerker sind ebenso betroffen wie Sportler aus „Schlägersportarten" (Tennis, Tischtennis, Badminton, Squash).

Auffällig häufig finden sich bei dieser Gruppe Bewegungsabläufe, die eine vermehrte biomechanische Beanspruchung des extendierten Ellenbogengelenks bei proniertem Unterarm und dorsalflektiertem Handgelenk fordern. Hierbei scheint die Überbeanspruchung des M. extensor carpi radialis brevis eine Schlüsselrolle zu spielen. Dieser bildet mit den anderen oben genannten Muskeln sowie mit den Sehnen, den Knochen und dem Hand- und Ellenbogengelenk eine funktionelle Einheit. Durch Tonuserhöhung und Hypertrophie können sich die Muskeln der Beanspruchung aktiv in relativ kurzer Zeit anpassen. Sehnen und Bänder allerdings, über die die Kraftübertragung mechanisch vermittelt wird, werden durch Zugkräfte passiv (über-) beansprucht. Es kommt offensichtlich zu Mikrotraumatisierungen und Zusammenhangstrennungen, denen die Regenerationsmechanismen in diesen besonders bradytrophen Geweben offenbar nicht begegnen können (van Rijn et al. 2009).

Elektromyographische Untersuchungen konnten zeigen, dass schon eine vermehrte Muskeleigenreflexaktivität eine gesteigerte Zugwirkung am Epicondylus lateralis zur Folge hat, die dazu von einer gesteigerten Ruheaktivität unterhalten wird. Insofern handelt es sich bei der Erkrankung um eine „Insertionstendinose".

Seltener wird die Ursache des Schmerzes in einer subtendinösen Bursa, in zwischen Radiusköpfchen und Capitulum humeri eingeklemmten Synovialzotten oder in Affektionen des tiefen Astes des N. radialis gesehen.

Eingangs wurde bereits darauf hingewiesen, dass die Bezeichnung „Epicondylitis" nicht zutreffend ist. Makroskopische Veränderungen, im Röntgenbild als saumartige Verdickungen oder Rauhigkeiten imponierend, wurden von Hohmann (1933) als „Periostitis" interpretiert und auf repetitive Traumata zurückgeführt. Diese Bezeichnung ist nicht korrekt, da die Ansätze der Extensoren am lateralen Epicondylus periostfrei sind (Ahmad et al. 2013).

Praktisch nie werden histopathologische Veränderungen in Form von Rundzellinfiltraten bei Patienten mit der Diagnose „Epicondylitis" humeri radialis beschrieben, welche tatsächlich auf eine entzündliche Genese der Erkrankung hindeuten würden. In der Regel finden sich jedoch keine histologischen Zeichen für eine akute oder chronische Entzündung, sondern vielfältige Veränderungen wie Risse in der Sehnenplatte des M. extensor carpi radialis brevis mit histologisch mottenfraßartigem Tenozytenverlust, Veränderungen des kollagenen Stützgewebes mit hyaliner und/oder mukoider Degeneration, Lipoidose und Ansammlung von sauren Mukopolysacchariden sowie dystropher Kalzifikation, begleitet von reaktiver

Fibroblasten- und Gefäßproliferation (Coonrad et al. 1973; Nirschl u. Ashman 2004; Sims et al. 2014).

5.2.4 Diagnostik

Anamnestisch werden schmerzbedingte Schwierigkeiten beim Zupacken (Händedruck) sowie beim Tragen und Halten von Lasten bei gestrecktem Ellenbogengelenk und proniertem Unterarm angegeben. Häufig sind die Betroffenen nicht einmal in der Lage, leichteste Tätigkeiten wie z. B. das Heben einer Tasse oder die Rasur schmerzfrei zu verrichten. Nicht selten werden in dieser Akutphase auch Nacht- und Ruheschmerzen angegeben.

> **Das Leitsymptom der Epicondylopathia humeri radialis ist jedoch der lokalisierte Schmerz. Fordert man den Patienten auf, diesen schmerzhaftesten Punkt selbst zu zeigen, so demonstriert er fast immer den Epicondylus lateralis humeri, häufig auch einen weniger definierbaren Punkt etwas distal davon. Diese Punkte werden als extrem druckempfindlich angegeben.**

Klinische Untersuchung

Bei der klinischen Untersuchung zeigt sich das Ellenbogengelenk in der Regel frei beweglich. Typische äußerliche Entzündungszeichen finden sich ebenso wenig wie Störungen der peripheren Neurologie und Durchblutung. Neben der Schmerzprovokation durch Druck auf den lateralen Epicondylus können folgende Tests die Diagnose untermauern; lässt sich so der typische Schmerz provozieren, gilt der jeweilige Test als positiv.

▪▪ Thomsen-Test

Dorsalextension des Handgelenks von 30° bei gestrecktem Ellenbogengelenk und proniertem Unterarm. Schulter in 60° Anteflexion. Der Untersucher übt Druck gegen Widerstand auf den Handrücken über dem 2. und 3. Metakarpale in Richtung Palmarflexion nach ulnar aus. Dieser Test erfasst die Mitbeteiligung des M. extensor carpi radialis brevis und des M. extensor carpi radialis longus.

▪▪ Mittelfingerstrecktest

Extension der Finger, ansonsten gleiche Position wie beim Thomsen-Test. Der Untersucher übt Druck gegen Widerstand auf den Mittelfinger in Richtung Palmarflexion im Metakarpophalangealgelenk aus.

▪▪ Stuhlhebetest („chair-test")

Bei gestrecktem Ellenbogengelenk und 60° Anteflexion der Schulter soll der Patient einen ca. 3,5 kg schweren Stuhl an einem Stuhlbein anheben.

Apparative Diagnostik

Apparativ-diagnostisch gehört das konventionelle Röntgenbild des Ellenbogens in 2 Ebenen zur Basisdiagnostik. In der Regel zeigt sich ein Normalbefund, in 20–25% der Fälle finden sich Verkalkungen am Sehnenansatzbereich.

Bei protrahierten Verläufen steht mit der MRT eine Methode zur Verfügung, mit der eine Abschätzung des Schweregrades möglich ist. Insbesondere in der koronaren STIR-Sequenz lassen sich die entsprechenden pathologischen Veränderungen der Strecksehnen an ihrem Ansatz als hyperintense Läsionen darstellen. Eine Kontrastmittelgabe bringt keinen diagnostischen Zugewinn (Herber et al. 2001; Rehm et al. 2014).

Differenzialdiagnostik

Differenzialdiagnostisch müssen etliche Möglichkeiten in Betracht gezogen bzw. ausgeschlossen werden, die ähnlich wie die laterale Epicondylopathie imponieren können.

Die zahlenmäßig häufigste Alternativerkrankung, die mit Schmerzen im Bereich des lateralen Ellenbogens einhergeht, ist die Kompression des Ramus interosseus dorsalis nervi radialis im Bereich des Supinatorschlitzes. Dieses sog. Supinator-Schlitz-Syndrom kann isoliert oder in Kombination mit einer lateralen Epicondylopathie bestehen. Die Patienten geben gewöhnlich ihre Schmerzen weiter distal im Bereich der Muskulatur an, die durch den Mittelfingerstrecktest und insbesondere bei Supination gegen Widerstand ausgelöst werden können. Neurologisch können initial Paresen der Extensoren der Finger 4 und 5 gefunden werden, die im Verlauf zu einer partiellen Fallhand führen. Der M. extensor carpi radialis bleibt meist verschont.

Sind laterale Epicondylopathie und Supinator-Schlitz-Syndrom klinisch schwer zu trennen, kann eine diagnostische Infiltration mit einem Lokalanästhetikum im Bereich des Epicondylus lateralis humeri weiterhelfen. Eine isolierte Ansatztendinose sollte danach keine Schmerzen mehr bereiten.

Darüber hinaus können auch Veränderungen im Bereich der HWS, wie z. B. Blockierungen bei C 6 oder Zervikobrachialgien bei einem Bandscheibenvorfall mögliche Ursache der Beschwerden sein.

Auch intraartikuläre Prozesse müssen differenzialdiagnostisch berücksichtigt werden. Hier sind in erster Linie Schwellungen im Bereich des Ellenbogengelenks, die Einschränkung des Bewegungsumfangs sowie Instabilitätszeichen richtungsweisend.

Insbesondere bei voroperierten Patienten kann gelegentlich eine posterolaterale Rotationsinstabilität gefunden werden, die äußerst schmerzhaft sein kann.

Letztlich sollten auch biopsychosoziale Faktoren nicht außer Acht gelassen werden, die zu einer Chronifizierung der Schmerzen beitragen können. Insbesondere dann ist daran zu denken, wenn bei Therapieresistenz gegen konservative Maßnahmen eine Diskrepanz zwischen angegebenen Beschwerden und klinischem Befund besteht.

5.2.5 Therapie

Die 2011 überarbeitete Leitlinie der Deutschen Gesellschaft für Orthopädie und Orthopädische Chirurgie (DGOOC) zur Behandlung der lateralen Epicondylopathie (Jerosch u. Loew 2011) unterscheidet zwei Behandlungsstufen, orientiert an Schmerz, Leidensdruck und Ausmaß der funktionellen Beeinträchtigung.

Behandlungsstufe 1

Die erste Stufe umfasst neben der Beratung des Patienten Medikamente, Ruhigstellung, physikalische Therapie, orthopädietechnische Maßnahmen, Injektionstherapie und verschiedene gerätgestützte Therapieformen:

- Ultraschall,
- extrakorporale Stoßwellentherapie (ESWT),
- Laser,
- transkutane elektrische Nervenstimulation (TENS).

Systematische Reviews oder randomisiert-kontrollierte Studien konnten jedoch bei der Therapie des Tennisellenbogens bis auf wenige Ausnahmen keine Evidenz für einen klinisch relevanten Effekt, heute validiert einschätzbar mit dem Patient-Rated Tennis Elbow Evaluation (PRTEE)-Fragebogen (Rompe et al. 2007), über mehr als 12 Wochen zeigen.

In diesem Zusammenhang sei angemerkt, dass eine umfassende Einschätzung der zu diesem Thema vorliegenden Literatur mittels Suche in PubMed heute praktisch nicht mehr möglich ist, da in PubMed mittlerweile über 1300 Artikel unter den Stichworten „tennis elbow therapy" gelistet sind.

> **Als gute Alternative bietet sich die im deutschsprachigen Raum leider noch weitgehend unbekannte „Physiotherapy Evidence Database" (PEDro; www.pedro. org.au) des Centre for Evidence-Based Physiotherapy am George Institute for Global Health (angegliedert an die Universität von Sydney, Australien) an.**

PEDro ist eine frei zugängliche Datenbank mit über 32.000 RCT, systematischen Reviews und klinischen Praxisleitlinien für die konservative Orthopädie und Physiotherapie. Für jede Studie, Leitlinie bzw. Review stellt PEDro die bibliographischen Details, und wenn möglich einen Abstract und einen Link zum Volltext, zur Verfügung.

Alle RCT in PEDro werden unabhängig auf ihre Qualität hin bewertet. Diese Qualitätsbewertungen dienen dazu, den Nutzer der Datenbank schnell zu Studien zu führen, die wahrscheinlich valide sind und genügend Informationen enthalten, um die klinische Praxis anzuleiten.

Der maximal mögliche „PEDro Score" einer Studie beträgt 10 und setzt sich aus den folgenden 10 Qualitätskriterien zusammen.

Die 10 Qualitätskriterien im PEDro Score

- Die Probanden wurden den Gruppen randomisiert zugeordnet.
- Die Zuordnug zu den Gruppen erfolgte verborgen.
- Zu Beginn der Studie waren die Gruppen bezüglich der wichtigsten prognostischen Indikatoren einander ähnlich.
- Alle Probanden waren geblindet.
- Alle Therapeuten, die eine Therapie durchgeführt haben, waren geblindet.
- Alle Untersucher, die zumindest ein zentrales Outcome gemessen haben, waren geblindet.
- Von mehr als 85% der ursprünglich den Gruppen zugeordneten Probanden wurde zumindest ein zentrales Outcome gemessen.
- Alle Probanden, für die Ergebnismessungen zur Verfügen standen, haben die Behandlung oder Kontrollanwendung wie zugeordnet bekommen, oder es wurden, wenn dies nicht der Fall war, Daten für zumindest ein zentrales Outcome durch eine Intention-to-treat-Methode analysiert.
- Für mindestens ein zentrales Outcome wurden die Ergebnisse statistischer Gruppenvergleiche berichtet.
- Die Studie berichtete sowohl Punkt- als auch Streuungsmasse für zumindest ein zentrales Outcome.

Im Januar 2016 enthielt die PEDro-Datenbank 112 RCT zur lateralen Epicondylopathie. 48% (54/112) dieser Studien hatten einen PEDro Score von 6 oder höher und werden hier als

◘ Tab. 5.2   Analyse der in der PEDro-Datenbank gelisteten randomisiert-kontrollierten Studien zur lateralen Epicondylopathie (Stand: Januar 2016)

Therapieform	A*	B*	C*	D	E	F	G
Physiotherapie	44	21	23	11	2	23	21
Ultraschall	19	8	11	2	1	6	13
ESWT	18	10	8	3	6	6	12
Laser	13	9	4	5	2	7	4
Steroidinjektionen	13	6	7	0	0	2	11
Orthesen	9	4	5	2	3	5	4
Elektrotherapie	8	2	6	2	0	4	4
Akupunktur	8	6	2	6	0	6	2
Andere	18	4	14	2	1	9	9

Spalten:
A: Gesamtzahl von Studien.
B: Anzahl von Studien mit einem PEDro Score von 6 oder mehr.
C: Anzahl von Studien mit einem PEDro Score von 5 oder weniger (in den Spalten A-C sind Doppel- und Dreifachnennungen möglich, je nachdem, was in den einzelnen Studien untersucht wurde).
D–E: Studien, bei denen nur eine einzelne Therapieform gegen Scheinbehandlung bzw. Plazebo getestet wurde; D: entsprechende Studien mit positivem Ergebnis (untersuchte Therapieform besser als Scheinbehandlung bzw. Plazebo); E: entsprechende Studien mit negativem Ergebnis (untersuchte Therapieform nicht besser als Scheinbehandlung bzw. Plazebo).
F-G: alle Studien; F: Studien mit positivem Ergebnis; G: Studien mit negativem Ergebnis (dabei Wertung (i) in Studien, in denen eine Therapieform besser abschnitt als die andere, die eine Therapieform als positiv, die andere dagegen als negativ, sowie (ii) in Studien, in denen es keine Kontrollgruppe gab und beide Therapieformen gleich abschnitten, beide Therapieformen als negativ, da reiner Placebo-Effekt möglich.

„gut" gewertet; 52% (58/112) dieser Studien hatten einen PEDro Score von 5 oder niedriger und werden hier als „eher schlecht" gewertet. Von den „guten" Studien mussten drei ausgeschlossen werden (2× Doppelpublikation; 1× Fokus auf unerwünschte Nebeneffekte der ESWT), von den „eher schlechten" Studien insgesamt 13 (in den meisten Fällen lag der Text nicht in englischer Sprache vor, auch nicht der Abstract).

Interessanterweise hatten von den 51 eingeschlossenen „guten" Studien 57% (29/51) eine Scheinbehandlungs- oder Placebo-Kontrollgruppe, von den eingeschlossenen „eher schlechten" Studien jedoch nur 9% (4/45).

Insgesamt wurden in diesen Studien 8 wesentliche konservative Therapieformen untersucht, die in ◘ Tab. 5.2 zusammengestellt sind.

Zu jeder dieser Therapieformen wurden „gute" Studien (Spalte B in ◘ Tab. 5.2) und „eher schlechte" Studien (Spalte C) publiziert. Insgesamt waren diese Studien extrem heterogen in Bezug auf

- das Intervall zwischen Diagnose und Behandlung,
- bereits andere erfolgte Behandlungen, und
- insbesondere den Nachuntersuchungszeitraum.

Aus diesen Daten ergibt sich gegenwärtig für keine konservative Behandlung der lateralen Epicondylopathie eine besondere Empfehlung (Bisset et al. 2011; Dong et al. 2015; Krogh et al. 2013; Peterson et al. 2014; Pettrone u. McCall 2005; Placzek et al. 2007; Sims et al. 2014; Smidt et al. 2002, 2003 Stefanou et al. 2012). Die geringste Evidenz ergibt sich für Steroid-Injektionen, die wohl nur einen kurzfristigen Erfolg haben.

Insbesondere zeigt sich kein besonderer Vorteil der geräteunterstützten Therapien, schon gar nicht der ESWT, ob nun radial oder fokussiert durchgeführt (Capan et al. 2015; Pettrone u. McCall 2005; Rompe u. Maffulli 2007; Thiele et al. 2015).

> **Zusammenfassend legen die gegenwärtig in der PEDro-Datenbank gelisteten RCT nahe, dass bei der lateralen Epikondylopathie**
> - **die Physiotherapie die Methode der 1. Wahl sein sollte,**
> - **geräteunterstützte Therapien (Ultraschall, ESWT, Laser, TENS) nicht als Mittel der 1. Wahl herangezogen werden sollten, und**
> - **auf Steroidinjektionen verzichtet werden sollte.**

Behandlungsstufe 2

Die zweite Stufe umfasst neben der Beratung des Patienten die operative Intervention, endoskopisch oder offen.

Knutsen et al. (2015) identifizierten Rentenansprüche, lokale Infiltrationen, die verspätete Diagnose eines Radialistunnelsyndroms, bereits durchgeführte orthopädische Operationen und die Schmerzdauer von mehr als 12 Monaten als Risikofaktoren, die mit einem Versagen der oben angeführten Therapieverfahren assoziiert waren und entsprechend eine operative Intervention am Tennisellenbogen nach sich zogen.

In einem Cochrane Review von Buchbinder et al. (2011) konnten lediglich 5 randomisiert-kontrollierte Untersuchungen zur operativen Therapie des Tennisellenbogens gefunden werden. Eine Metaanalyse war ebenso wie bei Karkahnis et al. (2008) nicht möglich wegen der großen Heterogenität der Operationsverfahren, einer kleinen Gruppengröße und schlechter Outcome-Kriterien. Weiterhin war somit keine zwingende Schlussfolgerung über die Effizienz der verschiedenen operativen Verfahren möglich.

5.2.6 Fazit

Die Leitlinien der Wissenschaftlichen Medizinischen Fachgesellschaften werden in einem 3-stufigen Prozess entwickelt. Nach 13 Jahren, im Jahr 2011, wurde die für die AWMF 1998 erstellte Leitlinie zur Behandlung bei Epicondylopathia humeri lateralis von einer Expertengruppe der Deutschen Gesellschaft für Orthopädie und Orthopädische Chirurgie, des Berufsverbandes der Ärzte für Orthopädie, der Deutschen Gesellschaft für Unfallchirurgie und der Deutschen Vereinigung für Schulter- und Ellenbogenchirurgie überarbeitet.

Evaluiert man diese aktualisierte S1-Leitlinie anhand neuester randomisierter Placebo-kontrollierter Studien, so kann festgestellt werden:

- Systematische Reviews oder randomisiert-kontrollierte Studien (RCT) konnten für sämtliche untersuchten nichtoperativen Therapieformen des Tennisellenbogens eine relevante Evidenz zeigen für einen klinisch relevanten Effekt bis maximal zur 12. Woche nach Behandlungsbeginn. Nach der 12. Woche war überwiegend nur noch ein Placebo-Effekt zu beobachten.
- Bezüglich der operativen Therapie des Tennisellenbogens ist die Datenlage aus randomisiert-kontrollierten Studien nach wie vor schlecht. Damit ist zum aktuellen Zeitpunkt weiterhin keinerlei gesicherte wissenschaftliche Schlussfolgerung über die Effizienz der verschiedenen OP-Verfahren möglich.
- Die alternativ empfohlene repetitive extrakorporale Stoßwellentherapie hat sich nicht durchsetzen können und bietet in randomisiert-kontrollierten Untersuchungen nur unter strikt standardisierten Bedingungen bessere Ergebnisse als eine Scheintherapie.

Zusammenfassend gibt es nach wie vor kein wissenschaftlich begründetes Behandlungskonzept für den Tennisellenbogen. Selbst mittelfristige Therapieerfolge müssen, bis auf wenige Ausnahmen, als Placebo-Effekt oder Selbstheilung angesehen werden.

5.3 Fasciitis plantaris

Markus Walther

5.3.1 Epidemiologie

Jeder 10. Mensch entwickelt im Laufe seines Lebens Schmerzen im Bereich der Ferse. Etwa 1% aller Besuche beim Orthopäden erfolgt aufgrund einer plantaren Fasziitis. Scher et al. (2009) berichteten über eine Inzidenz von 12% bei Rekruten. Als Risikofaktoren werden postuliert (Alshami et al. 2007; Riddle et al. 2004):

- eine eingeschränkte Dorsalextension im Sprunggelenk,
- langes Stehen am Arbeitsplatz,
- Laufsport sowie
- ein BMI >30 kg/m^2.

5.3.2 Anatomie

Die Plantarfaszie wird gebildet aus Kollagenfasern, die sich zwischen dem Tuber calcanei und den Basen der proximalen Phalangen aufspannen. Kräftige Septen trennen den medialen, zentralen und lateralen Anteil und bilden die Kompartimente für die intrinsische Fußmuskulatur. Vor allem im Bereich des Längsgewölbes lassen sich die Faserbündel gut subkutan tasten (Mitchell et al. 1991)

Die Plantarfaszie (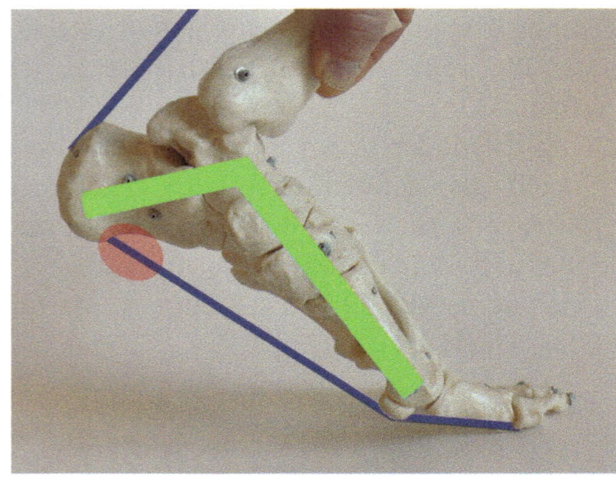 Abb. 5.1) selbst ist wenig elastisch bei einer Reißfestigkeit von ca. 1000 N und einer maximalen Dehnbarkeit von ca. 4% (Kitaoka et al. 1994) Die Dorsalextension der Zehen führt zu einer Anspannung der Fasern. Über den als Windlass-Mechanismus beschriebenen Zusammenhang kommt es durch die Dorsalextension der Zehengrundgelenke zu einer Verspannung des Fußlängsgewölbes in der Abstoßphase des Gangzyklus. Durch die gleichzeitige Kontraktion der Wadenmuskulatur konzentriert sich die Lastübertragung auf den Vorfuß.

Die wiederholte Aktivierung des Windlass-Mechanismus, wie z. B. bei Laufsportlern, kann zu Überlastungsschäden wie Mikrorissen, Entzündungen und degenerativen Veränderungen

◘ Abb. 5.1 Die Plantarfaszie verspannt das Längsgewölbe des Fußes. Die Wadenmuskulatur und die Plantarfaszie bilden dabei eine mechanische Einheit

des fibroossären Übergangs der Plantarfaszie in den Knochenführen (Knobloch et al. 2008).

Dabei kommt dem plantaren Fettpolster eine wichtige Dämpfungsfunktion am Fersenbein zu. Jeder Fersenaufsatz beim Gehen führt zu einer lokalen Spitzenbelastung von ca. 110% des Körpergewichts. Beim Rennen oder Treppab-Gehen werden Spitzen bis zu 250% des KG erreicht (Sarrafian 1987). Ab einem Alter von 40 Jahren kommt es zu zunehmenden degenerativen Veränderungen des plantaren Fettpolsters, einem Verlust von Kollagen, Wasser und damit Gewebeelastizität, verbunden mit reduzierten Dämpfungseigenschaften (Jahss et al. 1992).

5.3.3 Pathophysiologie und Histologie

Etwa 50% der Patienten mit plantarer Fasziitis haben einen knöchernen Fersensporn (Snook u. Chrisman 1972). Shmokler et al. fanden in 13,2% der Bevölkerung einen knöchernen Fersensporn, wobei nur 5,2% der Menschen mit knöchernem Fersensporn jemals eine symptomatische Plantarfasziitis entwickeln (Shmokler et al. 1988). Obwohl der knöcherne Fersensporn eine Assoziation zur Plantarfasziitis aufweist, wird er heute nicht mehr als Ursache der Beschwerden gesehen.

> Histologisch handelt es sich bei der plantaren Fasziitis um eine fettige Degeneration des fibroossären Übergangs mit Mikrorissen und Kollagennekrosen (Lemont et al. 2003).

Diese Befunde sprechen mehr für ein degeneratives Geschehen als für eine Entzündung im eigentlichen Sinn. Inwieweit der Verlust an Elastizität des plantaren Fettpolsters in der Entstehung der Erkrankung einer Rolle spielt, wird noch kontrovers diskutiert.

5.3.4 Diagnostik

Anamnese

Die Mehrzahl der Patienten berichtet über Schmerzen an der Ferse, insbesondere am Morgen bei den ersten Schritten nach dem Aufstehen, bei den ersten Schritten nach längerem Sitzen sowie bei längerer Belastung.

Die Beurteilung von Risikofaktoren umfasst die Frage nach Gewichtszunahme, sportlicher Belastung, Änderung der Trainingsgewohnheiten, des Laufuntergrunds oder der Laufschuhe.

Wichtig ist die Unterscheidung zwischen Schmerzen beim Fersenauftritt von Schmerzen in der Abstoßphase. Weiterhin ist zu klären, ob die Schmerzen zu Beginn der Belastung, bei der Belastung oder nach der Belastung auftreten. Patienten mit einer kompletten Ruptur der Plantarfaszie berichten häufig über ein Gefühl wie „ein Schlag an die Ferse" mit plötzlichem, intensivem Schmerzbeginn.

Belastungsunabhängige Beschwerden sowie Nachtschmerzen sind untypisch für die plantare Fasziitis und sollten Anlass für weitergehende Untersuchungen geben.

Differenzialdiagnostik

Wichtige Differenzialdiagnosen des plantaren Fersenschmerzes fasst die Übersicht zusammen (Alshami et al. 2007; Riddle et al. 2004).

Wichtige Differenzialdiagnosen des plantaren Fersenschmerzes
- Plantare Fasziitis
- akute Ruptur der Plantarfaszie
- Kompressionssyndrom des Ramus lateralis n. tibialis
- Plantare Fasziitis mit Nervenkompressionssyndrom
- Tarsaltunnelsyndrom
- Stressfraktur des Kalkaneus
- Spondylarthropathie
- Periostitis calcanei
- Plantare Fibromatose (M. Ledderhose)
- Insertionstendinopathie des M. abductor hallucis
- Tendinitis des Flexor hallucis longus
- Bursitis subcalcanei
- S 1-Radikulopathie
- Ostitis, Osteomyelitis
- Knochentumoren

Klinische Untersuchung

Die Untersuchung umfasst die Fußstellung, wobei Pes planovalgus und Pes cavus mit einer eröhten Inzidenz der Plantarfasziitis assoziiert sind. Weiterhin sollten die Achillessehne und die Wadenmuskulatur beurteilt werden. Häufig findet sich ein verkürzter M. gastrocnemius mit positivem Silverskjöld-Test (Patel u. DiGiovanni 2011).

Typischerweise findet sich ein Druckschmerz am Ansatzpunkt der Plantarfaszie, wobei meist das mediale Bündel betroffen ist. Bei akuten Beschwerden besteht teilweise eine lokale Schwellung. Liegt eine Ruptur der Plantarfaszie vor, lässt sich der Spannungsverlust der Faszie im Vergleich zur Gegenseite palpieren.

Bildgebung

Auch wenn die Röntgenaufnahme des Fersenbeins in 2 Ebenen lokale Knochenpathologien gut darstellt, hat die belastete Aufnahme des Fußes (◘ Abb. 5.2) in 2 Ebenen den Vorteil, Risikokonstellationen wie den Pes planovalgus oder Pes cavus abzubilden und wird als Basis-

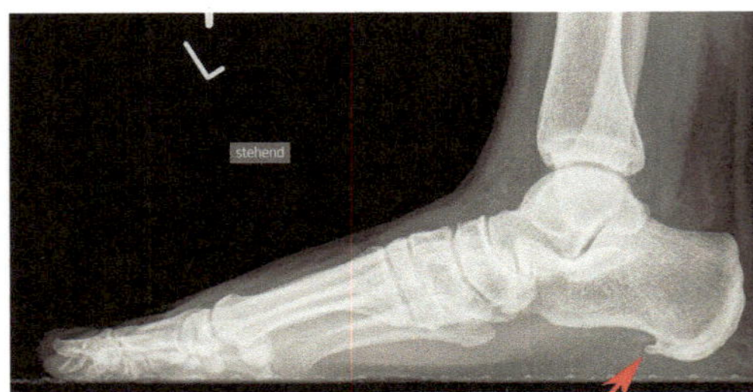

Abb. 5.2 Fuß seitlich unter Belastung mit knöchernem Fersensporn *(Pfeil)*. Gleichzeitig findet sich ein abgeflachtes Längsgewölbe

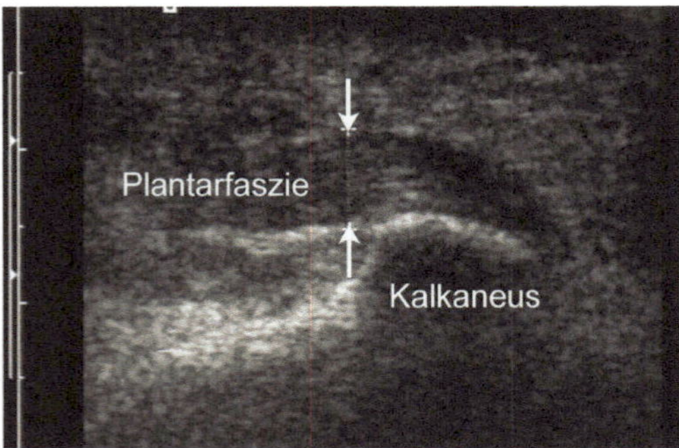

Abb. 5.3 Verdickung der Plantarfaszie im Sonogramm *(Pfeile)*

diagnostik bei Fersenbeschwerden präferiert. Des Weiteren liefern die Röntgenaufnahmen Informationen zu möglichen Stressfrakturen, entzündlichen Gelenkerkrankungen wie Spondylarthropathie oder anderen Knochenpathologien.

Mit Hilfe der Sonographie lassen sich Pathologien der Plantarfaszie zuverlässig darstellen. Eine spindelförmige Auftreibung der Faszie im Ansatzbereich von 6 mm und mehr gilt als pathologisch (**Abb. 5.3**). Gleiches gilt für Flüssigkeitseinlagerungen oder eine Hyperperfusion im Powerdoppler (Ieong et al. 2013). Ein knöcherner Fersensporn imponiert als echoreiche Struktur mit dorsaler Schallauslöschung.

Umfassende Informationen zur Plantarfaszie sowie zu möglichen Differentialdiagnosen liefert die MRT. Die Struktur der Plantarfaszie, Änderungen des Gewebes, Rupturen, begleitende Knochenödeme im Insertionsbereich sowie Pathologien des Tarsaltunnels, des Subtalargelenks und des Kalkaneus lassen sich gut darstellen. Bei Nervenkompressionssyndromen kann mit der MRT ein Denervationsödem der abhängigen Muskeln nachgewiesen werden (Lawrence et al. 2013; Szeimies et al. 2016). Mit der guten Verfügbarkeit der MRT hat die Szintigrahpie ihre Bedeutung verloren.

In seltenen Fällen kann ein CT hilfreich sein, Differenzialdiagnosen weiter einzugrenzen. Werden posttraumatisch Knochenstücke im Tarsaltunnel vermutet, ist die CT der MRT überlegen. Gleiches gilt für die Darstellung eines kalkanearen Osteoidosteoms, welches im MRT als diffuses Knochenödem imponiert.

Bei Verdacht auf ein Tarsaltunnelsyndrom kann die Elektrophysiologie zusätzliche Informationen liefern. Die Aussagen zu einer Kompression des Ramus plantaris des N. tibialis oder des Baxter-Nervs sind wenig zuverlässig und können nur bei positivem Befund zur Absicherung der Diagnose dienen. Ein sicherer Ausschluss einer Pathologie des Ramus calcanearis oder des Ramus lateralis des N. tibialis gelingt nicht. Manchmal kann über eine Elektromyographie eine Innervationsstörung des M. abductor hallucis (Ramus medialis) oder des M. abductor digiti minimi (Ramus lateralis) nachgewiesen werden.

Laboruntersuchungen

Zum Nachweise der plantaren Fasziitis gibt es keine spezifischen Laborparameter. Bedeutung haben Laboruntersuchungen zum Ausschluss von Differenzialdiagnosen. Bei Stressfraktur ohne adäquate Belastung ist eine Untersuchung des Knochenstoffwechsels und des Hormonstatus empfehlenswert. Fersenschmerz bei Spondylarthropathie oder Psoriasisarthritis zeigt eine Assoziation zu HLA B27. Andere hilfreiche Untersuchungen umfassen CRP, Rheumafaktor, ANA und Harnsäure.

5.3.5 Therapie

Konservative Behandlung

Über 90% der Patienten lassen sich dauerhaft durch konservative Maßnahmen behandeln.

Daher werden operative Maßnahmen meist nur erwogen, wenn über mehrere Monate die konservative Behandlung erfolglos war.

▪▪ Dehnung

Die Mehrzahl der Patienten mit Plantarfasziitis spricht gut auf Dehnungsübungen an. Dabei hat sich eine Dehnung der Plantarfaszie und der Wadenmuskulatur als effektiver gezeigt als eine alleinige Dehnung der Wadenmuskulatur (DiGiovanni et al. 2006). Allerdings kann die Behandlungsdauer bis zu 6 Monate betragen, bis der volle Effekt erreicht wird. Ergänzend wird eine Friktionsmassage des Plantarfaszienansatzes durchgeführt (Garrett u. Neibert 2013).

▪▪ Nachtlagerungsschiene

Nachtlagerungsschienen halten das Sprunggelenk in einer leicht dorsalextendierten Stellung (ca. 5°) und verhindern eine Kontraktion der Kollagenfasern in den unbelasteten Nachtphasen. Besonderes bewährt hat sich der Einsatz von Nachtlagerungsschienen bei Patienten mit ausgeprägtem Morgenschmerz. Studien konnten ein gutes Ansprechen bei 75–80% der Patienten dokumentieren (Lee et al. 2012). Allerdings wird in den Studien auch über erhebliche Probleme mit der Patientencompliance berichtet.

▪▪ Einlagen

Das Ziel einer Einlagenversorgung ist die mechanische Entlastung der Plantarfaszie durch eine orthograde Ausrichtung des Rückfußs in Verbindung mit einer Weichbettung der Ferse (■ Abb. 5.4). Dabei konnte ein grundlegender Vorteil von Maßeinlagen gegenüber hochwertigen konfektionierten Einlagen bisher nicht nachgewiesen werden (Seligman u. Dawson 2003; Walther et al. 2013).

▪▪ Stoßwelle (ESWT)

Verschiedene Studien belegen den Effekt der Stoßwelle, wobei die verschiedenen Arbeiten aufgrund der unterschiedlichen Energiedichten schwer zu vergleichen sind. Die zur Anwendung kommenden Energiedichten lassen sich

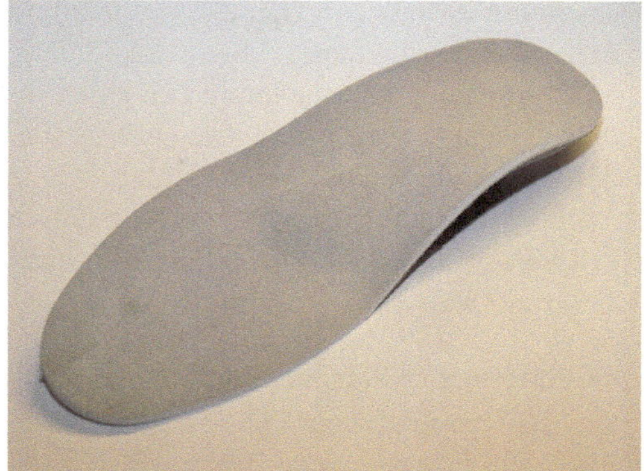

■ **Abb. 5.4** Konfektioniere Einlagen mit Weichbettung und Hohllegung der Plantarfaszie (Bauerfeind™ Professional Ferse)

in Niedrigenergiestoßwelle ($<0{,}2$ mJ/mm^2) und Hochenergiestoßwelle ($>0{,}2$ mJ/mm^2) einteilen. Der genaue Effekt der Stoßwelle ist nach wie vor unklar. Postuliert wird ein lokales Gewebetrauma durch die Energie der Stoßwelle, die dann zu einer Entzündungsreaktion mit Aktivierung von Regenerationsprozessen führt (Dastgir 2014; Speed 2014; Yin et al. 2014).

▪▪ NSAID

NSAID spielen nur als ergänzende Maßnahme bei akuten Beschwerden eine Rolle. Die Langzeitergebnisse lassen sich durch die Einnahme von NSAID nicht verbessern (Donley et al. 2007).

▪▪ Botulinumtoxin

Verschiedene neuere Studien haben den Effekt von Botulinumtoxin A belegt. Platzek et al. injizierten 200 U Botulinumtoxin A in das schmerzhafte Fersenareal mit signifikantem Effekt gegenüber der Placebo-Gruppe (Diaz-llopis et al. 2013, Placzek et al. 2005).

▪▪ Kortisioninjektionen

Steroidinjektionen werden nach aktueller Datenlage bei plantarer Fasziitis nicht mehr empfohlen. Die Evidenz für die Wirksamkeit von Kortisonspritzen ist gering, bei gleichzeitig hohem Komplikationspotenzial. Ein

Cochrane Review zur Therapie der plantaren Fasziitis kam zu dem Schluss, dass Steroidinjektionen nur für eine kurze Zeit einen therapeutischen Vorteil bieten. Gleichzeitig steigt das Risiko von Rupturen der Plantarfaszie an. Auch werden häufig Atrophien des plantaren Fettpolsters beobachtet (Crawford u. Thomson 2003).

▪▪ Platelet Rich Plasma

Die Verwendung von Platelet Rich Plasma (PRP) wurde in den letzten Jahren sehr populär. In einigen Studien konnte ein positiver Effekt von PRP nachgewiesen werden. Eine vergleichende Studie mit Kortison- vs. PRP-Injektionen zeigte eine ähnliche Effektivität bei geringeren Risiken durch PRP (Akshahin et al. 2012; Say et al. 2014).

Operative Behandlung
▪▪ Minimalinvasives Plantarfaszien-Release

Ziel eines operativen Plantarfaszien-Release ist die Entspannung der Faserzügel des medialen Bündels. Verschiedene Techniken sind beschrieben. Diese umfassen ein endoskopisches Plantarfaszien-Release und perkutane Techniken (Bader et al. 2012; Morton et al. 2013; Nery et al. 2013). Vorteil des minimalinvasiven Vorgehens ist die Vermeidung von Narbenbildung und die im Vergleich zum offenen Vorgehen kürzere Rehabilitation.

▪▪ Offenes Plantarfaszien-Release mit Dekompression des Ramus lateralis des N. tibialis

Das offene Plantarfaszienrelease umfasst neben der Durchtrennung des medialen Faserbündels die Dekompression des Ramus lateralis des N. plantaris und des N. calcanearis medialis (◘ Abb. 5.5). Befürworter dieser Technik finden bei chronischen Beschwerden gehäuft eine Mischform von Plantarfasziitis und Nervenkompressionssyndrom. Liegt eine Verkürzung des M. gastrocnemius vor, kann gleichzeitig ein Gastrocnemius-Release (Strayer) durchgeführt werden (Molund et al. 2014; Stoita u. Walsh 2012; Tweed et al. 2009).

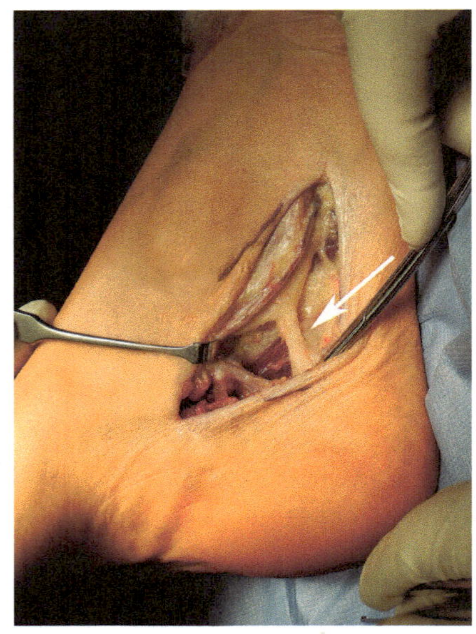

◘ **Abb. 5.5**   Die operative Behandlung der Plantarfasziitis umfasst meist eine Dekompression des Ramus lateralis n. tibialis, der durch die Faszie des M. abductor hallucis komprimiert werden kann. Der N. medialis calcanearis *(Pfeil)* innerviert das mediale Fersenbein und kann auch Ursache von Fersenschmerzen sein, ebenso wie der N. abductor digiti minimi (Baxter's Nerv).

Bezogen auf die Häufigkeit der plantaren Fasziitis spielt die operative Behandlung nur eine untergeordnete Rolle. In den publizierten Serien wird retrospektiv über kleine Fallzahlen berichtet. Bisher hat sich keines der operativen Verfahren von den Ergebnissen her als eindeutig überlegen herauskristallisiert.

5.4   Ansatztendinose der Achillessehne

Martin Engelhardt

5.4.1   Einleitung

Überlastungsschäden der Achillessehne treten bei Sportlern häufig auf. Insbesondere Ausdauersportler (Läufer, Triathleten) und Sportler mit Abstoppbelastungen (Tennis, Badmin-

◘ Tab. 5.3   Krankheitsbilder der Achillessehnenansatztendionse. (Modifiziert nach van Dijk et al. 2011)

Krankheitsbild	Anatomische Lokalisation	Symptome	Diagnostik
Ansatz-tendinopathie	Insertion der Achillessehne am Kalkaneus, ggf. dorsaler Fersensporn ggf. Haglund-Exostose	Schmerzen und Schwellung am Achillessehnenansatz	Dorsaler Fersensporn oder Haglundexostose im Röntgenbild Kalkaneus seitlich
Bursitis subachillea	Oberhalb des posterioren Kalkaneusanteils häufig bei Haglund-Exostose	Schmerzhafte Schwellung am Oberrand des hinteren Kalkaneus	Im Ultraschall Flüssigkeit retrokalkaneal
Bursitis präachillea	Unterhalb der Haut am Achillessehnenansatz	Schmerzhafte Schwellung zwischen Haut und Achillessehnenansatz	Im Ultraschall Flüssigkeit zwischen Haut und Achillessehne
Achillessehnen-tendinopathie	Etwa 2–7 cm oberhalb des Achillessehnenansatzes	Ovaläre Verdickung der Achillessehne mit Kompressionsschmerz	Im Ultraschall Achillessehnenverdickung
Paratendinopathie	Um die Achillessehne	Schwellung und Krepitation um die Achillessehne	Im Ultraschall Verdickung des Paratenoms

ton) sind betroffen. Die Beschwerden beginnen in der Regel schleichend und werden häufig bagatellisiert und zu Beginn nicht konsequent behandelt. Dadurch kommt es zu langwierigen Verläufen (Ausfallzeiten) und Frustrationen beim Patienten und beim Therapeuten.

Unter dem Begriff Achillessehnenansatztendinose werden terminologisch verschiedene Krankheitsbilder zusammengefasst (◘ Tab. 5.3).

❯ **Einer exakten Diagnosestellung und Terminologie kommt hinsichtlich der Behandlung große Bedeutung zu.**

5.4.2 Achillessehnenansatz-tendinopathie

Bei ca. 20–25% der Patienten mit Achillessehnentendinopathie lokalisieren sich die Beschwerden auf den Ansatzbereich der Achillessehne (Kvist 1994).

Zunächst sollte nach Faktoren, die zur Entstehung der Veränderungen geführt haben, gefahndet und diese begünstigenden Faktoren abgestellt werden (s. Übersicht; Petersen et al. 2005).

Faktoren, die eine Achillessehnenansatztendinopathie begünstigen
- Überlastung (zu hohe Trainingsintensität, zu hoher Trainingsumfang)
- Anatomische Faktoren (ungünstige Beinachse, Hyperpronation)
- Gestörter Wärmeabtransport (lokale Temperatursteigerung im Sehnengewebe >42,5°C mit Fibroblastenabsterben)
- Medikamente (Kortison, Immunsuppressiva, Antibiotika-Ciprofloxacin)
- Ungeeignete Sportschuhe

(modifiziert nach Petersen et al. 2005)

Die Behandlung erfolgt in der Regel zunächst konservativ mit guter Evidenz für exzentrisches Krafttraining und Stoßwellentherapie (Rosso et al. 2012).

Bei Kalzifizierungsprozessen/dorsalem Fersensporn und Haglund-Exostose als auslösender Ursache der Ansatztendinose hat sich das operative Vorgehen etabliert. Sowohl die endoskopische als auch die offene Technik kommen zum Einsatz. In den internationalen Studien wird bei Haglund-Exostosen die endoskopische 2-Portal-Technik von van Dijk favorisiert (Van Dijk et al. 2011, Wiegerinck et al. 2012). Der dorsale Fersensporn kann häufig nur mit dem offenen Operationsverfahren adressiert werden. Dabei können unterschiedliche Komplikationen auftreten, über die der Patient im Vorfeld aufgeklärt werden muss (s. Übersicht).

> **Komplikationen bei Operationen an der Achillessehne**
> - Infektionen
> - Achillessehnenrupturen
> - Tiefe Venenthrombosen
> - Reflexdystrophie
> - Neuralgische Symptome
> - Narbenhypertrophie mit Dyskomfort

5.4.3 Bursitis prä- und subachillea

Das initiale Vorgehen bei Bursitis prä- oder subachillea ist konservativ (Eliminierung der auslösenden Ursachen, nichtsteroidale Antiphlogistika und Ruhe). Es existiert kein systematisches Review für die konservative Behandlung. Folglich besteht in Bezug auf Empfehlungen zur Therapie eine geringe Evidenz.

Bei erfolgloser konservativer Therapie über 6–12 Wochen können der chronisch veränderte Schleimbeutel entfernt und ggf. die Haglund-Exostose abgetragen und die Kalzifizierungen der Sehne ausgeschnitten werden.

In einem systematischen Review von Wiegerinck (2012) wird über 12 Studien mit offenen und 3 Studien mit endoskopischen Operationsverfahren berichtet. Es gibt keine einheitliche Empfehlung über das beste Vorgehen. Bei den endoskopischen Verfahren waren die Komplikationsrate niedriger und die Patientenzufriedenheit höher als bei den offenen Verfahren.

5.4.4 Achillessehnentendinopathie

Das in der englischsprachigen Literatur als „mid-portion-tendinopathy" bezeichnete Krankheitsbild betrifft 55–65% der Patienten mit Beschwerden an der Achillessehne.

Achillessehnentendinosen imponieren als kolbenförmige Verdickungen der Achillessehne häufig im Bereich der „Sehnentaille" 3–6 cm oberhalb des Achillessehnenansatzes. Dort ist die Blutgefäßdichte reduziert. In dieser Zone kommt es auch zu Spontanrupturen der Sehne. Bei der Achillessehnentendinose sprossen typischerweise Blutgefäße in die Sehne (Angiogenese). Dies wurde mittels Dopplerultraschall dokumentiert und trägt zu den erheblichen Schmerzen bei dem Erkrankungsbild bei.

Die Pathologie begünstigende biomechanische Belastungen der Sehne müssen abgestellt werden. In den Studien mit höchstem Evidenzgrad haben sich folgende Behandlungsmaßnahmen als wirksam erwiesen (Rosso et al. 2012):
- exzentrisches Krafttraining,
- sklerosierende Injektion in die Gefäße (z. B. mit Polidocanol),
- Stoßwellentherapie,
- Korrektur des Malalignements mit Schuheinlagen und
- Physiotherapie.

Bei erfolgloser konservativer Therapie mit im Ultraschall/MRT gesicherten degenerativen Sehnenveränderungen und Teilrupturen kann eine ovaläre Ausschneidung der degenerativ veränderten Sehnenanteile und eine Sehnenrekonstruktion erfolgen.

5.5 Peritrochantäre Schmerzsyndrome

Christof Rader, Olaf Rolf

5.5.1 Einleitung

In der Sprechstunde eines Hüftspezialisten sind peritrochantäre Schmerzsyndrome (englisch: „greater trochanter pain syndrome", Synonyme: Trochanterreizsyndrom, Trochanterendopathie, Trochanterenthesiopathie oder Trochanterschmerzsyndrom) ein häufiges Krankheitsbild mit einer Prävalenz von ca. 15% bei weiblichen und ca. 7% bei männlichen Patienten (n = 3026) (Segal et al. 2007).

Dahinter können sich verschiedene funktionelle und morphologische Erkrankungen wie die Bursitis trochanterica, Ansatztendinosen und Sehnenrupturen der Mm. glutaeus medius et minimus, eine Coxa saltans, Tractusiliotibialis-Syndrome oder myofasziale Schmerzen als auch Piriformis- bzw. M.-obturatoriusinternus-Syndrome verbergen, die eine subtile klinische und bildgebende Diagnostik erfordern.

Auf der anderen Seite finden sich bei mehr als 90% der Patienten mit einem peritrochantären Schmerzsyndrom auch Erkrankungen der benachbarten Gelenke, wie z. B. eine Hüftgelenkarthrose oder auch degenerative Veränderungen im lumbosakralen Bereich (Schapira et al. 1986). Die Diagnose einer Bursitis trochanterica wird dabei deutlich zu häufig gestellt, da nur selten eine echte, akute oder chronische Schleimbeutelentzündung mit histologisch nachweisbarer entzündlicher Reaktion für die Beschwerden verantwortlich ist. Vielmehr sollte der Fokus mit steigendem Lebensalter auf Sehnendegenerationen am Trochanter major gelenkt werden, da Affektionen der Glutaeusmedius- und -minimus-Sehnen bis hin zu Rupturen derselben (sog. „Rotatorenmanschettensyndrom der Hüfte") häufiger sind als bislang angenommen.

Auch weitere Differenzialdiagnosen sind zu beachten.

5.5.2 Klinische Beschwerden

Betroffene Patienten berichten häufig über Schmerzen am lateralen Aspekt der Hüfte und in der Trochanterregion. Nicht selten werden Ausstrahlungen auch in die Glutealregion oder aber an den lateralen Oberschenkel bis hin zum Knie beschrieben. Leistenschmerzen sind dabei nicht typisch und müssen differenzialdiagnos

tisch das Augenmerk auf andere Krankheitsbilder lenken. Häufig angegeben werden auch Schmerzen bei Rotation der Hüfte sowie Schmerzverstärkungen bei Belastungen und auch beim Liegen auf der betroffenen Seite.

Bei der klinischen Untersuchung des Hüftgelenks fehlen die typischen Arthrosezeichen wie ein Leistendruckschmerz oder auch ein Innenrotationsschmerz am Hüftgelenk.

> **Charakteristisch sind**
> — **ein lokaler Druckschmerz über dem Trochanter major, häufig auch am dorsalen Aspekt, sowie**
> — **verschiedene schmerzhafte Triggerpunkte im Verlauf des Tractus iliotibialis.**

Liegt ein Piriformis-Syndrom vor, lassen sich durch aktive Kontraktion oder auch passive Dehnung der Außenrotatoren Schmerzen auslösen. Sind die Sehnen der Mm. gluteus medius et minimus betroffen, so finden sich Schmerzen bei Dehnung der Muskulatur oder bei aktiver Abduktion gegen Widerstand. Ist das Trendelenburg-Zeichen positiv, liegt häufig bereits eine fortgeschrittene Ruptur der Glutealsehnen vor.

Provokationstests können durch Adduktion in verschiedenen Flexionsstellungen vorgenommen werden, ähnlich wie bei der schnappenden Hüfte, bei der dann Schmerzen am Trochanter zu beobachten sind. Einen spezifischen klinischen Test gibt es jedoch nicht (Gollwitzer et al. 2014).

> **Zur Diagnosesicherung ist häufig eine Injektion mit Lokalanästhetikum in die Bursa trochanterica mit Umflutung der peritrochantären Region richtungsweisend.**

5.5.3 Pathogenese

Pathogenetisch werden in der Literatur Episoden mit multiplen Mikrotraumata am Sehnenansatz oder am Trochanter für das peritrochantäre Schmerzsyndrom verantwortlich gemacht.

Ein vermehrtes Offset der Hüfte mit Lateralisation des Trochanter major kann einen vermehrten Druck im Bereich des Tractus iliotibialis auslösen und so Trochanterschmerzen verursachen.

Sollten die Beschwerden sekundär nach Implantation einer Hüftendoprothese auftreten, so empfiehlt sich, die prä- und postoperativen Röntgenbilder sorgfältig zu vergleichen und auf ein vermehrtes Offset des Hüftgelenks zu überprüfen. Auch zugangsbedingt, z. B. nach einem lateralen Zugang nach Bauer, können peritrochantäre Schmerzsyndrome durch Ablösung der Glutealmuskulatur, durch lokale Ossifikationen, durch Narbenbildungen oder durch Tractusdehiszenzen entstehen.

Die medikamentöse Behandlung mit sog. Antihormonen, in der Regel adjuvant bei Krebserkrankungen durchgeführt, kann Enthesiopathien der Trochanterregion auslösen.

5.5.4 Diagnostik

Differenzialdiagnosen

Peritrochantäre Schmerzsyndrome/Trochanterreizsyndrome (TRS) sind ein häufiges Krankheitsbild in der Praxis des Orthopäden und Unfallchirurgen. Differenzialdiagnostisch sollten folgende Erkrankungen beachtet werden (eigene Aufstellung in Anlehnung an Williams u. Cohen 2009):

- Trochanterschmerzen in Begleitung von ISG-Beschwerden oder pseudoradikulären LWS-Beschwerden,
- Trochanterschmerzen in Begleitung eines Piriformissyndroms/Schmerzen der Außenrotatoren,
- Bursitis trochanterica acuta (auch infektiös oder nach Infiltrationen/iatrogen),
- Bursitis trochanterica chronica,
- Trochanterdeformität, -ossifikationen (heterotope Ossifikationen) oder andere knöcherne Unregelmäßigkeiten,
- Fascia-lata-Besonderheiten: Kontraktur, Faszienlücke (z. B. nicht selten nach Hüftprothese!), Verwachsungen; hierzu zählt auch die schnappende Hüfte, d. h. die

Kollision des Tractus iliotibialis mit dem lateralen Aspekt des Rollhügels,
- Glutealsehnenprobleme: -ruptur, -teilruptur, -degeneration, -kalzifizierungen, oder -ossifikationen,
- Hüfterkrankungen wie Koxarthrose, femoroazetabuläres Impingement, „bone bruisement" von Kopf oder Pfanne, Hüftdysplasie, Coxa valga oder vara, aber auch Bursitiden (ausgenommen Bursa trochanterica) oder andere Muskel-Sehnen-Beschwerden an der Hüfte,
- Trochanterbeschwerden im Zusammenhang mit rheumatischen Erkrankungen, Enthesiopathien,
- medikamenteninduzierte Trochanterbeschwerden, besonders Antigeschlechtshormone wie z. B. Tamoxifen oder Aromatasehemmer,
- Meralgia paraesthetica oder andere nervalbedingte Erkrankungen,
- Tendinosis calcarea der Glutealsehnenmuskulatur,
- vermehrtes Offset des Troch. Major, z. B. nach Implantation einer Hüft-TEP oder posttraumatisch,

Bildgebende Diagnostik

Die akute Bursitis lässt sich sehr gut **sonographisch** darstellen, auch chronische Bursitiden am Trochanter mit Erguss lassen sich nachweisen. Rupturen am Glutaeus medius und minimus sind sonographisch kaum erkennbar. Insgesamt ist die Bursitis bei peritrochantären Schmerzsyndromen aber selten (Long et al. 2012, Silva 2008).

Nativradiologisch empfiehlt sich die Darstellung des Trochanters in 2 Ebenen, idealerweise im Sinne einer tief zentrierten Beckenübersichtsaufnahme im Stehen und einer Lauenstein-Aufnahme. Fibroostosen am Trochanter major mit einer Zähnelung der Kortikalis am Ansatz des M. glutaeus medius gehen häufig mit Sehnendegenerationen einher. Kleine Oberflächenirregularitäten mit einer Größe von mehr als 2 mm können dabei bereits den Verdacht auf eine Sehnenpathologie lenken. Größere Ossifikationen in Projektion auf den Ansatz der Glutaeus-medius-Sehne lassen auf deutlichere Sehnendegenerationen schließen.

Selten finden sich zirkumskripte Verkalkungen im Ansatzbereich der Glutaeus-medius-Sehne, die ebenfalls ausgeprägte Schmerzsyndrome am Trochanter auslösen können und dem Krankheitsbild der Tendinosis calcarea entsprechen.

Zeigen sich in der Sonographie und im nativradiologischen Bild keine richtungsweisenden Veränderungen, ist eine **MRT-Untersuchung** der Hüftregion, insbesondere bei lang anhaltenden Beschwerden, empfehlenswert. Hier können Sehnendegenerationen, Sehnenrupturen, Bursitiden, fettige Degenerationen und Atrophien der Muskulatur, Ergussbildungen und auch Knochenödeme der Trochanter- und Hüftregion sicher dargestellt werden.

Bei fortgeschrittenen oder länger bestehenden „Rotatorenmanschettenrupturen" am Hüftgelenk finden sich häufig mehr oder weniger ausgeprägte fettige Atrophien der Muskelbäuche, die insbesondere im Seitenvergleich auffallen. Diese sind richtungsweisend für Partial-, oder auch Komplettrupturen der am Trochanter inserierenden Muskulatur.

Differenzialdiagnostisch sollten nervale Erkrankungen ausgeschlossen werden. Auch nach Implantation von Hüftendoprothesen zeigen sich, je nach gewähltem Zugang, regelmäßig deutliche fettige Atrophien der im Zugangsbereich liegenden Muskulatur (Lüdemann et al. 2012). Beim transglutealen Zugang nach Bauer sind Schädigungen des N. gluteus superior eine häufige Komplikation, infolge derer sich ebenfalls Atrophien des M. gluteus medius ausbilden.

Zur Abklärung knöcherner, kortikaler Strukturunregelmäßigkeiten, größeren Usuren oder auch Osteolysen ist die Durchführung einer **Computertomographie** sinnvoll. Da es sich bei den peritrochantären Schmerzsyndromen in aller Regel jedoch um Weichteilproblematiken handelt, kommt die Computertomographie nur selten zum Einsatz.

5.5.5 Therapie

Konservative Therapie

> In aller Regel führt eine konservative Behandlung des peritrochantären Schmerzsyndroms zum Erfolg.

Allein durch peritrochantäre Injektionen von Kortison und Lokalanästhetikum kommt die Erkrankung bei 2/3 der Behandelten zum Stillstand. Die Injektion muss dabei nicht zwingend unter Bildwandlerkontrolle erfolgen, wie Cohen et al. (2009) zeigen konnten.

Begleitend können physiotherapeutische Beübungen mit Stärkung, aber auch Dehnung der pelvitrochantären Muskulatur einen positiven Einfluss zeigen ebenso wie nichtsteroidale Antiphlogistika (NSAID), Elektrotherapien, Gewichtsreduktion, Stretchingübungen in Eigenregie. Aktivitätsmodifikationen sowie auch der Ausgleich von Beinlängendifferenzen können das Krankheitsbild positiv beeinflussen.

Als weiteres konservatives Verfahren hat sich die extrakorporale Stoßwellentherapie bei Enthesiopathien hervorgetan. Es wird von vielversprechenden Erfolgen und einer Überlegenheit der niederenergetischen Stoßwellentherapie gegenüber Physiotherapie berichtet (Furia et al. 2009; Mani-Babu et al. 2014), eine abschließende Bewertung kann jedoch noch nicht vorgenommen werden.

Operative Therapie

Kommt es durch die genannten konservativen Therapiemaßnahmen nicht zu einer ausreichenden Beschwerdereduktion, sind operative Behandlungen indiziert. Diese können sowohl arthroskopisch oder auch offen erfolgen. Die arthroskopischen Möglichkeiten beinhalten die Bursektomie, Traktusspaltung oder partielle Traktusresektion als auch die knöcherne Refixation von muskulären Partial- oder Komplettrupturen (Domínguez et al. 2014, Govaert et al. 2012).

Beim offenen Operationsverfahren kommen Bursektomien, Trochanterverkleinerungsosteotomien, Tractusverlängerungen, Reinsertionen von Partial- oder Komplettrupturen der

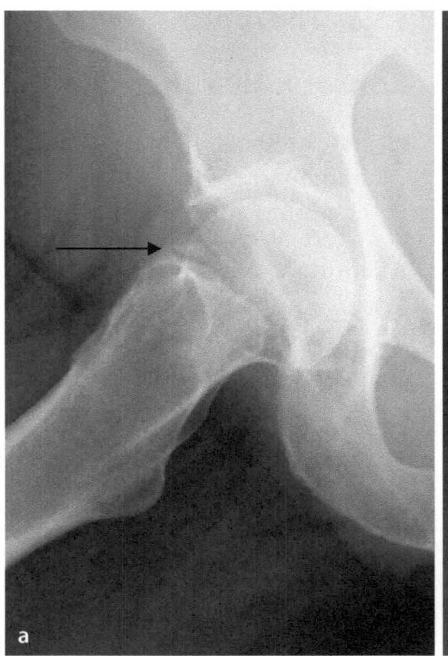

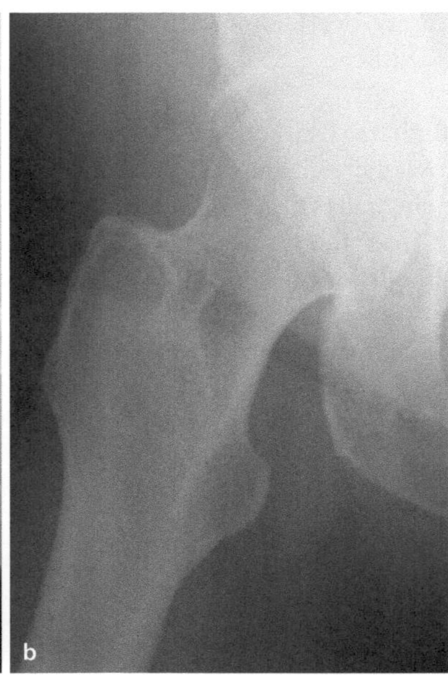

◘ Abb. 5.6a, b   Fallbeispiel. **a** 58-jährige Patientin mit seit 8 Monaten bestehender, therapieresistenter Trochantertendopathie mit Schmerzen am Ansatz der Glutaeus-medius-Sehne. Die Verknöcherung an Trochanterspitze lässt auf eine Sehnendegeneration schließen. Intraoperativ konnte ein Teilsehnenabriss lateral-ventral festgestellt werden. **b** Die Verknöcherung ist entfernt worden, wie auf dem postoperativen Röntgenbild zu sehen; operativ sind die Sehnenansätze angefrischt und am Trochanterknochen transossär refixiert worden, Bursektomie sowie Z-förmige Fascia-lata-Verlängerung als weitere operative Maßnahme, danach deutliche Beschwerdelinderung bei der Patientin

Glutealmuskulatur sowie auch Abtragungen von Ossifikationen am Trochanter und Entfernungen von Verkalkungen in der Muskulatur in Betracht (Govaert et al. 2003, Craig et al. 2007).

Die Autoren bevorzugen ein offenes, minimalinvasives Vorgehen mit Bursektomie, Z-förmiger Traktusverlängerung, Sehnenrevision, ggf. mit transossärer Sehnenrefixation in modifizierter Mason-Allen-Technik (Davies et al. 2013) und Ossifikationsentfernung (◘ Abb. 5.6).

In einer prospektiven Studie wurden alle Patienten primär konservativ behandelt. Die Untersuchung schloss 32 Patienten ein, die jeweils ein TRS aufwiesen. Alle Patienten erhielten als konservative Therapie mindestens 4× im Ein- oder Mehrwochenabstand eine Injektion mit Lokalanästhetikum und Kortison in die Bursitis trochanterica oder an den angegebenen Schmerzpunkt. Erst nach einem erfolglosen konservativen Behandlungsversuch wurde ggf. eine operative Therapie vorgenommen. Die Schmerzintensität wurde mit der visuellen Analogskala mit Werten zwischen 0 und 10 gemessen.

Von den 32 Patienten hatten 11 Patienten zusätzlich ein pseudoradikuläres LWS-Syndrom, 4 Patienten eine Hüftdysplasie ohne Arthrose, in 6 Fällen bestand eine leichte Koxarthrose; Fascia-lata-Affektionen zeigten 5 Patienten, bei 8 Patienten bestand ein Z. n. Hüft-TEP ohne Zeichen einer Hüft-TEP-Lockerung. 15 Patienten waren über 60 Jahre alt, 21 Patienten waren weiblichen Geschlechts und 9 Patienten hatten deutliches Übergewicht mit einem BMI über 35.

Im Ergebnis zeigten 22 Patienten (69%) eine deutliche Besserung unter konservativer Behandlung. Die Schmerzen wurden mit unter 2 gemäß der Analogskala auch 6 Monate nach letzter Injektion angegeben. 10 Patienten davon sagten, dass die Beschwerden komplett rückläufig seien. Bei 4 Patienten (13%) wurde eine mäßige Beschwerdebesserung mit Schmerzen zwischen 2 und 4 entsprechend der Analogskala beobachtet. Keiner dieser Patienten wollte sich einer Operation unterziehen. Insgesamt konnte bei den behandelten Patienten nach der Schmerzanalogskala eine signifikante Verbesserung durch die Injektionsbehandlung erreicht werden. (Chi-Quadrattest: prä-Intervention: 8,7±0,96 und post-Injektionem: 1,5±1,2). Das mittlere Follow-up lag bei 5,8 Monaten nach der letzten Injektion oder Operation.

Bei 6 Patienten (19%) von 32 Fällen mit TRS wurde eine Operation nach erfolgloser Therapie notwendig. Über einen minimalinvasiven Zugang wurde eine Bursektomie, Traktusverlängerung, ggf. eine Knochenentfernung oder -glättung, Sehnenrevision oder -refixation und ggf. ein Lösen von Verwachsungen vorgenommen. 3 dieser Patienten hatten eine Hüftendoprothese. Nur einer der Nicht-Endoprothesen-Patienten (Zustand nach Ossifikationsentfernung) zeigte keine Besserung der Beschwerden. Nur ein operierter Patient wies makroskopisch wie histologisch eine entzündlich veränderte Bursitis trochanterica auf.

Die operative Intervention ist nicht regelmäßig mit Erfolg versehen und verlangt vorher die intensive differenzialdiagnostische Abklärung. Wie aus unserer Untersuchung erkennbar, aufgrund der geringen Anzahl statistisch aber nicht signifikant, sollte man bei Zustand nach Hüftendoprothese bei hartnäckigem TRS durchaus die Operation favorisieren.

Verwachsungen, Faszienlücke durch ggf. zu frühes Belasten, Ossifikationen oder Glutealsehnenteilabrisse sind typische Möglichkeiten von postoperativen Beschwerden. In der Untersuchung konnte bei allen 3 Patienten mit Revision am Trochanterbereich eine deutliche Besserung der Beschwerdesymptomatik erreicht werden. Diese Beschwerden lagen klinisch nicht an dem künstlichen Gelenkersatz. Bei allen anderen TRS sollte man eher zurückhaltend mit einem operativen Eingriff sein.

Kalzifikationen oder Ossifikationen am Ansatz der Gluteussehne zeigen sich gehäuft beim weiblichen Geschlecht zwischen 40 und 65 Jahren. In den Fällen mit operativer Entfernung bei hartnäckigem TRS war es keine Tendopathia calcarea, wie es bei der Schulter beobachtet wird. Eher erinnerten die Befunde an einen Fersensporn, und ähnlich kritisch sollte man auch einer operativen Intervention gegenüberstehen. Eine operative Entfernung ist immer auch mit einer Schwächung der Gluteusmedius-Sehne verbunden. In einem Fall führte dies zu länger anhaltenden Schwierigkeiten und schlechtem Ergebnis.

Gemäß Literatur und auch nach den eigenen Beobachtungen ist die Bursitis trochanterica häufig nicht die Hauptschmerzursache. Bei einer rein arthroskopisch durchgeführten Bursektomie werden die genannten Begleitpathologien häufig nicht ausreichend adressiert. Tenotomien der Fascia lata, Sehnenrefixation und Bursektomie können auch arthroskopisch vorgenommen werden, sind aber im Aufwand ungleich umfangreicher (Ilizaliturri et al. 2010, Dominguez et al. 2015). Das oben genannte minimalinvasive Vorgehen hat sich in der Praxis bewährt, da es eine sehr gute Exposition der peritrochantären Region und der inserierenden Muskulatur erlaubt und hiermit eventuelle Sehnenrupturen versorgt und Ossifikationen gut und sicher entfernt werden können.

5.6 Botulinumtoxin zur Therapie bei Enthesiopathien

Richard Placzek

5.6.1 Grundlagen

Botulinumtoxin, (Synonym Botulinumneurotoxin, BoNT) ist ein vom sporenbildenden anaeroben Bakterium Clostridium botulinum gebildeter Proteinkomplex, welcher sich serologisch in unterschiedliche Subtypen differenzieren lässt. Therapeutisch zum Einsatz kommt im orthopädischen Gebiet nur der Subtyp A (BoNT-A) der Hersteller Allergan (USA), Merz (FRG) und Ipsen (UK). Aufgrund der unterschiedlichen Produktnamen für unterschiedliche Behandlungsindikationen wie z. B. in der Neurologie und Ästhetik besteht nach Initiierung durch die amerikanische FDA breiter

Konsens in der Verwendung einheitlicher Bezeichnungen für die verschiedenen BoNT-A-Produktbezeichnungen der einzelnen Hersteller: das BoNT-A der Firma Allergan (Botox®/Vistabel®) wird demnach als Ona-BoNT, das der Fa. Merz (Xeomin®/Bocouture®) als Inco-BoNT und das der Firma Ipsen (Dysport®/Azzalure®) als Abo-BoNT bezeichnet.

> **Es besteht grundsätzlich keine direkte Vergleichbarkeit der Dosierungen zwischen Ona-BoNT, Inco-BoNT und Abo-BoNT!**

Wenngleich es sich bei den Dosisangaben jeweils um Mouse Units (MU) handelt, kommen bei den Herstellern unterschiedliche Mouse-Assays zum Einsatz, woraus eine unterschiedliche Wirkstärke der herstellerspezifischen Mouse Units resultiert. Weiteren Einfluss auf Wirkstärke und Ausbreitung hat die Konzentration der aus der Trockensubstanz und 0,9%iger Kochsalzlösung (NaCl) angefertigten Lösung.

Für die Relation Ona-BoNT/Inco-BoNT findet sich in der Literatur bis zu 350 Units eine Verhältnis von 1:1. Für die Relation von Ona-BoNT/Abo-BoNT werden Werte von 1:1 bis zu 1:3,9 und darüber hinaus angegeben.

Die Wirkung von BoNT-A basiert auf der Blockierung der präsynaptischen Freisetzung von Acetylcholin (ACH) an der motorischen Endplatte durch eine selektive und irreversible Spaltung des SNAP-25 („synaptosomal-associated protein" of 25 KD), einem Protein des sog. Vesikelfusionskomplexes. In der klinischen Anwendung setzt sie nach etwa 3–7 Tagen ein und klingt nach ca. 3 Monaten langsam ab.

Durch die Verhinderung der ACH-Ausschüttung in den präsynaptischen Spalt lassen sich sämtliche ACH-vermittelten Funktionen beeinflussen, woraus sich neben der Herabsetzung des Muskeltonus glatter und quergestreifter Muskulatur auch die Therapiemöglichkeiten der Hyperhydrosis und Hypersalivation erklären.

Neben der Exozytosehemmung von ACH wird auch die Hemmung der Freisetzung weiterer Substanzen diskutiert, welche einen direkten analgetischen oder antiinflammatorischen Effekt nach sich ziehen.

5.6.2 Nicht zugelassene Indikationen/„Off Label Use"

Aus den Produktinformationen der Hersteller ist ersichtlich, dass im orthopädischen Gebiet eine Zulassung lediglich für die Behandlung des spastischen Spitzfußes bei Zerebralparese (ab dem 2. Lebensjahr und nur für Ona-BoNT) besteht. Sämtliche anderem Indikationen, insbesondere die Therapie von Enthesiopathien/Ansatztendinosen, befinden sich außerhalb der Zulassung und müssen daher „off label" erfolgen (s. Übersicht).

„Off-Label Use"

Der Einsatz von Arzneimitteln ist auf bestimmte Einsatzgebiete beschränkt. Bei Arzneimitteln, die außerhalb ihrer Zulassung eingesetzt werden, spricht man von Off-Label Use. … Grundsätzlich beschränkt sich die Leistungspflicht der Kassen auf die in der Arzneimittelzulassung genannten Anwendungsgebiete. Ausnahmen hierzu hat das Bundessozialgericht formuliert: Die Verordnung eines Medikamentes in einem nicht zugelassenen Anwendungsgebiet kommt in Betracht, wenn es um die Behandlung einer schwerwiegenden Erkrankung geht, keine andere Therapie verfügbar ist und wenn aufgrund der Datengrundlage Aussicht besteht, dass mit dem Präparat ein Behandlungserfolg erzielt werden kann. Für eine Leistungspflicht der Kassen müssen alle drei Bedingungen gleichzeitig erfüllt sein (Hopf 2002).

Wichtig: für Nebenwirkungen haftet immer der anwende Arzt – immer. Eine eventuelle Kostenübernahme hat diesbezüglich keine Relevanz.

Eine Stellungnahme zu Off-Label Use von Botulinumtoxin findet sich auf der Homepage des

◻ Tab. 5.4 Randomisierte und kontrollierte Studien zur Therapie der Epicondylitis radialis humeri mit BoNT

Autor	Jahr	Nachbeoachtungszeitraum (Wochen)	Untersuchungen im Nachbeobachtungszeitraum (Wochen)	Probandenzahl (n)	Dosis (Units) – Ona-BoNT – Abo-BoNT
Hayton et al.	2005	12	Woche 0, 12	40	50 Ona-BoNT
Wong et al.	2005	12	Woche 0, 4, 12	60	60 Abo-BoNT
Placzek et al.	2007	18	Woche 0, 2, 6, 12, 18	130	60 Abo-BoNT
Lin et al.	2010	12	Woche 0, 4, 8, 12	16	50 Ona-BoNT
Espandar et al.	2010	16	Woche 0, 4, 8, 16	48	60 Abo-BoNT

Arbeitskreise Botulinumtoxin der DGN (Arbeitskreis Botulinumtoxin, Geschäftsstelle des Arbeitskreises der Deutschen Gesellschaft für Neurologie, Ansbacher Str. 17–19, 10787 Berlin, http://www.botulinumtoxin.de/).

5.6.3 Enthesiopathien des Ellenbogens

Epicondylitis radialis humeri (Tennisellenbogen)

Bei der Epicondylitis radialis humeri handelt es sich um einen erworbenen und schmerzhaften Reizzustand des Sehnenursprungs der Hand- und Fingerextensoren am radialseitigen Ellenbogen. Als Ursache wird eine mechanische Überlastung bzw. Überreizung des betroffenen Sehnenursprungs gesehen. Im Rahmen dieser Erkrankung treten nicht selten Rezidive auf, und es kann sich ein chronischer Verlauf einstellen.

Vielen Patienten kann mit herkömmlichen Verfahren wie Elektrotherapie, Stäbchenmassage, Injektionen, NSAID, Akupunktur, ESWT oder immobilisierenden Verbänden geholfen werden. Bleibt der Behandlungserfolg aus, kann ein operatives Verfahren wie die Denervierung des Sehnenursprungs oder das Abhängen der Extensorensehne bzw. die Kombination beider Verfahren indiziert sein (Placzek et al. 2006).

Hinsichtlich der Injektion von BoNT in die sehnenursprungsnahe Muskulatur zur mechanischen Entlastung durch Schwächung der Hand-und Fingerextensoren bestehen in der Literatur gute Erfahrungen. ◻ Tab. 5.4 zeigt die vorliegenden randomisierten und kontrollierten Studien.

Der Autor selbst bevorzugt, nach ausführlicher Aufklärung und schriftlichem Einverständnis zum Off-Label Use, eine Injektion ca. 3–4 cm distal des schmerzhaften sehnigen Ursprungs am knöchern tastbaren Epicondylus lateralis in die daran ansetzende Muskulatur und ein zweifaches Auffächern des Dosisvolumens:

- 60–80 Units Abo-BoNT gelöst in 0,6–0,8 ml Lösung bei einem Verdünnungsverhältnis von 300 Units auf 3 ml NaCl oder
- 40–60 Units Ona-BoNT bzw. Inco-BoNT gelöst in 0,8–1,2 ml Lösung bei einem Verdünnungsverhältnis von 100 Units auf 2 ml NaCl bzw. 50 Units auf 1 ml NaCl.

> ❯ **Als wesentlicher und regelhaft auftretender Nebeneffekt ist bei diesem Vorgehen mit einer Extensorenschwäche des Ringfingers (D III) zu rechnen, welche bis zu 3 Monate bestehen kann (Placzek et al. 2007).**

Zur standardisierten Dokumentation der klinischen Befunde hat sich die Verwendung des in ◻ Tab. 5.5 aufgeführten Scores bewährt.

◻ Tab. 5.5   Klinischer Untersuchungsscore zur Epicondylitis radialis humeri (nach Placzek et al. 2007)

Klinischer Untersuchungsbefund	Score-Punkte		
	positiv	unklar	negativ
Schmerzen bei isometrischer Extension des Handgelenks	2	1	0
Schmerzen bei isometrischer Extension des D III	2	1	0
Schmerzen bei passiver Flexion des Handgelenks bei gestrecktem Ellenbogengelenk	2	1	0
Schmerzen bei passiver Flexion des D III bei gestrecktem Ellenbogengelenk	2	1	0
Umschriebener Druckschmerz über dem lateralen Epikondylus	2	1	0

◻ Tab. 5.6   Randomisierte und kontrollierte Studien zur Therapie der Plantarfasziitis mit BoNT

Author	Jahr	Nachbeobach-tungszeitraum (Wochen)	Untersuchungen im Nachbeobachtungs-zeitraum (Wochen)	Probanden-zahl (n)	Dosis (Units) – Ona-BoNT – Abo-BoNT
Babcock et al.	2005	8	Woche 0, 3, 8	27	50 Ona-BoNT
Huang et al.	2010	12	Woche 0, 3, 12	50	60 Ona-BoNT
Peterlein et al.	2011	18	Woche 0, 2, 6, 10, 14, 18	40	200 Abo-BoNT
Diaz Llopis et al	2011	24	Woche 0, 4, 24	56	70 Ona-BoNT

Den Injektionsvorgang des Autors zeigt schematisch ◻ Abb. 5.7.

Epicondylitis ulnaris humeri (Golferellenbogen)

Analog zur Epicondylitis radialis humeri handelt es sich bei der Epicondylitis ulnaris humeri um einen erworbenen und schmerzhaften Reizzustand des Sehnenursprungs der Hand- und Fingerflexoren am unlnarseitigen Ellenbogen. Bezüglich der Therapie mit Botulinumtoxin gibt es derzeit keine kontrollierten Studien. Auch wenn sich im Einzelfall zufriedenstellende Ergebnisse erzielen lassen, sind die derzeitigen Erfahrungen hinsichtlich der optimalen Dosierung und Injektionstechnik noch unzureichend.

5.6.4 Fasciitis plantaris

Die Plantarfasziitis ist die häufigste Ursache für chronische Fersenschmerzen. Etwa 10% der Gesamtbevölkerung sind im Laufe ihres Lebens einmal davon betroffen. Hiervon entwickelt wiederum ein Zehntel chronische und therapieresistente Beschwerden. Die Ätiopathologie ist nur unzureichend bekannt.

Als prädisponierende Faktoren gelten Übergewicht, ein stehender Beruf und eine eingeschränkte Dorsalextension im oberen Sprunggelenk. Die Diagnosestellung erfolgt anhand der typischen Klinik. Zum Ausschluss von Differenzialdiagnosen kann ein Nativröntgen erfolgen. Zur standardisierten Befunddokumentation wird, mangels typischer klinischer Tests, die Verwendung einer VAS (visuelle Analogskala) mit einer Skala 0–10 (gar kein Schmerz bis stärkster vorstellbarer Schmerz) für den auslösbaren Druckschmerz an der Insertion zum Kalkaneus empfohlen.

◻ Tab. 5.6 zeigt die vorliegenden randomisierten und kontrollierten Studien.

Der Autor selbst führt die Injektion, nach ausführlicher Aufklärung und schriftlichem

Enthesiopathien

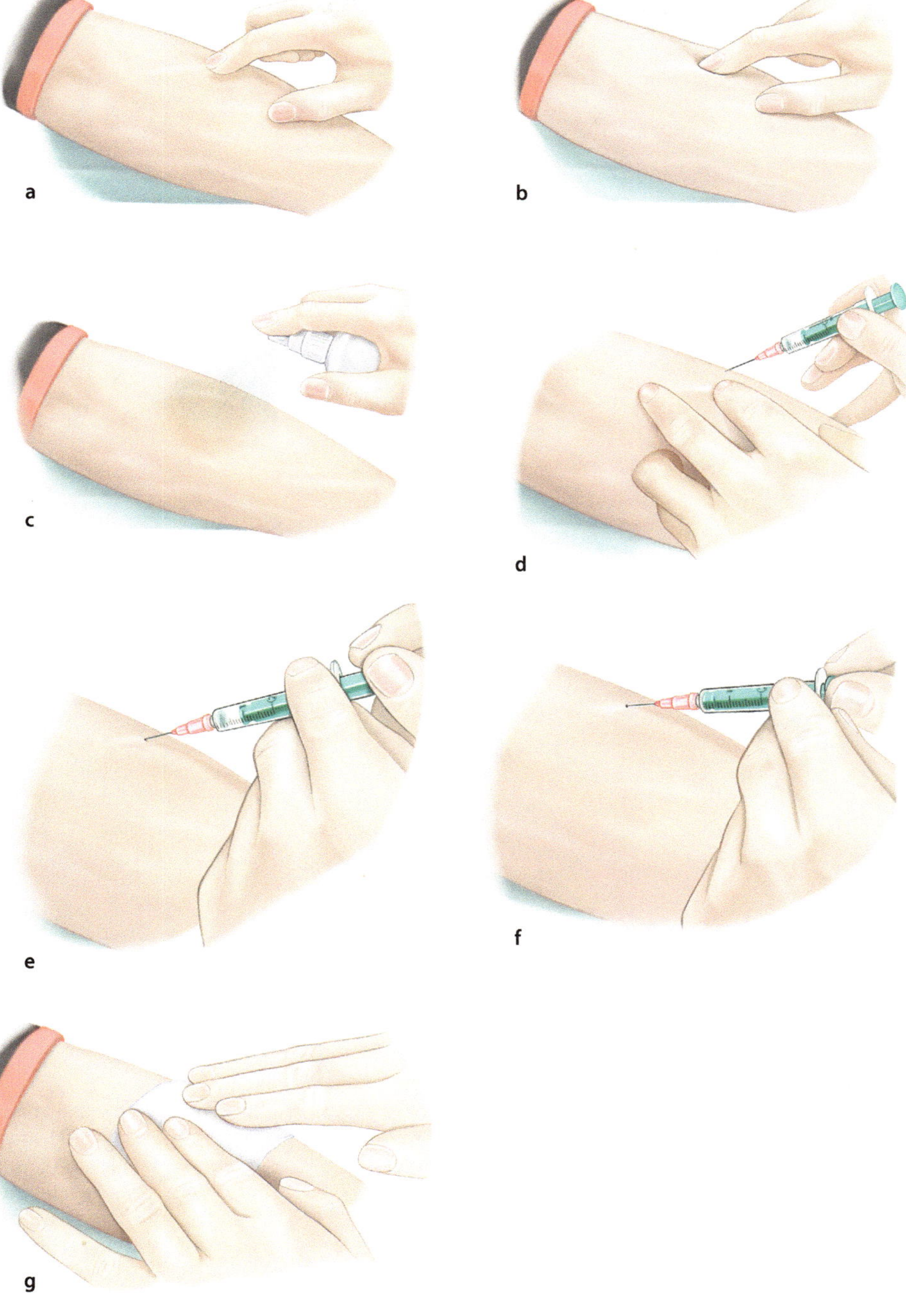

◘ Abb. 5.7a–g Injektion von BoNT bei Epicondylitis radialis humeri (Tennisellenbogen). **a** Palpation des schmerzhaften Sehnenursprungs. **b** Palpation des aus dem Sehnenursprung hervorgehenden Muskels. Fixiert die linke Hand des Untersuchers die Hand des Patienten, während dieser gegen diesen Wiederstand in Extensionsrichtung anspannt, erleichtert dies die Identifikation. **c** Sorgfältige Hautdesinfektion vor In-jektion. **d** Einbringen der Nadel in den Muskel, etwa 3–4 cm distal des schmerzhaften Sehnenursprungs. **e** Nach Aspiration Injektion der Hälfte des Dosisvolumens. **f** Zurückziehen der Nadel und erneutes Vorschieben in divergenter Richtung (fächern) und Injektion des Restvolumens nach erneuter Aspiration. **g** Herausziehen der Nadel und Aufbringen eines Pflasters

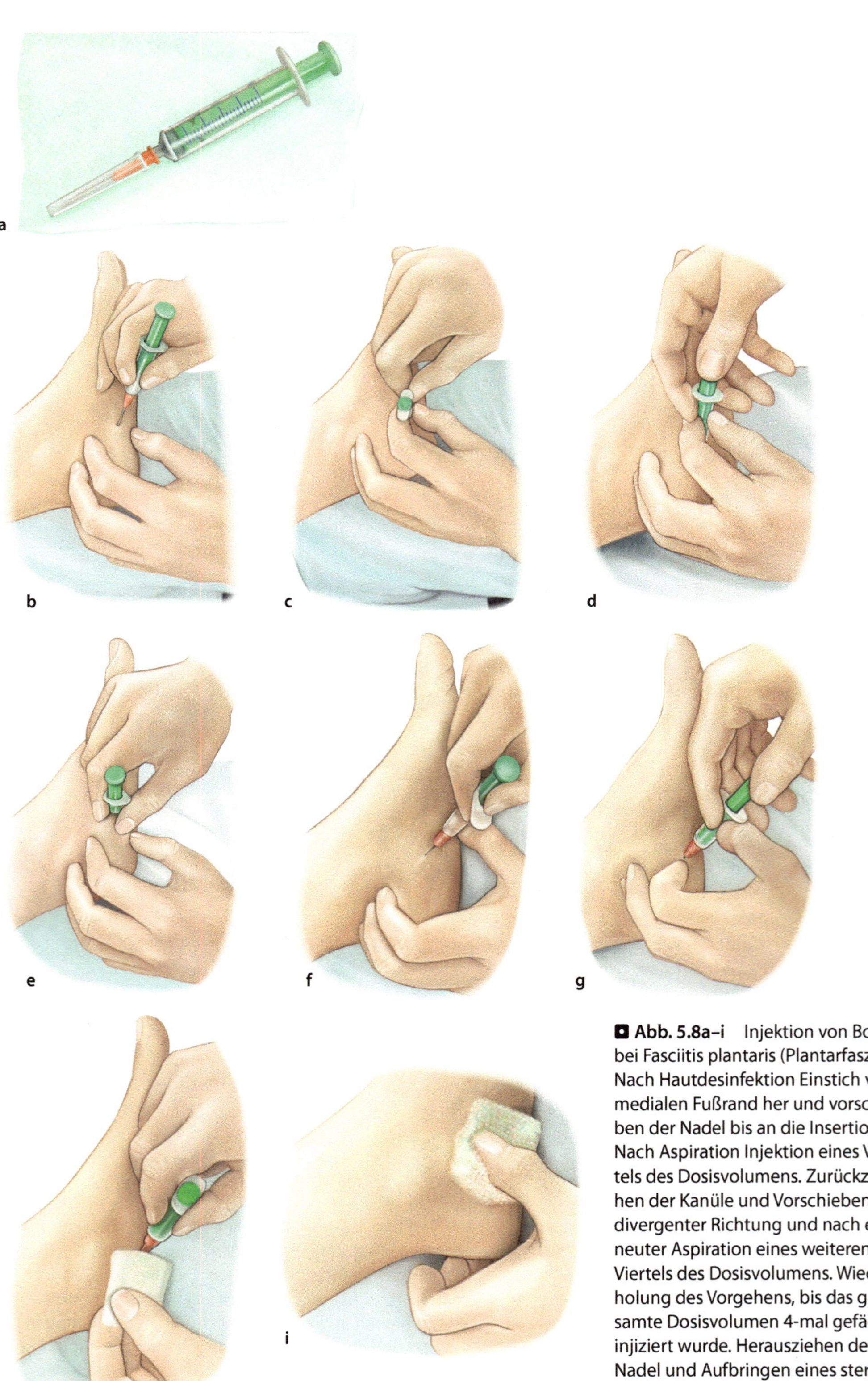

■ **Abb. 5.8a–i**   Injektion von BoNT bei Fasciitis plantaris (Plantarfasziitis). Nach Hautdesinfektion Einstich vom medialen Fußrand her und vorschieben der Nadel bis an die Insertion. Nach Aspiration Injektion eines Viertels des Dosisvolumens. Zurückziehen der Kanüle und Vorschieben in divergenter Richtung und nach erneuter Aspiration eines weiteren Viertels des Dosisvolumens. Wiederholung des Vorgehens, bis das gesamte Dosisvolumen 4-mal gefächert injiziert wurde. Herausziehen der Nadel und Aufbringen eines sterilen Pflasters

Einverständnis zum Off-Label Use, vom medialen Fußrand her, 4-mal gefächert an die Insertion von Plantarfaszie zum Kalkaneus durch (Peterlein et al. 2012).

Verwendete Dosisvolumen:

- 200–250 Units Abo-BoNT gelöst in 2–2,5 ml Lösung bei einem Verdünnungsverhältnis von 300 Units auf 3 ml NaCl oder
- 125–150 Units Ona-BoNT bzw. Inco-BoNT gelöst in 2,5–3 ml Lösung bei einem Verdünnungsverhältnis von 100 Units auf 2 ml NaCl bzw. 50 Units auf 1 ml NaCl.

Nebenwirkungen im Sinne einer lokalen Muskelschwäche im Bereich des Fußes oder Unterschenkels fanden sich in der vom Autor geleiteten kontrollierten Studie nicht (Peterlein et al. 2012).

Den Injektionsvorgang des Autors zeigt schematisch ◘ Abb. 5.8.

> ❯ Sowohl für die Injektion zur Therapie des Tennisarms als auch der Plantarfasziitis haben sich geringlumige Injektionsnadeln (27 G) bewährt.

5.6.5 Kontraindikationen und Nebenwirkungen

Kontraindikationen bestehen bei Vorliegen von Erkrankungen der neuromuskulären Übertragung (Myasthenia gravis etc.) und allen Formen der Myopathien. Des Weiteren bei einer erhöhten Blutungsneigung, welche neben der Einblutung auch die systemische Ausschwemmung des BoNT begünstigt.

Nebenwirkungen treten meist durch falsch platzierte Injektionen oder zu hohe Dosierungen auf, sodass benachbarte Muskeln unbeabsichtigt geschwächt werden.

Wie bei allen Injektionen kann auch die Injektion von BoNT zu lokalen Schmerzen an der Einstichstelle führen.

Mit systemischen Wirkungen, wie sie bei hohen Dosierungen in der Therapie spastisch gelähmter Patienten beobachtet wurden, ist bei den hier behandelten Dosierungen und Indikationen nicht zu rechnen.

Literatur

Literatur zu Kap. 5.1

Best N et al. (2010) Die Behandlung von Patienten mit muskuloskeletalen Beschwerden mittels Leistungslaser. Eine Anwendungsbeobachtung an 120 Patienten. Physikal Med Rehabilitationsmed Kurortmed 20: 262–265

Best N, Smolenski UC (2011) Postoperative Nachbehandlung von Sprunggelenksverletzungen. Thüringer Ärztebl 22: 95–97

Dornblüth O (2011) Pschyrembel – Klinisches Wörterbuch, 262. Aufl. De Gruyter, Berlin

Ebelt-Paprotny G, Preis R (2012) Leitfaden Physiotherapie, 6. Aufl. Elsevier, Urban & Fischer, München

Espejo-Antúnez L et al. (2015) A comparison of acute effects between Kinesio tape and electrical muscle elongation in hamstring extensibility. J Back Musculoskelet Rehabil 28, 1: 93–100

Kisner C, Allen Colby L (2010) Grundlagen der Physiotherapie: vom Griff zur Behandlung. 3. Aufl. (Übers. von Michael Steffens). Thieme, Stuttgart, New York

Lim EC, Tay MG (2015) Kinesio taping in musculoskeletal pain and disability that lasts for more than 4 weeks: is it time to peel off the tape and throw it out with the sweat? A systematic review with meta-analysis focused on pain and also methods of tape application. Br J Sports Med 49 (24): 1558–66

Reutter N, Schmitt R (2015) Enthesiopathien. In: Schmitt R, Lanz U (Hrsg) Bildgebende Diagnostik der Hand. 3. Aufl. Thieme, Stuttgart New York

Sachse J, Harke G, Linz W (2012) Extremitätengelenke: manuelle Untersuchung und Mobilisationsbehandlung für Ärzte und Physiotherapeuten, 8. Aufl. Elsevier, Urban & Fischer, München

Smolenski UC et al. (2008) Konservative Therapie bei Knorpelschäden am oberen Sprunggelenk. Orthopäde 37: 224–31

Smolenski UC et al. (2011) Elektro- und Ultraschalltherapie – ein Update. Aktuelle Rheumatologie 36: 170–177

Literatur zu Kap. 5.2

Ahmad Z, Siddiqui N, Malik SS, Abdus-Samee M, Tytherleigh-Strong G, Rushton N (2013) Lateral epicondylitis: a review of pathology and management. Bone Joint J 95-B (9): 1158–64

Bisset L, Coombes B, Vicenzino B (2011) Tennis elbow. BMJ Clin Evid 1117

Buchbinder R, Johnston RV, Barnsley L, Assendelft WJ, Bell SN, Smidt N (2011) Surgery for lateral elbow pain (Cochrane Review). Cochrane Database Syst Rev. CD003525

Capan N, Esmaeilzadeh S, Oral A, Basoglu C, Karan A, Sindel D (2016) Radial extracorporeal shock wave therapy is not more effective than placebo in the management of lateral epicondylitis: a double-blind, randomized, placebo-controlled trial. Am J Phys Med Rehabil 95: 495–506

Coonrad RW, Hooper WR (1973) Tennis elbow: course, natural history, conservative and surgical management. J Bone Joint Surg 55A: 1177–1187

Dong W, Goost H, Lin XB, Burger C, Paul C, Wang ZL, Kong FL, Welle K, Jiang ZC, Kabir K (2016) Injection therapies of lateral epicondylagia: a systematic review and Bayesian network meta-analysis. Br J Sports Med 50: 900–908

Herber S, Kalden P, Kreitzner KF, Riedel C, Rompe JD, Thelen M (2001) MRT bei chronischer Epicondylitis humeri radialis an einem 1,0-T Gerät – ist eine Kontrastmittelgabe notwendig ? Fortschr Röntgenstr 173: 454–459

Hohmann G (1933) Das Wesen und die Behandlung des sogenannten Das Wesen und die Behandlung des sogenannten Tennisellenbogens. Münch Med Wochenschr 80: 250–252

Jerosch J, Loew M (2011) Leitlinien der Deutschen Gesellschaft für Orthopädie und Orthopädische Chirurgie: Epicondylitis radialis humeri. http://www.awmf.org/uploads/tx_szleitlinien/033–19l_S1_Epicondylopa thia_radialis_humeri_2011–09.pdf

Karkhanis S, Frost A, Maffulli N (2008) Operative management of tennis elbow: a quantitative review. Br Med Bull 88: 171–188

Knutsen EJ, Calfee RP, Chen RE, Goldfarb CA, Park KW, Osei DA (2015) Factors associated with failure of nonoperative treatment in lateral epicondylitis. Am J Sports Med 43: 2133–2137

Krogh TP, Bartels EM, Ellingsen T, Stengaard-Pedersen K, Buchbinder R, Fredberg U, Bliddal H, Christensen R (2013) Comparative effectiveness of injection therapies in lateral epicondylitis: a systematic review and network meta-analysis of randomized controlled trials. Am J Sports Med 41: 1435–1446

Morris H (1882) Riders sprain. Lancet 2: 557

Nirschl RP (2015) The epidemiology and health care burden of tennis elbow. Ann Transl Med 3: 133

Nirschl RP, Ashman ES (2004) Tennis elbow tendinosis (epicondylitis). Instr. Course Lect 53: 587–598

Nirschl RP, Pettrone FA (1979) Tennis elbow. J Bone Joint Surg 61A: 832–839

Peterson M, Butler S, Eriksson M, Svärdsudd K (2014) A randomized controlled trial of eccentric vs. concentric graded exercise in chronic tennis elbow. Clin Rehabil 28: 862–872

Pettrone FA, McCall BR (2005) Extracorporeal shock wave therapy without local anesthesia for chronic lateral epicondylitis. JBJS Am 87: 1297–1304

Placzek R, Drescher W, Deuretzbacher G, Hempfing A, Meiss AL (2007) Treatment of chronic radial epicondylitis with botulinum toxin A. A double-blind, placebo-controlled, randomized multicenter study. JBJS 89-A: 255–260

Putz R, Müller-Gerbl M (1988) Funktionelle Anatomie des Ellenbogengelenkes. Orthopäde 17: 338–346

Rehm J, Zeifang F, Weber MA (2014) Bildgebung des Ellenbogens im MRT. Radiologe 54: 279–292

van Rijn RM, Huisstede BM, Koes BW, Burdorf A (2009) Associations between work-related factors and specific disorders at the elbow: a systematic literature review Rheumatology (Oxford) 48: 528–536

Rompe JD, Maffulli N (2007) Repetitive shock wave therapy for lateral elbow tendinopathy (tennis elbow): a systematic and qualitative analysis. Br Med Bull 83: 355–378

Rompe JD, Theis C, Maffulli N (2005) Stoßwellentherapie bei Tennisellenbogen. Orthopäde 34: 567–570

Rompe JD, Overend TJ, MacDermid JC (2007) Validation of the patient-rated tennis elbow evaluation questionnaire. J Hand Ther 20: 3–10

Runge F (1873) Zur Genese und Behandlung des Schreibkrampfes. Berliner Klin. Wochenschr 10: 245

Sims SEG, Miller K, Elfar JC, Hammert WC (2014) Nonsurgical treatment of lateral epicondylitis: a systematic review of randomized-controlled trials. Hand 9: 419–446

Smidt N, Assendelft WJ, van der Windt DA, Hay EM, Buchbinder R, Bouter LM (2002) Corticosteroid injections for lateral epicondylitis: a systematic review. Pain 96: 23–40

Smidt N, Assendelft WJ, Arola H, Malmivaara A, Greens S, Buchbinder R, van der Windt DA, Bouter LM (2003) Effectiveness of physiotherapy for lateral epicondylitis: a systematic review. Ann Med 35: 51–62

Stefanou A, Marshall N, Holdan W, Siddiqui A (2012) A randomized study comparing corticosteroid injection to corticosteroid iontophoresis for lateral epicondylitis. J Hand Surg Am 37: 104–109

Theis C, Herber S, Meurer A, Lehr HA, Rompe JD (2004) Evidenzbasierte Evaluierung aktueller Leitlinien zur Behandlung des Tennisellenbogens. Zentralbl Chir 129: 252–260

Thiele S, Thiele R, Gerdesmeyer L (2015) Lateral epicondylitis: This is still a main indication for extracorporeal shockwave therapy. Int J Surg. 2015 24: 165–170

De Vos RJ, Windt J, Weir A (2014) Strong evidence against platelet-rich plasma injections for chronic lateral epicondyar tendinopathy. Br J Sport Med 48: 952–956

Literatur zu Kap. 5.3

Aksahin E, Dogruyol D, Yuksel HY, Hapa O, Dogan O, Celebi L, Bicimoglu A (2012) The comparison of the effect of corticosteroids and platelet-rich plasma (PRP) for the treatment of plantar fasciitis. Arch.Orthop.Trauma Surg 132: 781–785

Alshami AM, Babri AS, Souvlis T, Coppieters MW (2007) Biomechanical evaluation of two clinical tests for plantar heel pain: the dorsiflexion-eversion test for tarsal tunnel syndrome and the windlass test for plantar fasciitis. Foot Ankle Int 28: 499–505

Bader L, Park K, Gu Y, O›Malley MJ (2012) Functional outcome of endoscopic plantar fasciotomy. Foot Ankle Int 33: 37–43

Crawford F, Thomson C (2003) Interventions for treating plantar heel pain. Cochrane Database Syst Rev 2003: CD000416

Dastgir N (2014) Extracorporeal shock wave therapy for treatment of plantar fasciitis. J Pak Med Assoc 64: 675–678

Diaz-Llopis IV, Gomez D-Gallego, Mondejar FJ-Gomez, Lopez-Garcia A, Climent JM-Barbera, Rodriguez-Ruiz CM (2013) Botulinum toxin type A in chronic plantar fasciitis: clinical effects one year after injection. Clin Rehabil 27: 681–685

DiGiovanni BF, Nawoczenski DA, Malay DP, Graci PA, Williams TT, Wilding GE, Baumhauer JF (2006) Plantar fascia-specific stretching exercise improves outcomes in patients with chronic plantar fasciitis. A prospective clinical trial with two-year follow-up. J Bone Joint Surg Am 88: 1775–1781

Donley BG, Moore T, Sferra J, Gozdanovic J, Smith R (2007) The efficacy of oral nonsteroidal anti-inflammatory medication (NSAID) in the treatment of plantar fasciitis: a randomized, prospective, placebo-controlled study. Foot Ankle Int 28: 20–23

Garrett TR, Neibert PJ (2013) The effectiveness of a gastrocnemius-soleus stretching program as a therapeutic treatment of plantar fasciitis. J Sport Rehabil 22: 308–312

Ieong E, Afolayan J, Carne A, Solan M (2013) Ultrasound scanning for recalcitrant plantar fasciopathy. Basis of a new classification. Skeletal Radiol 42: 393–398

Jahss MH, Kummer F, Michelson JD (1992) Investigations into the fat pads of the sole of the foot: heel pressure studies. Foot Ankle 13: 227–232

Kitaoka HB, Luo ZP, Growney ES, Berglund LJ, An KN (1994) Material properties of the plantar aponeurosis. Foot Ankle Int 15: 557–560

Knobloch K, Yoon U, Vogt PM (2008) Acute and overuse injuries correlated to hours of training in master running athletes. Foot Ankle Int 29: 671–676

Lawrence DA, Rolen MF, Morshed KA, Moukaddam H (2013) MRI of heel pain. AJR Am J Roentgenol 200: 845–855

Lee WC, Wong WY, Kung E, Leung AK (2012) Effectiveness of adjustable dorsiflexion night splint in combination with accommodative foot orthosis on plantar fasciitis. J Rehabil Res Dev 49: 1557–1564

Lemont H, Ammirati KM, Usen N (2003) Plantar fasciitis: a degenerative process (fasciosis) without inflammation. J Am Podiatr Med Assoc 93: 234–237

Mitchell IR, Meyer C, Krueger WA (1991) Deep fascia of the foot. Anatomical and clinical considerations. J Am Podiatr Med Assoc 81: 373–378

Molund M, Paulsrud O, Ellingsen HE, Nilsen F, Hvaal K (2014) Results after gastrocnemius recession in 73 patients. Foot Ankle Surg 20: 272–275

Morton TN, Zimmerman JP, Lee M, Schaber JD (2013) A review of 105 consecutive uniport endoscopic plantar fascial release procedures for the treatment of chronic plantar fasciitis. J Foot Ankle Surg 52: 48–52

Nery C, Raduan F, Mansur N, Baunfeld D, Del BA, Maffulli N (2013) Endoscopic approach for plantar fasciopathy: a long-term retrospective study. Int Orthop 37: 1151–1156

Patel A, DiGiovanni B (2011) Association between plantar fasciitis and isolated contracture of the gastrocnemius. Foot Ankle Int 32: 5–8

Placzek R, Deuretzbacher G, Buttgereit F, Meiss AL (2005) Treatment of chronic plantar fasciitis with botulinum toxin A: an open case series with a 1 year follow up. Ann Rheum Dis 64: 1659–1661

Riddle DL, Pulisic M, Sparrow K (2004) Impact of demographic and impairment-related variables on disability associated with plantar fasciitis. Foot Ankle Int 25: 311–317

Sarrafian SK (1987) Functional characteristics of the foot and plantar aponeurosis under tibiotalar loading. Foot Ankle 8: 4–18

Say F, Gurler D, Inkaya E, Bulbul M (2014) Comparison of platelet-rich plasma and steroid injection in the treatment of plantar fasciitis. Acta Orthop Traumatol Turc 48: 667–672

Scher DL, Belmont PJ, Jr., Bear R, Mountcastle SB, Orr JD, Owens BD (2009) The incidence of plantar fasciitis in the United States military. J Bone Joint Surg Am 91: 2867–2872

Seligman DA, Dawson DR (2003) Customized heel pads and soft orthotics to treat heel pain and plantar fasciitis. Arch Phys Med Rehabil 84: 1564–1567

Shmokler RL, Bravo AA, Lynch FR, Newman LM (1988) A new use of instrumentation in fluoroscopy controlled heel spur surgery. J Am Podiatr Med Assoc 78: 194–197

Snook GA, Chrisman OD (1972) The management of subcalcaneal pain. Clin Orthop Relat Res 82: 163–168

Speed C (2014) A systematic review of shockwave therapies in soft tissue conditions: focusing on the evidence. Br J Sports Med 48: 1538–1542

Stoita R, Walsh M (2012) Operative treatment of plantar fasciitis preserving the function of the plantar fascia: technique tip. Foot Ankle Int 30: (2009) 1022–1025

Szeimies U, Stabler A, Walther M (2016) Bildgebende Diagnostik des Fußes. Thieme, Stuttgart

Tweed JL, Barnes MR, Allen MJ (2009) An evaluation of the long-term effects of total plantar fasciotomy – a preliminary study. Foot (Edinb.) 19: 75–79

Walther M, Kratschmer B, Verschl J, Volkering C, Altenberger S, Kriegelstein S, Hilgers M (2013) Effect of different orthotic concepts as first line treatment of plantar fasciitis. Foot Ankle Surg 19: 103–107

Yin MC, Ye J, Yao M, Cui XJ, Xia Y, Shen QX, Tong ZY, Wu XQ, Ma JM, Mo W (2014) Is extracorporeal shock wave therapy clinical efficacy for relief of chronic, recalcitrant plantar fasciitis? A systematic review and meta-analysis of randomized placebo or active-treatment controlled trials. Arch Phys Med Rehabil 95: 1585–1593

Literatur zu Kap. 5.4

Kvist M (1994) Achillestendoninjuries in athletes. Sports Med 18: 173–2014

Petersen W et al. (2005) Überlastungsschäden der Achillessehne. Orthopäde 34: 533–542

Rosso C et al. (2012) Evidenzbasierte Therapie der Achillessehnen-Tendinopathie und -ruptur. SOT 28: 250–257

Van Dijk CN et al. (2011) Terminology for Achilles tendon related disorders. Knee Surg Sports Traumatol. Knee Surg Sports Traumatol Arthrosc 19: 835–841

Wiegerinck JI et al. (2012) Surgical treatment of chronic retrocalcaneal bursitis. Arthroscopy 28: 283–293

Wiegerinck JI et al. (2012) Overview of reviews. In: Calder J et al. (Hrsg) Disorders of the Achilles Tendon Disorders. ESSKA/DJO

Literatur zu Kap. 5.5

Cohen SP, Strassels SA, Foster L, Marcel J, Williams K, Crooks M, Gross A, Kurihara C, Nguyen N, Williams N (2009) Comparison of fluoroscopically guided and blind corticosteroid injections for greater trochanteric pain syndrome: multicentre randomised controlled trial. BMJ 338: 986–988

Craig RA, Jones DP, Oakley AP, Dunbar JD. Iliotibial band Z-lengthening for refractory trochanteric bursitis (greater trochanteric pain syndrome). ANZ J Surg. 2007; 77: 996–8

Davies JF1, Stiehl JB, Davies JA, Geiger PB (2013) Surgical treatment of hip abductor tendon tears. J Bone Joint Surg Am 95: 1420–5

Domínguez A1, Seijas R, Ares O, Sallent A, Cuscó X, Cugat R. (2015) Clinical outcomes of trochanteric syndrome endoscopically treated. Arch Orthop Trauma Surg. 135: 89–94

Furia JP, Rompe JD, Maffulli N (2009) Low-energy extracorporal shock wave therapy as a treatment for greater trochanteric pain syndrome. Am J Sports Med 37: 1806–1813

Gollwitzer H1, Opitz G, Gerdesmeyer L, Hauschild M (2014) Greater trochanteric pain syndrome. Orthopäde 43: 105–16

Govaert LH, Van der Vies HM, Marti RK et al. (2003) Trochanteric reduction osteotomy as a treatment for refractory trochanteric bursitis. J Bone Joint Surg Br. 85: 199–203

Govaert LH, van Dijk CN, Zeegers AV, Albers GH (2012) Endoscopic bursectomy and iliotibial tract release as a treatment for refractory greater trochanteric pain syndrome: a new endoscopic approach with early results. Arthrosc Tech. 1:161–4

Ilizaliturri VM, Tomic-Loftkjaer (2010) Periartikuläre Erkrankungen des Hüftgelenks. In: Dienst M: Lehrbuch und Atlas der Hüftarthroskopie. Urban & Fischer Verlag S. 362–9

Long SS, Surrey DE, Nazarian LN (2013) Sonography of greater trochanteric pain syndrome and the rarity of primary bursitis. AJR Am J Roentgenol. 201: 1083–6

Lüdemann M, Kreutner J, Haddad D, Kenn W, Rudert M, Nöth U (2012) MRI-based measurement of muscle damage after minimally invasive hip arthroplasty. Orthopäde 41: 346–53

Mani-Babu S, Morrissey D, Waugh C, Screen H, Barton C (2014) The Effectiveness of Extracorporeal Shock Wave Therapy in Lower Limb Tendinopathy: A Systematic Review. Am J Sports Med 2014: 105–35

Schapira D, Nahir M, Scharf Y (1986) Trochanteric bursitis: a common clinical problem. Arch Phys Med Rehabil 67: 815–817

Segal NA, Felson DT, Torner JC, Zhu Y, Curtis JR, Niu J, Nevitt MC (2007) Greater trochanteric paiin syndrome: epidemiology and associated factors: Arch Phys Med Rehabil 88: 988–92

Silva F, Adams T, Feinstein J, Arroyo RA. (2008) Trochanteric bursitis: refuting the myth of inflammation. J Clin Rheumatol. 14: 82–6

Williams BS, Cohen SP (2009) Greater trochanteric pain syndrome: a review of anatomy, diagnosis and treatment. Int. Anesth Research Society 108: 1662–1670

Literatur zu Kap. 5.6

Babcock MS, Foster L, Pasquina P, Jabbari B (2005) Treatment of pain attributed to plantar fasciitis with botulinum toxin a: a short-term, randomized, placebo-controlled, double-blind study. American journal of physical medicine & rehabilitation/Association of Academic Physiatrists 84: 649–654

Diaz-Llopis IV, Rodriguez-Ruiz CM, Mulet-Perry S, Mondejar-Gomez FJ, Climent-Barbera JM, Cholbi-Llobel F (2012) Randomized controlled study of the efficacy of the injection of botulinum toxin type A versus corticosteroids in chronic plantar fasciitis:

results at one and six months. Clin Rehab 26: 594–606

Espandar R, Heidari P, Rasouli MR, Saadat S, Farzan M, Rostami M, Yazdanian S, Mortazavi SM (2010) Use of anatomic measurement to guide injection of botulinum toxin for the management of chronic lateral epicondylitis: a randomized controlled trial. CMAJ: Canadian Medical Association journal = journal de l'Association medicale canadienne 182: 768–773

Hayton MJ, Santini AJ, Hughes PJ, Frostick SP, Trail IA, Stanley JK (2005) Botulinum toxin injection in the treatment of tennis elbow. A double-blind, randomized, controlled, pilot study. The Journal of bone and joint surgery American volume 87: 503–507

Hopf G (2002)" Off-Label Use": Urteil schafft Klarheit. Dtsch Ärztebl 99(16): A-1069. https://www.aerzteblatt.de/archiv/31261/Off-Label Use-Urteil-schafft-Klarheit

Huang YC, Wei SH, Wang HK, Lieu FK (2010) Ultrasonographic guided botulinum toxin type A treatment for plantar fasciitis: an outcome-based investigation for treating pain and gait changes. Journal of rehabilitation medicine : official journal of the UEMS European Board of Physical and Rehabilitation Medicine 42: 136–140

Lin YC, Tu YK, Chen SS, Lin IL, Chen SC, Guo HR (2010) Comparison between botulinum toxin and corticosteroid injection in the treatment of acute and subacute tennis elbow: a prospective, randomized, double-blind, active drug-controlled pilot study. American journal of physical medicine & rehabilitation/Association of Academic Physiatrists 89: 653–659

Peterlein CD, Funk JF, Holscher A, Schuh A, Placzek R (2012) Is botulinum toxin A effective for the treatment of plantar fasciitis? Clin J Pain 28: 527–533

Placzek R, Drescher W, Deuretzbacher G, Hempfing A, Meiss AL (2007) Treatment of chronic radial epicondylitis with botulinum toxin A. A double-blind, placebo-controlled, randomized multicenter study. The Journal of bone and joint surgery American volume 89: 255–260

Placzek R, Lang M, Perka C, Rompe JD (2006) [Insertional tendinopathies of te elbow]. Z Orthop Ihre Grenzgebiete 144: R1–13; R14–15

Wong SM, Hui AC, Tong PY, Poon DW, Yu E, Wong LK (2005) Treatment of lateral epicondylitis with botulinum toxin: a randomized, double-blind, placebo-controlled trial. Ann Internal Med 143: 793–797

Kleinwuchs

Uwe Maus, Thomas Vetter, Oliver Semler, Christine Hofmann,
Klaus M. Peters, Andreas Roth, André Sachse

© Springer-Verlag GmbH Deutschland, ein Teil von Springer Nature 2018
K. M. Peters et al. (Hrsg.), *Fortbildung Osteologie 4*, Fortbildung Osteologie
https://doi.org/10.1007/978-3-662-52748-1_6

6.1   Formen des Kleinwuchses

Uwe Maus, Thomas Vetter

6.1.1   Einleitung

Die Diagnose von Kleinwuchs beruht auf der genauen Messung der Körpergröße und der entsprechenden Einschätzung der Messwerte.

> Von einem Kleinwuchs wird gesprochen, wenn die Körpergröße mehr als 2 Standardabweichungen unter der Durchschnittsgröße der Kinder und Jugendlichen bzw. unterhalb der 3. Perzentile des Alterskollektivs liegt. Diese Kriterien erfüllen in Deutschland 3% der Kinder. Nach Wachstumsabschluss wird der Kleinwuchs definiert ab einer Körpergröße unter 150 cm.

Dabei kann der Kleinwuchs bereits bei Geburt vorliegen oder auch erst später durch zu langsames oder zu früh endendes Wachstum bedingt sein. Zu unterscheiden sind beim Wachstum letztendlich zwei Erscheinungsformen:

- zum einen die Progression des Kleinwuchses, welches durch ein pathologisches Wachstum mit verminderter Wachstumsgeschwindigkeit (<25. Perzentil) gekennzeichnet ist,
- und zum anderen Kleinwuchs ohne Progression – hierbei handelt es sich um eine Normvariante des kindlichen Wachstums (z. B. der familiäre Kleinwuchs).

Die im Jahr 2010 publizierte S1-Leitlinie zum Thema Kleinwuchs empfiehlt die Anwendung der von Rikken et al. veröffentlichten Referenzwerte für die Einschätzung des präpubertären Wachstums von Kindern und Jugendlichen. Bei einem Verdacht auf eine konstitutionelle Verzögerung des Wachstums und der Pubertät sollen diese Kennzahlen bei Mädchen im Alter zwischen 8 und 13 Jahren und bei Jungen zwischen 10 und 15 Jahren angewandt werden (Rikken u. Wit 1992; Binder u. Woelfe 2010).

6.1.2   Formen und Ursachen des Kleinwuchses

Die folgende Aufteilung der unterschiedlichen Formen und Ursachen des Kleinwuchses entspricht der 2010 publizierten AWMF-Leitlinie Kleinwuchs (Binder u. Woelfe 2010), wobei diese Aufteilung auch bereits von anderen Autoren verwendet wurde.

Idiopathischer Kleinwuchs

Der idiopathische Kleinwuchs ist die häufigste Form des Kleinwuchses. Definitionsgemäß handelt es sich um einen idiopathischen Kleinwuchs, wenn die Körpergröße mehr als 2 Standardabweichungen unterhalb der durchschnittlichen Körpergröße in Abhängigkeit von Alter, Geschlecht und Population liegt und gleichzeitig keine zugrundeliegende Erkrankung festgestellt werden kann (Ranke 1996; Baxter et al. 2007). Legt man diese Definition zugrunde, können nach Abschluss der Diagnostik bis zu 80% der Kinder und Jugendlichen dieser Gruppe zugeordnet werden (Lindsay et al. 1994). Der idiopathische Kleinwuchs umfasst dabei eine relativ weite Ausprägung von nahezu vollständigem Mangel an Wachstumshormon bis zu normwertigem Wachstumshormon und deckt verschiedene Ausprägungsgrade der Wachstumshormonsekretion und -empfindlichkeit ab (Pedicelli et al. 2009).

Die Gruppe der Patienten mit einem idiopathischen Kleinwuchs kann nochmals in 2 Hauptgruppen unterteilt werden, den familiären und nicht familiären Kleinwuchs. In die Gruppe des familiären Kleinwuchses werden diejenigen Patienten eingeordnet, bei denen eine geringere Körpergröße im Vergleich mit der Referenzpopulation vorliegt, die aber gleichzeitig die zu erwartende Körpergröße erreichen. Die zu erwartende Körpergröße wird aus der Größe der Eltern, aber auch im Vergleich mit den Geschwistern, errechnet und abgeschätzt. In der zweiten Gruppe, dem nicht familiären Kleinwuchs, sind die Kinder und Jugendlichen im Vergleich zur Referenzpopulation und den Familienmitgliedern zu klein. Daher fallen auch Jugendliche mit einer konstitutionellen Verzögerung von Wachstum und Pubertät in diese Gruppe, die wiederum in der AWMF-Leitlinie als gesonderte Gruppe betrachtet wird (Ranke 1996)

Kinder mit einem familiären Kleinwuchs weisen eine Körpergröße auf, die in dem zu erwartenden Rahmen liegt, welcher aufgrund der Abschätzung anhand der Größe der Eltern vorgegeben wird (familiäre Zielgröße). Gleichzeitig liegt bei den Kindern aber keine Diskrepanz zwischen den biologischen und dem Skelettalter vor, was anhand einer Röntgenaufnahme der linken Hand bestimmt werden kann. Die Wachstumsrate bei den Kindern entspricht der üblichen Entwicklung der Körpergröße entsprechend der Perzentile ($\geq$25. Perzentile). Im Vergleich dazu liegt bei den Kindern mit einer Verzögerung von Wachstum und Pubertät zusätzlich zu der geringen Körpergröße eine Wachstumsverzögerung, bezogen auf das Skelettalter, von mehr als 2 Jahren vor, und der Beginn der Pubertät ist verzögert ($\geq$13 Jahren bei Mädchen, $\geq$14 Jahren bei Jungen), häufig auch familiär gehäuft.

> **Insbesondere bei der Diagnostik des Kleinwuchses ist daher darauf zu achten, dass es sich bei dem idiopathischen Kleinwuchs um eine Ausschlussdiagnose handelt und andere Ursachen für den Kleinwuchs ausgeschlossen sind.**

Der Anteil der Kinder mit einer zugrundeliegenden Pathologie bei Kleinwüchsigkeit ist sehr gering und beträgt bis zu 5% (Lindsay et al. 1994; Ahmed et al. 1993; Voss et al. 1992). Kinder mit einem idiopathischen Kleinwuchs

- sollten daher über einen normwertigen Wachstumshormonstatus verfügen,
- sollten normale Körperproportionen ausweisen,
- die Geburtsgröße sollte regelrecht gewesen sein,
- chromosomale Anormalitäten, dysmorphe Syndrome und systemische, endokrine oder ernährungsphysiologische Ursachen müssen ausgeschlossen sein.

In ◘ Tab. 6.1, ◘ Tab. 6.2 und ◘ Tab. 6.3 ist der Umfang der Diagnostik und der auszuschließenden Diagnosen bei idiopathischem Kleinwuchs aufgeführt.

Konstitutionelle Verzögerung von Wachstum und Pubertät

Die konstitutionelle Verzögerung von Wachstum und Pubertät (CDGP) ist die häufigste Ursache für einen verzögerten Beginn der Pubertät unabhängig vom Geschlecht. Die konstitutionelle Verzögerung betrifft bis zu 30% der Mädchen und bis zu 65% der Jungen, bei denen die Pubertät verzögert eintritt (Sedlmeyer u. Palmert 2002). Als Beginn der Pubertät wird als äußeres Zeichen bei Mädchen die Brustentwicklung und bei Jungen eine Zunahme des Hodenvolumens bzw. der Hodenlänge angenommen (Marshall u. Tanner 1969, 1970, 1968; Palmert u. Dunkel 2012).

Die konstitutionelle Verzögerung von Wachstum und Pubertät scheint einer genetischen Disposition zu unterliegen, da in 50–75% der Fälle eine entsprechende Familienanamnese nachgewiesen werden konnte (Wehkalampi et al. 2008). Die CDGP ist ebenfalls, wie der idiopathische Kleinwuchs auch, eine Ausschlussdiagnose. Dies bedeutet, dass erst nach Ausschluss aller anderen Ursachen die Diagnose gestellt werden sollte.

Klinisch ist die CDGP durch die geringe Körpergröße gekennzeichnet, wobei die Skelettreifung verzögert ist und das Skelettalter im Prinzip der Körpergröße entspricht, jedoch nicht dem biologischen Alter. Häufig entwickelt sich die Wachstumsverzögerung bereits einige Jahre vor dem erwarteten Eintritt der Pubertät. Die erwartete Körpergröße im Vergleich mit den Eltern wird in vielen Fällen nicht erreicht (Wehkalampi et al. 2007).

Differenzialdiagnostisch sind von dem konstitutionell verzögerten Eintritt von Wachstum und Pubertät drei wesentliche Hauptgruppen abzugrenzen:

- der hypergonadotrophe Hypogonadismus (erhöhte Gonadotropinspiegel aufgrund des fehlenden negativen Feedbacks der Gonaden),

▣ Tab. 6.1 Besonderheiten in der Anamneseerhebung bei Kleinwuchs. (Adaptiert nach Pedicelli et al. 2009)

Anamnese	Interpretation
Familienanamnese	
Endokrine und Schilddrüsenerkrankungen, Wachstumsstörungen, Skelettdysplasien, Autoimmunerkrankungen	Mögliche genetische Ursachen
Körpergröße der Eltern	Bestimmung der Zielgröße
Zeitpunkt der Pubertät	Positive Familienanamnese hinsichtlich verzögerter Pubertät
Eigenanamnese	
Geburtsgröße und -gewicht, Gestationsalter	Vergleich mit Referenzdaten (SGA [„small for gestational age"]); Körpergröße im Vergleich mit Gestationsalter
Verlauf der Schwangerschaft (Infektionen, Nikotinkonsum, Drogen, intrauteriner Kleinwuchs)	Ausschluss möglicher Ursachen für eine Wachstumsstörung
Geburtsverlauf (Geburtslage, verlängerter Neugeborenenikterus, Asphyxie)	Hinweise auf Hypophysen- oder Hypothalamusdysfunktion
Vorerkrankungen, Operationen, Medikation	Ausschluss organischer Ursachen
Symptome aufgrund kardialer, pulmonaler, intestinaler, renaler, endokriner oder ZNS-Erkrankungen, vermehrte Ermüdung oder Schläfrigkeit	Ausschluss organischer Ursachen, einschließlich Anämie, Zöliakie, Hypothyreoidismus
Ernährungszustand	Detaillierte Erfassung der Ernährung bei Gedeih- und Wachstumsstörung, bei Erwachsenen Ausschluss einer Anorexia nervosa
Angaben zu bisherigem Wachstums- und Gewichtsentwicklung	Erstellung einer möglichst vollständigen Wachstumskurve
Zeitpunkt der Pubertät (Brustentwicklung bei Mädchen, testikuläre Volumenzunahme bei Jungen)	Einschätzung einer verfrühten, normalen oder verzögerten Pubertät
Mentale Retardierung	Einschätzung von syndromalen, chromosomalen oder metabolischen Erkrankungen

- der kongenitale hypogonadotrophe Hypogonadismus (niedriges LH und FSH aufgrund einer organischen Störung des Hypothalamus oder der Hypophyse) und
- der transiente oder funktionelle hypogonadotrophe Hypogonadismus (Störung in der HPG-Achse).

Die genannten Differenzialdiagnosen sollten durch die entsprechenden endokrinologischen Untersuchungen abgeklärt werden. Zur Diagnostik gehört entsprechend auch die Untersuchung der pubertären Entwicklung des Kindes und das Erfragen einer verspäteten Pubertätsentwicklung bei Eltern und Geschwistern. Wie bereits geschildert ist auch eine auf dem Rönt-

◘ Tab. 6.2 Klinische Befunde und Symptome bei der klinischen Untersuchung. (Adaptiert nach Pedicelli et al. 2009)

Klinische Untersuchung/Befund	Interpretation
Messungen	
Körpergröße	Vergleich mit Referenztabellen und Wachstumskurven, Vergleich mit Zielgröße
Gewicht	BMI-Berechnung Bei Untergewicht Ausschluss intestinaler und metabolischer Erkrankungen, SGA („small for gestational age") Bei Übergewicht Ausschluss Hypothyreoidismus, Cushing Syndrom, Wachstumshormonmangel
Kopfumfang	Dysmorphe Syndrome
Körperproportionen (Sitzgröße/Körpergröße, Obere/Untere Extremität)	Skelettdysplasien
Fazies	
Dysmorphe Gesichtszüge	Syndromale Erkrankungen
Verbreiterter Nasenrücken, Mittelgesichtshypoplasie	Störungen der GH/IGF-I-Achse
Vollmondgesicht	Cushing-Syndrom
Nacken, Brust, Abdomen	
Schilddrüsengröße und -konsistenz	Hashimoto-Thyreoiditis
Bluthochdruck	Nierenerkrankungen, Cushing-Syndrom
Geblähtes Abdomen	Zöliakie
Hepatomegalie, Splenomegalie	Chronische Lebererkrankungen, metabolische Erkrankungen
Striae	Cushing-Syndrom
Virilisierung (Hirsutismus, Akne)	Cushing-Syndrom
Pubertätsstand (Entwicklung)	Verzögerung von Wachstum und Pubertät
Mikropenis	Hypogonadismus, Hypophysenunterfunktion
Papillenödem, Doppelsichtigkeit, Defekte des Gesichtsfeldes	ZNS-Erkrankungen

genbild der Hand basierende Abschätzung des Skelettalters und der Wachstumsprognose sinnvoll.

Intrauteriner Kleinwuchs

Ein Geburtsgewicht, Körperlänge oder Kopfumfang unterhalb der 10%-Perzentile werden auf neonatologischem Gebiet als Befunde bei intrauterinem Kleinwuchs angesehen. Wie bereits bei dem idiopathischen Kleinwuchs erläutert, gilt auch hier die Definition des Kleinwuchses bei einer Abweichung von Körpergewicht und -länge von mehr als 2 Standardabweichungen von den Durch-

◘ Tab. 6.3 Laboruntersuchungen zum Screening bei Kleinwuchs. (Adaptiert nach Pedicelli et al. 2009)

Laboruntersuchung	Bedeutung
Blut	
Hämoglobin	Chronische Anämie
Kreatinin, Albumin, Natrium, Kalium, Kalzium, Phosphat, alkalische Phosphatase	Nierenerkrankungen, Rachitis, Malabsorptionssyndrome
IgA Snti-endomysium, IgA aSnti-transglutaminase, Gesamt-IgA	Zöliakie
Freies T4, TSH	Hypothyreoidismus
FSH, Karyotyp	Turner-Syndrom bei Mädchen
IGF-1, IGFBP-3	Screening für Wachstumshormonmangel/-resistenz
Säure-Basen-Haushalt (0–2 Jahre)	Renale, tubuläre Azidose
Urin	
pH, Glukose, Protein, Blut	Nierenerkrankungen

Abkürzungen:
FSH = follikelstimulierendes Hormon
TSH = schilddrüsenstimulierendes Hormon
IgA = Immunglobulin A
IGF = "insulin-like growth factor"
IGFBP = "insulin-like growth factor binding protein"

schnittswerten von gleichaltrigen Kindern des gleichen Geschlechtes. Die Grenze ist die 2.–3. Perzentile des gleichen Gestationsalters.

Der Begriff des intrauterinen Kleinwuchses, synonym mit dem Begriff „small for gestational age" (SGA) beinhaltet unterschwellig eine zugrundeliegende Pathologie, die den Fetus am Wachstum hindert oder eine nachgewiesene Wachstumsstörung vor der Geburt (Lubchenco et al. 1963; Lubchenco et al. 1966; Hwang 2014). Die Gründe für einen intrauterinen Kleinwuchs sind vielfältig. Mögliche Ursachen können seitens des Kindes oder mütterlicherseits, durch die Plazenta oder auch demographische Faktoren bestehen (Bernstein u. Divon 1997; Keller et al. 1999; Wollmann 1998). In bis zu 40% der Fälle kann letztlich jedoch kein Grund nachgewiesen werden. Je nach Untersuchung kann dieser Anteil sogar bis zu 70% erreichen (Kramer 1987).

80–85% der Kinder mit einem SGA zeigen ein vermehrtes Wachstum innerhalb der ersten 12 Lebensmonate. Das schnellere Größenwachstum beginnt 2 Wochen bis 3 Monate nach der Geburt, sodass das durchschnittliche Gewicht und die durchschnittliche Körpergröße von der 10. Perzentile auf die 25. Perzentile nach 6 Monaten ansteigt. Es hat sich gezeigt, dass frühgeborene Kinder mit einem SGA ein langsameres und verlängertes Größenwachstum aufweisen als termingerecht geborene Kinder.

Kinder mit einem SGA zeigen neben der geringeren Körpergröße noch andere Auffälligkeiten. Assoziiert mit dem SGA sind

- neurologische Funktionsstörungen,
- Nierenfunktionsstörungen,
- Lungenfunktionsstörungen,
- eine erniedrigte Knochendichte,
- Hörprobleme,
- metabolisches Syndrom u. a.

Bei 50–60% der Kinder mit einem SGA zeigt sich im 24-Stunden-Profil eine Auffälligkeit im Wachstumshormonspiegel oder eine erniedrigte Antwort des Insulin-like growth factor (IGF)-1- und IGF-2-Levels, was wiederum auf eine Wachstumshormoninsuffizienz hinweist (Hwang 2014). Eine spezielle Untersuchung des Wachstumshormonspiegels ist nur dann indiziert, wenn ein Wachstumshormondefizit vermutet wird. Die Vermutung eines Defizits liegt nahe, wenn das postnatale Größenwachstum unterhalb des zu erwartenden Wachstums zurückbleibt, bei postnataler Hypoglykämie und bei einem fortgesetzten und schweren postnatalen Ikterus sowie bei einem niedrigen IGF-1-Spiegel und niedrigem IGF-Bindungsprotein-3.

Als eine besondere Form des intrauterinen Kleinwuchses ist das Silver-Russell Syndrom zu nennen, dessen Ursache unbekannt ist.

Neben dem Kleinwuchs stehen postpartale Ernährungsstörungen, Körperasymmetrie mit Beinlängendifferenzen und Deformierungen der Wirbelsäule im Vordergrund.

Chromosomale Störungen mit Aneuploidie

Der Kleinwuchs in Zusammenhang mit chromosomalen Störungen mit Aneuploidie stellt nur eines der Symptome der zugrunde liegenden Erkrankung dar. Entsprechend der Leitlinie werden zu dieser Gruppe das Ullrich-Turner-Syndrom, das Down-Syndrom und andere gezählt.

Bei diesen Erkrankungen tritt gehäuft ein Kleinwuchs auf, der im Fall des Down-Syndroms als disproportional zu bezeichnen ist. Beim Ullrich-Turner- Syndrom hingegen handelt es sich um einen proportionalen Kleinwuchs, welcher im 4. Lebensjahr beginnt, bei dem allerdings der normale pubertäre Wachstumsschub ausbleibt. Die Erwachsenengröße der beträgt in diesen Fällen 132–155 cm.

Zur Diagnostik ist die Abklärung von Major-und Minoranomalien sowie einer mentalen Retardierung notwendig. Bei Mädchen ist eine Chromosomenanalyse zum Ausschluss des Ullrich-Turner-Syndroms obligat. Im Bedarfsfall wird eine gezielte molekulargenetische Diagnostik empfohlen. In Zusammenhang mit Aneuploidie werden Anomalien des Wachstumshormons diskutiert, wobei die Ergebnisse bisher nicht konsistent sind. Eine besondere Rolle scheint das „short stature homebox-containing gene" (SHOX) zu besitzen. Mutationen dieses auf dem auf dem kurzen Arm des Geschlechtschromosoms lokalisierten Gens konnten in 100% der Mädchen mit einem Turner-Syndrom nachgewiesen werden, bei anderen Patienten mit einem Kleinwuchs war dies nur in 2–15% der Fall (Binder 2011). In diesem Zusammenhang wird auch eine Therapie mit Wachstumshormonen kontrovers behandelt.

Syndromale Erkrankungen

Unter dem Begriff der syndromalen Erkrankungen werden beispielsweise das Noonan-Syndrom, Prader-Willi-Syndrom oder DiGeorge-Syndrom zusammengefasst. Auch bei diesen Erkrankungen ist der Kleinwuchs eines der Symptome der Erkrankung. Der Kleinwuchs ist in diesen Fällen in der Regel proportioniert. Auch bei syndromalen Erkrankungen wird bei Bedarf eine molekulargenetische Beratung und Untersuchung empfohlen.

Skelettdysplasien

Die Skelettdysplasien oder Osteochondrodysplasien stellen eine heterogene Gruppe an Erkrankungen dar, die eine genetische Ursache haben. In der Literatur finden sich 450 verschiedene Erkrankungen, die aufgrund von radiologischen, molekularen oder biochemischen Kriterien beschrieben wurden (Warman et al. 2011). Die Prävalenz beträgt für alle Skelettdysplasien zusammen 2,3–7,6 pro 10.000 Geburten in verschiedenen epidemiologischen Studien (Barbosa-Buck et al. 2012; Orioli et al. 1986; Andersen u. Hauge 1989; Rasmussen et al. 1996). Die Skelettdysplasien können nach verschieden Aspekten eingeteilt werden, z. B. nach der Art der Wachstumsstörung oder auch nach der Lokalisation (epi-, meta-, diaphysär).

Bekannteste und häufigste Skelettdysplasie ist die Achondroplasie. Aber auch die Osteogenesis imperfecta führt zu einem Kleinwuchs. Weitere Erkrankungen sind die Hypochondroplasie, spondyloepiphysäre Dysplasie und andere.

> Insbesondere ist bei der Untersuchung der Patienten auf Disproportionierung zu achten. Anhand des Vergleiches von Spannweite, Sitzhöhe und Kopfumfang lässt sich ein erster Überblick über eine Disproportion schaffen.

Zur weiteren Diagnostik bieten sich zunächst Röntgenaufnahmen der betroffenen Regionen, also beispielsweise Schädel, Wirbelsäule oder Extremitäten an. Im Bedarfsfall kann auch bei Skelettdysplasien eine molekulargenetische Untersuchung sinnvoll sein und sollte im Einzelfall durchgeführt werden.

Malnutrition

Fehl- oder Mangelernährung kann auch bei einem der Körpergröße entsprechenden Gewicht vorliegen, da die Mangelernährung zunächst zu einer Verzögerung des Wachstums führt. Die Kinder werden dann häufig bei einem Kinderarzt oder Endokrinologen vorstellig, wenn auch die Pubertät verzögert ist.

Zur Diagnostik werden zunächst die Messung des Körpergewichtes und die Kalkulation des BMI empfohlen. Gleichzeitig sollte auch eine Ernährungsanamnese durchgeführt werden. Die Verzögerung des Wachstums wird in vielen Fällen aber erst bei einem Vergleich der Messungen von Körpergewicht und Körpergröße auffällig. Erst durch diesen Vergleich wird deutlich, ob die Wachstumskurve den Erwartungen aufgrund der jeweiligen Perzentile entspricht (Lifshitz 2009).

Die häufigste Ursache für eine Mangelernährung bzw. ein erhöhtes Risiko für eine Mangelernährung besteht in ärmeren Gesellschaften. Ein anderer Grund kann aber auch eine „sekundäre Mangelernährung" aufgrund anderer Ursachen sein. In diesem Zusammenhang ist insbesondere an eine Anorexie, aber auch an medikamentöse Therapie zu denken. Die zur Behandlung des Aufmerksamkeitsdefizit-Hyperaktivitäts-Syndroms (ADHS) ein-

gesetzten Medikamente können beispielweise zu einer Mangelernährung bzw. Malnutrition führen.

Organische Ursachen einer Wachstumsstörung

Unter den organischen Ursachen einer Wachstumsstörung werden verschiedene Erkrankungen von Organsystemen zusammengefasst. Hierzu zählen kardiale, pulmonale, hepatische, gastrointestinale und renale Erkrankungen. Außerdem zählen chronische Anämien, muskuläre und neurologische sowie chronisch entzündliche Erkrankungen dazu (Lewy u. New 1975). Daher sind in diesen Fällen bzw. zum Ausschluss dieser Ursachen eingehende internistische Untersuchungen notwendig.

Auch eine laborchemische Untersuchung ist in diesen Fällen indiziert. Inhalt der Laboruntersuchungen ist ein Differenzialblutbild, CRP, BSG, Ferritin und Eisen zur Beurteilung einer Anämie, Infektion, Zöliakie und Mukoviszidose. Eine mögliche Hepatopathie wird mittels GPT, GOT, γ-GT, AP und Albumin diagnostiziert. Zur Beurteilung einer möglichen Nephropathie werden Kreatinin, Harnstoff, Natrium, Kalium, Kalzium, Phosphat, Astrup (BGA) und eine Urin-Stix-Analyse durchgeführt. Eine Zöliakie wird mittels bestimmter IgA-Immunglobuline ausgeschlossen oder bestätigt. Im Einzelfall ist auch eine Abdomensonographie indiziert (Binder 2010).

Endokrine Erkrankungen

Die endokrinen Erkrankungen nehmen auf dem Gebiet der Wachstumsstörungen eine zentrale Rolle ein. Der Zusammenhang zwischen Kleinwuchs und einem Mangel an Wachstumshormonen liegt nahe und auf der Hand. Aber auch andere Erkrankungen, wie der M. Cushing, Hypothyreose, Leprechaunism, Diabetes mellitus (Mauriac-Syndrom) und das Laron-Syndrom, gemeinsam mit anderen Störungen der Wachstumshormon-IGF-Achse, können einen Kleinwuchs verursachen. Letztlich können alle Erkrankungen einen Kleinwuchs erzeugen, die zu einer Störung in der Wachstumshormon-IGF-Achse bzw. zu einer Störung des Stoffwechsels des IGF, inklusive der Bindungsproteine führen können (Franco et al. 2013).

In der Diagnostik stehen zunächst einmal die Objektivierung des Kleinwuchses und die Wachstumsgeschwindigkeit im Fokus. Auch ist zeitgleich eine Struma abzuklären. Für weitere Untersuchungen werden dann IGF-I- und IGF-III-Bindungsprotein analysiert. Eine weitere wichtige Rolle spielt außerdem noch die Abklärung einer Hypothyreose mittels TSH und fT4. Von beiden Parametern ist ein Zusammenhang mit dem endokrinen Kleinwuchs über den IGF-Stoffwechsel bekannt.

Metabolische Störungen

Die metabolischen Störungen beinhalten zunächst die Veränderungen des Knochenstoffwechsels und Kalzium-Phosphat-Metabolismus. Aber auch Störungen des Kohlenhydrat-, Lipid- und Aminosäure-Protein-Stoffwechsels können einen Kleinwuchs verursachen. Bei den metabolischen Störungen wird deutlich, dass die Ursachen des Kleinwuchses häufig nicht auf eine einzelne Ursache zurückzuführen sind, sondern es sich eher häufig um ein multifaktorielles Geschehen handelt. So können Störungen des Kohlenhydratstoffwechsels auch unter dem Oberbegriff Malnutrition/Malassimilation eingeordnet werden.

Sofern der klinische Verdacht auf eine metabolische Störung besteht, sollte diesem mit entsprechenden Untersuchungsmethoden nachgegangen werden.

Eine besondere Gruppe der metabolischen Störungen, die mit Kleinwuchs einhergehen können, stellen die verschiedenen Formen der Mukopolysaccharidosen dar.

Psychosoziale Ursachen

Wachstumsstörungen können nicht nur Ursache für psychische Probleme sein, sie können auch durch solche verursacht werden. Hier wären psychosoziale Deprivation, Anorexia nervosa und Depressionen zu nennen. Diese Erkrankungen sind bereits auch schon unter dem Punkt Malnutrition aufgeführt. Erstaunlicherweise können im Knochen bei signifikantem Stress für den Patienten über einen größe-

ren Zeitraum radiologisch Sklerosierungen beobachtet werden, die als Wachstumslinie oder Stopplinie angesehen werden können. Ähnliche Beobachtungen wurden auch bereits bei anderen Erkrankungen, wie z. B. Infektionen, Malnutrition, Hypothyreoidismus u. a. festgestellt und sind Ausdruck der Wachstumsstörung (Khadilkar et al. 1998). Diagnostisch spielt die Analyse des Kind-Eltern-Verhältnisses und die Erhebung der Familienanamnese eine wichtige Rolle.

Iatrogene Ursachen

Wachstumsstörungen aufgrund vorhergehender medizinischer Behandlungen sind häufig ebenfalls auf den Wachstumsstopp im Rahmen medizinischer Behandlungen zurückzuführen. Nach Chemotherapie beispielsweise kann es zu den bereits beschriebenen Stopplinien kommen. Die Stopplinien sind in diesem Zusammenhang dann Ausdruck einer Störung des Längenwachstums. Aber auch hochdosierte systemische und lokale Glukokortikoidbehandlungen und Schädel- und Ganzkörperbestrahlung sind zu bedenken. Als wichtigste diagnostische Maßnahme muss natürlich eine relativ intensive Anamneseerhebung mit Erfassung der Eigenanamnese und der ärztlichen Vorbehandlungen erfolgen.

6.1.3 Fazit

Der Kleinwuchs ist ein häufiges Problem in der Praxis, wobei in der überwiegenden Zahl der Fälle keine Ursache gefunden werden kann. Sobald der Verdacht auf einen Kleinwuchs besteht, sollte eine Vorstellung des Patienten bei einem Kinderarzt oder endokrinologischen Kinderarzt erfolgen, insbesondere, um mögliche sekundäre Ursachen erkennen und ggf. behandeln zu können.

6.2   Osteogenesis imperfecta

Oliver Semler

6.2.1   Klassifikation

Das Krankheitsbild der Osteogenesis imperfecta (OI) ist seit langem bekannt. Bereits eine ägyptische Mumie (ca. 1000 vor Christus) zeigt Hinweise auf diese Erkrankung. Ebenso wird vermutet, dass der Wikinger Ivar Ragnason (ca. 866 nach Christus), der von seinen Truppen auf einem Schild in die Schlacht getragen wurde und den Beinamen „der Knochenlose" trug, von einer Osteogenesis imperfecta betroffen war.

Wissenschaftlich wurde die OI 1788 erstmals beschrieben, und zu Beginn des 19. Jahrhunderts differenzierten Lobstein und Vrolik zwei unterschiedliche Verlaufsformen. Das zunehmende Wissen um die Symptome, radiologischen Merkmale, osteodensitometrischen Befunde sowie Erkenntnisse zum Vererbungsmodus und der molekulargenetischen Grundlage fasste 1979 Sillence in eine Klassifikation mit 4 Typen zusammen. Ergänzt durch weitere klinische, radiologische und histomorphometrische Befunde wurden in den letzten 10 Jahren die Typen V, VI und VII beschrieben (Rauch u. Glorieux 2004). Mit zunehmender Verfügbarkeit aufwendiger molekulargenetischer Analyseverfahren konnten weitere, insbesondere rezessive, krankheitsverursachende Mutationen beschrieben werden (Marini u. Blissett 2013).

6.2.2   Genetik und Pathophysiologie

Die meisten Patienten mit einer OI sind von Gendefekten in den für das Kollagen kodierenden Genen *COL1A1* oder *COL1A2* betroffen. Veränderungen in diesen Genen unterliegen einem autosomal-dominanten Erbgang. Stoppmutationen führen hierbei zu einem quantitativen Kollagenmangel und einer tendenziell leichteren Verlaufsform als Mutationen, die einen qualitativen Kollagendefekt zur Folge

haben. Die Genotyp-Phänotyp-Korrelation ist allerdings nicht groß genug, um eine Prognose für den individuellen Patienten abzuleiten.

Ergänzend konnten Mutationen in Genen als ursächlich für eine OI gefunden werden, die einen Einfluss auf die posttranslationale Modifizierung des Kollagens haben. Hierzu gehören u. a. die Gene *LEPRE1*, *CRTAP* und *PPIB*, die einen Einfluss auf die Synthese der Kollagenketten haben. Die Exkretion des Kollagens aus dem endoplasmatischen Retikulum wird von den Genen *SERPINH1* und *FKBP10, P4HB* und *SEC24D* beeinflusst. Auch Veränderungen, die das Pro-Kollagen-1-C-Peptid betreffen, können zu einem besonderen Phänotyp einer OI mit erhöhter Knochendichte durch Mutationen in *BMP1* führen.

Es gibt aber auch Formen der OI, bei denen der Zusammenhang zwischen der Funktion des Gens und dem Kollagenstoffwechsel noch nicht gefunden werden konnte. Hierzu zählt z. B. die Sonderform OI Typ V, bei der die Mutation in *IFITM5* liegt. Eine spezifische Mutation im nicht abgelesenen Teil des Gens führt zur Bildung eines vorzeitigen Startcodons. Diese spezifische Mutation ist bei allen Patienten mit dieser OI-Form identisch und führt über eine Verlängerung des Proteins um 5 Aminosäuren zu einer Störung der Interaktion von Osteoblasten und Osteoklasten.

Ebenfalls auf die Aktivität der Osteoklasten wirken sich Mutationen im Gen *SERPINF1* aus, die für die OI Typ VI ursächlich sind. Hierbei kommt es über die Beeinflussung des OPG/RANKL-Pathways zu einer Steigerung der Aktivierung und Differenzierung von Osteoklasten und damit zu einem vermehrten Knochenabbau. Auch Mutationen, die in den Wnt-Pathway eingreifen, wie z. B. Mutationen in *WNT1*, können über die Beeinflussung der Osteoblasten zu dem klinischen Krankheitsbild der OI führen (Marini et al. 2017).

Eine Sonderrolle scheinen Patienten mit Mutationen in PLS3 einzunehmen, da dies eine X-chromosomale vererbte Form der Erkrankung ist, die einen fließenden Übergang zu Patienten mit einer Osteoporose bietet. Eine Liste der ursächlichen Gene findet sich in ◘ Tab. 6.4.

◘ Tab. 6.4 Übersicht der für eine Osteogenesis imperfecta (OI) ursächlichen Gene, deren Vererbungsmodus und die klinischen Besonderheiten der einzelnen Formen

Ursächliches Gen	Vererbung	Merkmale
COL1A1/2 OI Typ I	AD	Leichteste Verlaufsform, in der Regel <10 Frakturen bis zur Pubertät
COL1A1/2 OI Typ II	AD	Intrauterin oder in den ersten Lebensmonaten letal aufgrund einer Thoraxhypoplasie
COL1A1/2 OI Typ III	AD	Schwerste lebensfähige Form mit vielen Frakturen auch postpubertär, Körperlänge oft <100 cm
COL1A1/2 OI Typ IV	AD	Variabler Schweregrad; meist keine Frakturen nach der Pubertät
IFITM5 spezifische Mutation OI Typ V	AD	Hyperplastische Kallusbildung, u. U. Verknöcherung der Membrana interossea, ansonsten mittlerer Schweregrad
SERPINF1 OI Typ VI	AR	Intrauterin meist unauffällig, progrediente Frakturen ab 6. Lebensmonat; schlechtes Ansprechen auf Bisphosphonate
CRTAP *LEPRE1* *PPIB* *SERPINH1*	AR	Störung der posttranslationalen Kollagenmodifikation intrazellulär
FKBP10	AR	Aufgrund eines „Founder-Haplotyps" gehäuft in Kombination mit Epidermolysis bullosa; in der Türkei gehäuft
BMP1	AR	OI mit erhöhter Knochenflächendichte „high bone mass OI"
SP7	AR	Bisher nur in einer ägyptischen Familie beschrieben
PLOD2	AR	Teils mit Gelenkkontrakturen verbunden (Bruck-Syndrom)
WNT1	AD/AR	Überlappung zwischen OI und Osteoporose
SEC24D	AR	Extremitätenfrakturen und kraniale Verknöcherungsstörung
P4HB	AR	Cole Carpenter Syndrom
PLS3	x-chromosomal	Überlappung zwischen OI und Osteoporose

Abkürzungen:
AD=autosomal-dominant
AR=autosomal-rezessiv

Die zunehmenden molekulargenetischen Kenntnisse führen zu einer Differenzierung der Patienten, die bisher unter dem Oberbegriff der OI zusammengefasst wurden. Diese Differenzierung und das verbesserte Verständnis der jeweils zugrunde liegenden Pathophysiologie ist wichtig für die Beratung der Betroffenen und Familien in Bezug auf das Wiederholungs- oder Weitervererbungsrisiko und bietet die Option für neue therapeutische Ansätze.

6.2.3 Symptomatik

Die führenden Symptome der OI sind:
- die reduzierte Stabilität des Skelettsystems,
- die Hypermobilität der Gelenke,
- die Hyperlaxizität des Bandapparates.

Als Folge der reduzierten Knochenmasse kommt es zu rezidivierenden Frakturen bei inadäquaten Traumata und zu Wirbelkörpersinterungen. Schon präpartal können Verkürzungen und Deformierungen der langen Röhrenknochen oder Frakturen, auch der Rippen, und ein hypoplastischer Thorax auftreten.

Besonders zu erwähnen ist, dass die laterale Aufnahme der Wirbelsäule bei Neugeborenen mit schweren Verlaufsformen bei Geburt nur geringe Auffälligkeiten zeigt. Erst durch die postpartale Aktivierung der Osteoklasten kommt es zu einem Abbau von Knochenmasse und resultierenden Wirbelkörperfrakturen.

Bei schweren Verlaufsformen kommt es bereits in den ersten Monaten nach der Geburt zu weiteren Frakturen Bei milden Formen kann es erst im Kindesalter oder während des Längenwachstums im Pubertätsalter zu Frakturen kommen. Nach Ende der Pubertät sind die meisten Betroffenen frakturfrei. Welchen Einfluss eine altersbedingte Osteoporose auf die Frakturrate bei OI-Patienten hat, ist derzeit nicht bekannt, und es scheint auch Übergangsformen zwischen OI und Osteoporose zu geben.

Besonders bei schwereren Verlaufsformen (OI Typ III oder Typ IV) kommt es häufig in der 2. Lebensdekade zur Entwicklung einer ausgeprägten Kyphoskoliose mit entsprechenden Einschränkungen für die inneren Organe und die pulmonale Kapazität.

Abhängig vom Schweregrad der Erkrankung entwickeln die meisten Patienten einen Kleinwuchs. Es ist ein disproportionierter Kleinwuchs, der nicht auf das Fehlen von Wachstumsfaktoren zurückzuführen ist, sondern durch die Kollagensynthesestörung bedingt ist. Ein zusätzlicher Verlust an Körperlänge entsteht bei vielen Patienten durch die progrediente Skoliose und durch Wirbelkörpersinterungen.

> ❯ **Der Kleinwuchs und der Wachstumsverlauf korrelieren mit der Schwere der Erkrankung OI.**

Personen mit einer OI Typ IV wachsen parallel zu gleichaltrigen Kindern und erreichen eine Endlänge von bis zu ca. 140 cm. Demgegenüber entfernen sich Patienten mit einer OI Typ III kontinuierlich von der Norm und erreichen mitunter eine Endlänge von weniger als 100 cm. Die meisten Betroffenen mit einer OI Typ I erreichen hingegen den unteren Größennormbereich. Einen Ganzkörperscan mittels DXA eines Erwachsenen mit einer Größe von 140 cm zeigt ◻ Abb. 6.1.

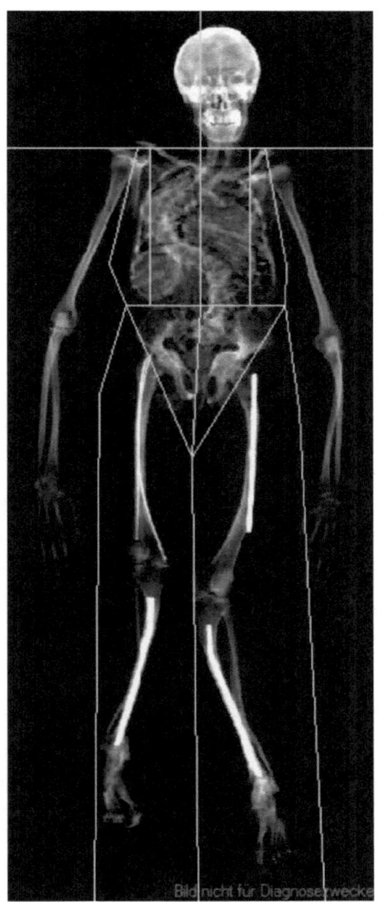

◻ **Abb. 6.1** DXA-Ganzkörperscan eines OI-Betroffenen im Alter von 35 Jahren mit disproportioniertem Kleinwuchs, achsengerechten Armen, ausgeprägter Skoliose und Zustand nach multiplen Operationen der Beine mit Einbringung intramedullärer Marknägel

Neben den skelettalen Symptome treten weitere Symptome auf, von denen die Schwäche des Bandapparates mit häufigen Luxationen im Vordergrund steht. Eine Blauverfärbung der Skleren ist ein wichtiges diagnostisches Kriterium, liegt aber nur bei ca. 50% der OI-Betroffenen vor. Ab der 3.–4. Lebensdekade tritt bei einigen Betroffenen eine Schwerhörigkeit auf. Zusätzlich liegt bei manchen Patienten eine Dentinogenesis imperfecta mit bernsteinartiger Veränderung und erhöhter Brüchigkeit des Dentins vor.

6.2.4 Diagnostik

Die Diagnose einer OI basiert auf den klinischen Merkmalen und wird durch apparative Untersuchungen bestätigt. Wichtigstes diagnostisches Element ist die Anamnese und Familienanamnese mit genauer Erfassung der Traumata, die zu den rezidivierenden Frakturen geführt haben. Ab welcher Frakturzahl eine weitere Diagnostik sinnvoll erscheint, muss unter Berücksichtigung des Alters und der Traumata entschieden werden.

Die weiteren klinischen Symptome beruhen überwiegend auf der Kollagensynthesestörung und können in unterschiedlichem Ausmaß vorliegen.

> Zu beachten ist, dass bei Patienten, bei denen die OI nicht auf einer Mutation in den Kollagengenen beruht, diese extraskelettalen Symptome häufig komplett fehlen.

Laborchemische Untersuchungen

Laborchemische Untersuchungen dienen dem Ausschluss anderer Störungen des Knochenstoffwechsels, insbesondere dem Ausschluss von Mineralisierungsstörungen. Zur Basisdiagnostik gehört u. a. die Bestimmung von Kalzium, Phosphat, alkalischer Phosphatase, Parathormon und Vitamin D im Serum. Hiermit können Differenzialdiagnosen wie Rachitis, Phosphatdiabetes und Hypophosphatasie abgegrenzt werden.

Bei schwereren Verlaufsformen der OI finden sich eine Erhöhung der alkalischen Phosphatase und des Kollagensynthesemarkers Pro-Kollagen-1-Peptid im Serum. Auch ein vermehrter Knochenabbau (Deoxypyridinolinphosphat-Konzentration im Urin als Marker der Osteoklastenaktivität) kann nachgewiesen werden als Zeichen einer High-turnover-Osteoporose.

Knochendichtemessungen

Osteodensitometrische Untersuchungen wie die Messung der Knochenflächendichte mittels DXA oder der Knochendichte von Kortikalis und Spongiosa durch die „periphere quantitative Computertomographie" können zur weiteren Einordnung der Befunde beitragen.

Bei der Beurteilung müssen neben dem Geschlecht auch das Alter und die Körpergröße der untersuchten Person berücksichtigt werden, da sonst bei kleinwüchsigen Patienten falsche Werte erhoben werden. Auch osteosynthetisches Material muss beachtet werden und macht bei vielen Patienten die Messung an Hüfte oder Femur unmöglich. Deshalb sollte diese Diagnostik nur in spezialisierten Zentren durchgeführt werden (Bianchi et al. 2014), in denen auch entsprechende Referenzwerte vorhanden sind.

Osteodensitometrische Messungen können nicht nur bei der Initialdiagnostik hilfreich sein, sondern auch verwendet werden, um den Verlauf einer Therapie zu beurteilen. Hierbei bietet die DXA-Methode die Möglichkeit, auch die Gesamtmuskelmasse zu erfassen und dadurch den Effekt von physiotherapeutischen Maßnahmen zu evaluieren.

6.2.5 Therapie

Die OI ist eine chronische und seltene Erkrankung und erfordert eine interdisziplinäre Behandlung in spezialisierten Zentren. Da es keine kausale Therapie gibt, erfolgt eine symptomatische Behandlung, die auf einer medikamentösen Therapie, orthopädischen bzw. chirurgischen Maßnahmen sowie auf einer

◘ Tab. 6.5 Dosierungsschema Neridronat

Alter	Dosis	Intervall
0–12 Monate	2 × 1 mg/kg KG gelöst in NaCl 0,9% in 120 min	Alle 3 Monate
12 Monate bis 18 Jahre	1 × 2 mg/kg KG gelöst in NaCl 0,9%	Alle 3 Monate
Älter 18 Jahre	1 × 2 mg/kg KG gelöst in NaCl 0,9% Maximalmenge 100 mg/Gabe	Alle 3 Monate

physiotherapeutischen und rehabilitativen Behandlung basiert.

> **Da die wesentlichen Symptome bis zum Ende der Pubertät auftreten, ist eine intensive Betreuung in diesem Lebensabschnitt besonders wichtig, um den Betroffenen gute Voraussetzungen für ein selbstständiges Leben zu schaffen.**

Antiresorptive Therapie

Das Kernelement der medikamentösen Behandlung stellt eine Therapie mit intravenösen Bisphosphonaten dar. Für Patienten mit mittleren oder schweren Verlaufsformen einer OI hat sich eine solche Therapie etabliert, obwohl es für die OI derzeit keine zugelassenen Bisphosphonate in Deutschland gibt.

Die Gründe für die Aufnahme einer solchen Off-lable-Therapie sind:

- multiple Wirbelkörperfrakturen,
- mehr als 2 Frakturen langer Röhrenknochen/Jahr bei inadäquaten Traumata
- chronische Skelettschmerzen.

Durch die Gabe von Bisphosphonaten und die Inhibition der Osteoklasten wird eine Zunahme der Knochenmasse erreicht. Über die Erhöhung der Knochenmasse kommt es zu einer Steigerung der Knochenfestigkeit, einer Reduktion von Frakturen und einer Abnahme chronischer Skelettschmerzen.

In Deutschland hat sich die Behandlung mit dem intravenösen Bisphosphonatwirkstoff Neridronat durchgesetzt. Neridronat ist ein Bisphosphonatwirkstoff, der intravenös alle 3 Monate ambulant gegeben werden kann und

in Italien für die Behandlung der OI in allen Altersklassen zugelassen ist (Gatti et al. 2005). Das entsprechende Dosierungsschema ist ◘ Tab. 6.5 zu entnehmen.

Eine Bisphosphonattherapie ist besonders wirksam, während sich das Skelettsystem im Wachstum befindet, und kann zu einem Wiederaufbau gesinterter Wirbelkörper führen (◘ Abb. 6.2).

Als Nebenwirkungen tritt bei der Erstapplikation bei ca. 50% der Patienten eine „Akut-Phase-Reaktion" mit Fieber und „grippeähnlichen-Symptomen" auf. Diese sind selbstlimitierend, sprechen gut auf eine Therapie mit nichtsteroidalen Antiphlogistika an und treten

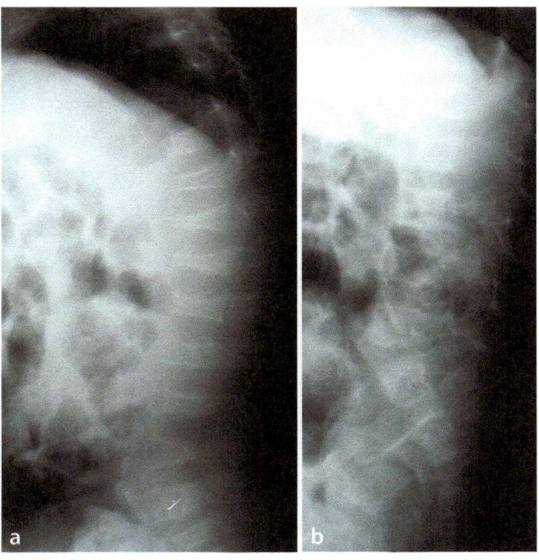

◘ Abb. 6.2a, b Laterale Röntgenaufnahme der LWS zu Beginn einer intravenösen Bisphosphonattherapie im Alter von 9 Monaten (**a**) und nach 1 Jahr Therapie (**b**) mit sichtbarem Wiederaufbau gesinterter Wirbelkörper mit Fischwirbel- und Keilwirbelkörpern

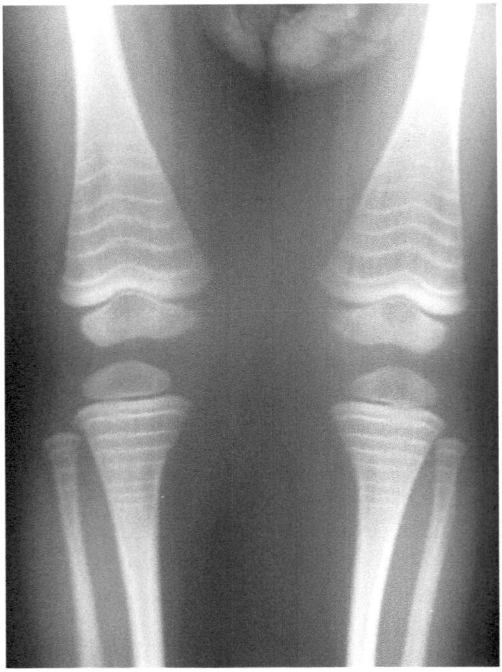

Abb. 6.3 Zebralinien als Folge einer intravenösen Bisphosphonatbehandlung in Abständen von 3 Monaten während des Wachstums bei OI

bei der zweiten Gabe nicht mehr oder deutlich abgeschwächt auf. Langfristige Nebenwirkungen einer Bisphosphonattherapie im Kindes- und Jugendalter sind bisher nicht berichtet worden, und es gibt kaum Hinweise auf das Auftreten atypischer Frakturen oder Hinweise auf einen negativen Einfluss auf die Frakturheilung oder auf die Zahnentwicklung.

Ein typischer Befund nach einer mehrjährigen zyklischen Therapie in der Wachstumsphase mit intravenösen Bisphosphonaten sind sog. Zebralinien (Abb. 6.3). Dies sind Zonen mineralisierten Knorpels, die durch die Osteoklastenhemmung verursacht werden. Sie dürfen nicht mit Stauchungsfrakturen verwechselt werden und bedürfen keiner Behandlung.

Die in der Behandlung der Altersosteoporose eingesetzten potenteren Wirkstoffe sind bei OI nur unzureichend untersucht. In den USA wird Zoledronat bei Erwachsenen mit OI in einer Dosierung von 0,05 mg/kg verwendet, aber umfassende Studien liegen hierzu nicht vor, und es handelt sich auch hierbei um einen „off-lable use" (Barros et al. 2012). Die Wirkung oraler Bisphosphonate hat sowohl bei Jugendlichen als auch bei Erwachsenen bisher keine befriedigenden Ergebnisse gebracht und ist nicht als die Therapie der 1. Wahl anzusehen.

Welche Rolle andere antiresorptive Medikament wie z. B. Denosumab in Zukunft spielen werden, kann aufgrund der geringen Datenlage derzeit nicht beurteilt werden (Hoyer-Kuhn et al. 2014a).

Wichtiger Hinweis zur Behandlung der Osteogeneses imperfecta mit Bisphosphonaten

Trotz der zunehmenden und guten Datenlage handelt es sich bei der Behandlung der OI mit Bisphosphonaten um eine Therapie mit einem nicht zugelassenen Medikament, die nur im Rahmen eines individuellen Heilversuches stattfinden darf. Deshalb sind notwendig:

- eine umfassende Aufklärung der Betroffenen mit Einholung des Einverständnisses und
- eine sorgfältige Kontrolle der Wirksamkeit der Therapie und
- eine Untersuchung und Dokumentation potenzieller Nebenwirkungen.

Unabhängig von einer Bisphosphonattherapie sollte bei den Patienten auf normwertige Kalzium- und Vitamin-D-Spiegel im Serum geachtet werden. Dies ist wichtig, da durch die Osteoklastenhemmung mit Bisphosphonaten der Körper nur über eine eingeschränkte Möglichkeit verfügt, Kalzium aus dem Knochen zu mobilisieren. Eine zusätzliche Kalziumsubstitution ist nicht erforderlich, da es sich bei der OI um eine Synthesestörung und nicht um eine Mineralisierungsstörung handelt.

Chirurgisch-orthopädische Maßnahmen

Die Versorgung von Deformierungen und Frakturen ist besonders im Kindes- und Ju-

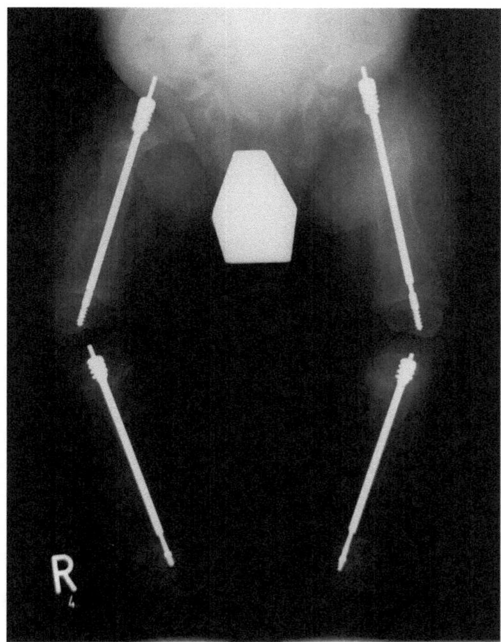

Abb. 6.4 Röntgenbild der unteren Extremitäten eines schwer betroffenen OI-Patienten, bei dem beide Femora und Tibiae mit intramedullären Teleskopnägeln im Rahmen einer Begradigungsoperation versorgt wurden

gendalter wichtig, um den Patienten die Möglichkeit zur Vertikalisierung und zur Gehfähigkeit zu geben. Bei der konservativen Frakturbehandlung ist zu beachten, dass die Frakturheilung normal ist und eine Immobilisation möglichst kurz sein sollte, um einen sekundären Abbau von Muskulatur und Knochenmasse zu reduzieren.

Bei dislozierten Frakturen oder zur Begradigung von Deformierungen kommen operative Maßnahmen zum Einsatz. Damit die Nägel bei einem wachsenden Knochen nicht „auf halber Strecke enden", und somit am Nagelende eine „Sollbruchstelle" erzeugen, werden intramedulläre Teleskopnägel genutzt. Diese bestehen aus zwei in einander geschobenen Teilen, deren Enden jeweils jenseits der Epiphysenfugen verankert werden. Während des Wachstums können die zwei Teile auseinander gleiten und so den Knochen während des Wachstums von innen schienen (■ Abb. 6.4).

Diese Versorgung sollte in spezialisierten Zentren erfolgen und ist unbedingt anderen Versorgungen wie z. B. Plattenosteosynthesen oder Versorgungen mit einem Fixateur externe vorzuziehen (Wirth 2012). Bei ausgewachsenen Patienten können später normale Marknägel verwendet werden.

Bei geplanten Begradigungen von langen Röhrenknochen sollte die Indikation zur Operation in einem interdisziplinären Team besprochen werden, um den Zeitpunkt in Abhängigkeit von der Bisphosphonattherapie zu terminieren und ein entsprechendes Rehabilitationsprogramm vorzubereiten. Postoperativ müssen die Patienten lernen, ihre begradigten Extremitäten zu nutzen, da nur dann das Ziel der Operation, die Verbesserung der Selbstständigkeit der Betroffenen, erreicht werden kann.

Physiotherapie

Regelmäßige Physiotherapie, durch ein Training zu Hause oder durch rehabilitative Maßnahmen, ist ein essenzieller Baustein in der Betreuung von Patienten mit OI. Neben der Kräftigung des muskuloskelettalen Systems gehört die Schulung in der Nutzung von Hilfsmitteln und das Erlernen neuer Bewegungsabläufe in das Trainingsprogramm. So ist z. B. für das selbstständige Ein- und Aussteigen aus einem Rollstuhl sowohl Muskulatur erforderlich, aber die Patienten müssen auch lernen, wo sie sich abstützen können.

Bei Hilfsmitteln ist nicht nur auf eine Größenadaptation zu achten, sondern es müssen möglichst leichte Hilfsmittel verwendet werden, um der reduzierten Muskelkraft der Patienten Rechnung zu tragen.

Eine Methode des Muskelkraftaufbaus, der auch zu Hause durchgeführt werden kann, ist die Nutzung der seitenalternierenden Ganzkörpervibration, bei der es zu einer reflektorischen Aktivierung der Muskulatur kommt und bei der durch aktive Übungen die Trainingsintensität gesteuert werden kann. Hierzu liegen bei OI erste Ergebnisse vor, die auch einen Einsatz bei bestimmtem einliegendem osteosynthetischem Material erlauben (Hoyer-Kuhn et al. 2014b).

6.2.6 Prognose

Eine generelle Prognose zur Entwicklung von OI Betroffenen ist in den ersten Lebensjahren kaum möglich. Da es keine zuverlässige Genotyp-Phänotyp-Korrelation gibt, hilft die Kenntnis der Mutation zur individuellen Beratung nur begrenzt weiter. Es hat sich gezeigt, dass auch Patienten, bei denen intrauterin eine genetisch „letale" Verlaufsform einer OI diagnostiziert wurde, sich postpartal gut entwickelt und überlebt haben.

6.2.7 Fazit

Bei allen therapeutischen Maßnahmen muss ein möglichst selbstständiges Leben nach Abschluss der Pubertät als Ziel definiert werden. Hierauf müssen alle Maßnahmen, sowohl die medizinischen und psychologischen Interventionen als auch die Schulausbildung und Hilfsmittelversorgung ausgerichtet werden. Trotz häufiger Krankenhausaufenthalten müssen die Betroffenen eine gute intellektuelle Ausbildung erhalten, da die OI eine reine Körperbehinderung und keine geistige Behinderung ist. Hierzu ist die Koordination verschiedener therapeutischer Maßnahmen unabdingbar und sollte in einem spezialisierten Zentrum erfolgen, um den Betroffenen ein möglichst selbstständiges Leben zu ermöglichen.

6.3   Hypophosphatasie

Christine Hofmann

6.3.1 Hypophosphatasie (HPP) als Multisystemerkrankung

Die Hypophosphatasie (HPP) wurde erstmals von John C. Rathbun im Jahr 1948 bei einem Säugling mit sehr niedriger Aktivität der alkalischen Phosphatase (AP) beschrieben (Rathbun 1948). Heute weiß man, dass die HPP eine sehr seltene erbliche Erkrankung ist, verursacht durch Mutationen der „tissue non

specific alkaline phosphatase" TNAP und Akkumulation von nicht abgebauten Stoffwechselprodukten u. a. in Form von anorganischem Pyrophosphat (PPi) und Pyridoxalphosphat (PLP) (Mornet et al. 2014). Die exakte Funktion der TNAP, insbesondere außerhalb des Knochens, ist in weiten Teilen noch unverstanden und derzeit Gegenstand aktiver Forschung (◘ Abb. 6.5).

Der pathophysiologische Zusammenhang zwischen einem TNAP-Mangel und bestimmten HPP-assoziierten klinischen Symptomen ist im Einzelnen ebenfalls noch nicht vollständig verstanden. Die weitverbreitete Expression dieses Enzyms im menschlichen Körper könnte jedoch als Erklärung für die vielen beteiligten Organsysteme bei der HPP herangezogen werden (◘ Abb. 6.6).

Die HPP verursacht in der Pädiatrie ein sehr variables klinisches Bild mit unterschiedlich stark ausgeprägter Störung der Knochenmineralisierung, Reifungsstörung des Knochens, Verbiegungen und Frakturen sowie zahlreichen weiteren extraossären klinischen Auffälligkeiten und Symptomen (◘ Abb. 6.6).

> **Insgesamt handelt es sich bei der HPP um eine seltene, genetische und zum Teil progressive metabolische Multisystemerkrankung mit sehr variablem klinischem Phänotyp bzw. Schweregrad, welche alle Altersgruppen betrifft und zu einer signifikanten Morbidität und Mortalität bei den Betroffenen führen kann.**

Insgesamt besteht keine konsistente Korrelation von Genotyp und Phänotyp bei der HPP, sodass die klinische Ausprägung bei Kenntnis des Genotyps nicht verlässlich vorhergesagt werden kann, was die genetische Beratung nach Pränataldiagnostik erschweren kann (Hofmann et al. 2013a, 2014). Patienten mit klinisch milden Formen besitzen jedoch meist Mutationen, die noch mit einer beträchtlichen Restaktivität der AP einhergehen, während Patienten mit schweren Formen zum Teil Mutationen aufweisen, infolge derer nahezu keine biochemische Aktivität der AP mehr gemessen werden kann (Mornet 2007)

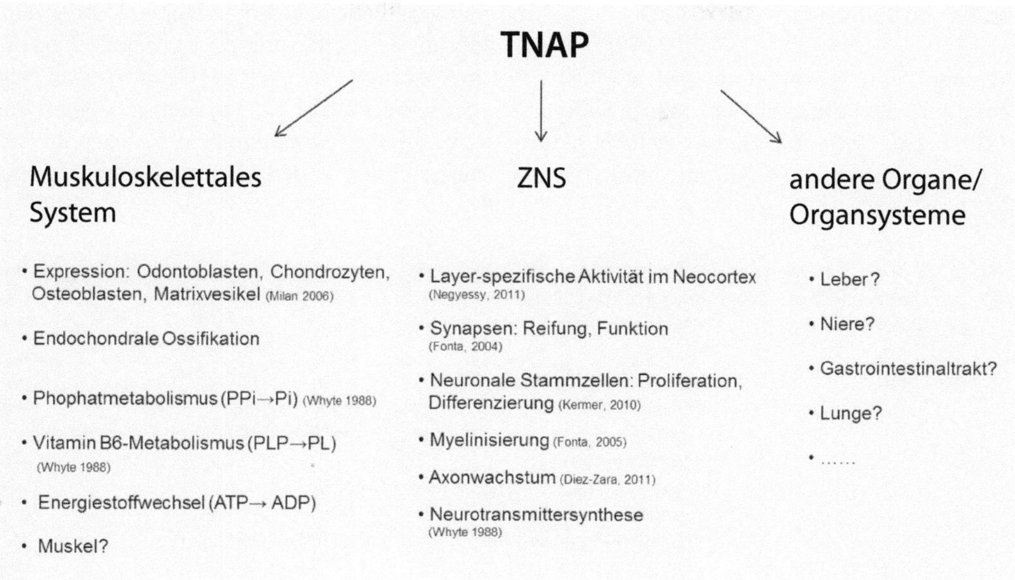

▣ Abb. 6.5 Funktion der TNAP (der „tissue non specific alkaline phosphatase") in verschiedenen Geweben. Modifiziert nach Hofmann et al. (2013a, 2013b, 2014)

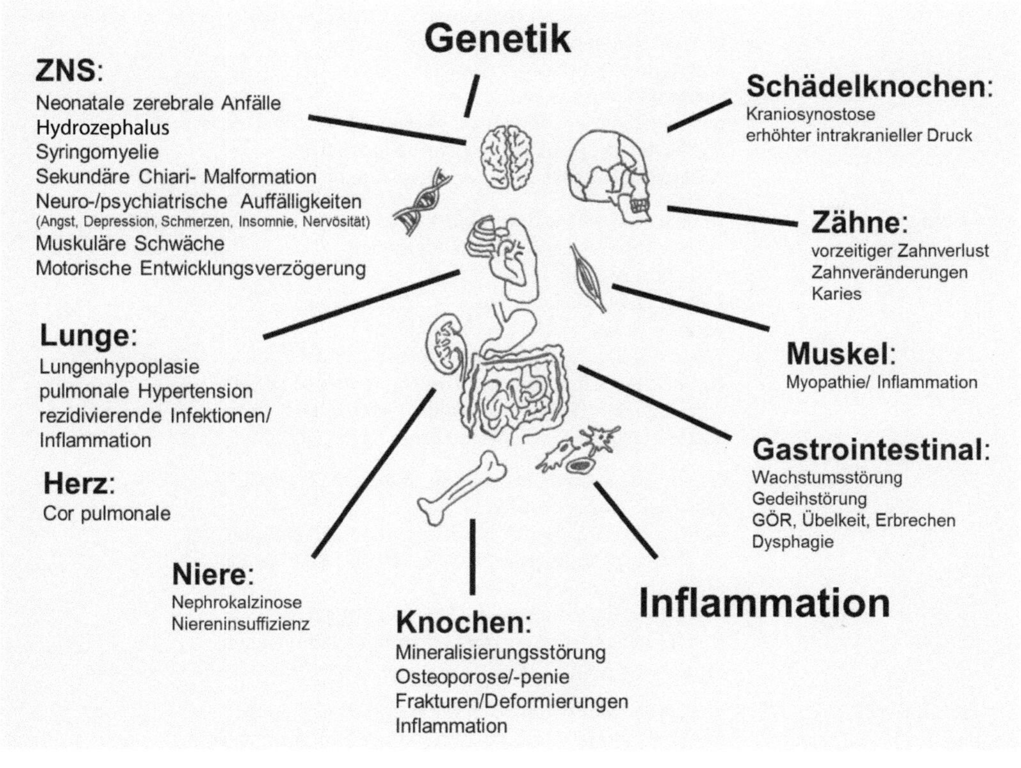

▣ Abb. 6.6 Hypophosphatasie (HPP) als Multisystemerkrankung

6.3.2 Klinischer Phänotyp

Anhand von Ausprägungsgrad und Manifestationsalter unterscheidet man 5 Subtypen (◘ Tab. 6.6). Diese Einteilung erscheint jedoch häufig artefiziell, die Grenzen zeigen sich oftmals als fließend bzw. überlappend, sodass eine dezidierte Zuordnung im Einzelfall nicht immer zwanglos möglich ist. Grundsätzlich zeigt sich eine inverse Korrelation von Alter und Schwere der Erkrankung, d. h. bei sehr früh auftretenden ersten HPP-typischen Sympto-

◘ **Tab. 6.6** Subtypen der Hypophosphatasie (HPP) abhängig vom Alter zum Zeitpunkt der ersten Symptome und vom Schweregrad der Erkrankung. Ausgeprägte Überlappungen bzw. fließende Übergänge der verschiedenen Subtypen sind möglich

Perinatal	schwerste Form, hohe Mortalität aufgrund eines sekundären respiratorischen Versagens sekundäre schwere Lungenhypoplasie, rezidivierende pulmonale Infektionen, Langzeitbeatmung Störungen im Kalzium-Phosphat-Stoffwechsel zerebrale Krampfanfälle schwerste Mineralisierungsstörung/nahezu fehlendes Skelett
Pränatal benigne	pränatal verkürzte/verbogene lange Röhrenknochen in der Sonographie postnatal spontane klinische Verbesserung der ossären Auffälligkeiten
Infantil	erste Symptome in den ersten 6 Lebensmonaten, hohe Mortalität schwere Mineralisierungsstörung/rachitisähnliche Veränderungen Kraniosynostosen, Chiari-I-Malformation, Hydrozephalus, Hydrosyringomyelie, Schluckstörungen, Irritabilität, zerebrale Krampfanfälle ausgeprägte muskuläre Schwäche Nephrokalzinose, Hyperkalziurie gastrointestinaler Reflux/rezidivierendes Erbrechen/Trinkschwäche mit ausgeprägter Gedeihstörung/Wachstumsstörung z. T. kontinuierlicher Übergang/Überlappung mit kindlicher Form
Kindlich	erste Symptome nach dem 1. Lebensjahr Rachitisähnliche klinische Veränderungen Kraniosynostosen Kleinwuchs, Gedeihstörung verzögerte motorische Entwicklung Watschelgang mit Knochendeformitäten und muskulärer Schwäche, chronischen Schmerzen v. a. in den unteren Extremitäten vorzeitiger Milchzahnverlust (mit intakter Wurzel), Karies gastrointestinale Probleme (mangelnder Appetit, Übelkeit etc.)
Adult	Osteomalazie, Chondrokalzinose, Osteoarthropathie sekundäre Osteoporose Stress- und Ermüdungsfrakturen, verzögerte Frakturheilung chronische entzündliche muskuloskelettale Beschwerden Myopathie, Schmerzsyndrom Plötzlicher Zahnverlust in der 5./6. Lebensdekade Nierenfunktionsstörung, Nephrokalzinose, Nierensteine Depression, Ängstlichkeit, sonstige neuropsychiatrische Auffälligkeiten
Odonto-HPP	Vorzeitiger Verlust von Milchzähnen/permanenten Zähnen Karies, abnorme Zahnform, Parodontose, Parodontitis Verzögerter Zahndurchbruch Keine assoziierten muskuloskelettalen Probleme

men findet sich in der Regel ein schwererer klinischer Verlauf mit ausgeprägtem Phänotyp (Beck et al. 2009b; Hofmann et al. 2013a).

Die **perinatale Form** ist die schwerwiegendste Form (Tab. 6.6). Insgesamt besteht bei dieser Form eine sehr hohe Mortalität (73–100%), weshalb sie auch als perinatale, letale Form bezeichnet wurde (Leung et al. 2013; Whyte et al. 2012, 2014a). Abzugrenzen hiervon ist die als **milde/benigne pränatale HPP** bezeichnete Form (Mornet et al. 2014; Wenkert et al. 2011). Hier ist der Langzeitverlauf unklar. Eventuell handelt es sich um die frühe Manifestation einer milden HPP.

Sowohl bei der frühkindlichen, infantilen als auch bei der kindlichen Form der HPP stellt die Wachstums-/Gedeihstörung ein häufiges Problem der Betroffenen dar. Diese Formen zeigen oftmals einen kontinuierlichen Übergang bzw. Überlappungen und stellen nicht selten eine diagnostische Herausforderung dar.

Die **infantile Form** der HPP zeigt sich im Verlauf der ersten 6 Lebensmonate und ist ähnlich der perinatalen Form mit relativ schweren Symptomen assoziiert (Tab. 6.6). Die betroffenen Säuglinge zeigen ausgeprägte rachitisähnliche Zeichen, eine deutliche muskuläre Schwäche, häufig eine prämature Kraniosynostose (z. T. mit mehreren betroffenen Nähten und einem sich entwickelnden erhöhten intrakraniellen Druck), zerebrale Krampfanfälle und Nephrokalzinose bei Hyperkalziurie. Eine erhebliche Ernährungsproblematik mit Trinkschwäche, Schluckstörungen und ausgeprägtem gastroösophagealem Reflux ist die Regel. Nicht selten besteht die Notwendigkeit einer zumindest intermittierenden Sondenernährung und ggf. auch einer Atemunterstützung (CPAP) bzw. einer intermittierenden invasiven Beatmung. Auch hier ist die Prognose deutlich eingeschränkt, und betroffene Säuglinge sterben häufig noch im 1. Lebensjahr (Leung et al. 2013; Whyte et al. 2014a).

Die **kindliche Form** der HPP fällt meist nach dem 1. Lebensjahr auf mit Kleinwuchs, Gedeih-/Wachstumsstörung und klinischen Zeichen der Rachitis. Häufig zeigen die Betroffenen eine motorische Entwicklungsverzöge-

rung, lernen verspätet das Laufen und zeigen ein auffälliges Gangbild (Watschelgang) bei Muskelschwäche und chronischen Schmerzen in den unteren Extremitäten. Oftmals besteht ein vorzeitiger Milchzahnverlust mit intakter Wurzel, Karies, und häufig werden Appetitlosigkeit, Übelkeit und Verdauungsprobleme beklagt (Beck et al. 2009b; Hofmann et al. 2013a; Mornet et al. 2014; Rockman-Greenberg 2013).

Die **adulte Form** verläuft in der Regel milder, ebenso wie die als **Odontohypophosphatasie** bezeichnete Form (Tab. 6.6).

6.3.3 Diagnostik bei Verdacht auf Hypophosphatasie

Die Diagnosestellung erfolgt auf der Grundlage der oben genannten klinischen Symptome mit Hilfe laborchemischer Analysen, genetischer Testung und ggf. radiologischer Bildgebung (Abb. 6.7). Klassischerweise findet sich neben den typischen klinischen Symptomen (Tab. 6.6) eine Erniedrigung der AP-Aktivität im Serum unter den altersentsprechenden Normwert (Beck et al. 2009b; Hofmann et al. 2013a; Mornet et al. 2014; Rockman-Greenberg 2013; Whyte et al. 2014a).

Des Weiteren resultiert eine Akkumulation der TNAP-Substrate, sodass erhöhte Werte für PLP im Serum und PEA im Urin nachgewiesen werden können. Gegebenenfalls finden sich eine Erhöhung von Kalzium und Phosphat in Serum und Urin, ein leicht erniedrigtes Parathormon bzw. 25-OH-Vitamin D_3. Die Sequenzierung des ALPL-Gens erlaubt eine genaue Analyse vorhandener Mutationen und erscheint v. a. bei klinischen und laborchemischen Unsicherheiten im Rahmen der Diagnosestellung oder zur Pränataldiagnostik bei von schweren Formen betroffenen Familien gerechtfertigt.

Insbesondere bei Frakturverdacht ist der Goldstandard die konventionelle Röntgenaufnahme (Abb. 6.8).

Weitere Indikationen zur Durchführung konventioneller Röntgendiagnostik bei der HPP ergeben sich u. a. bei Verdacht auf das

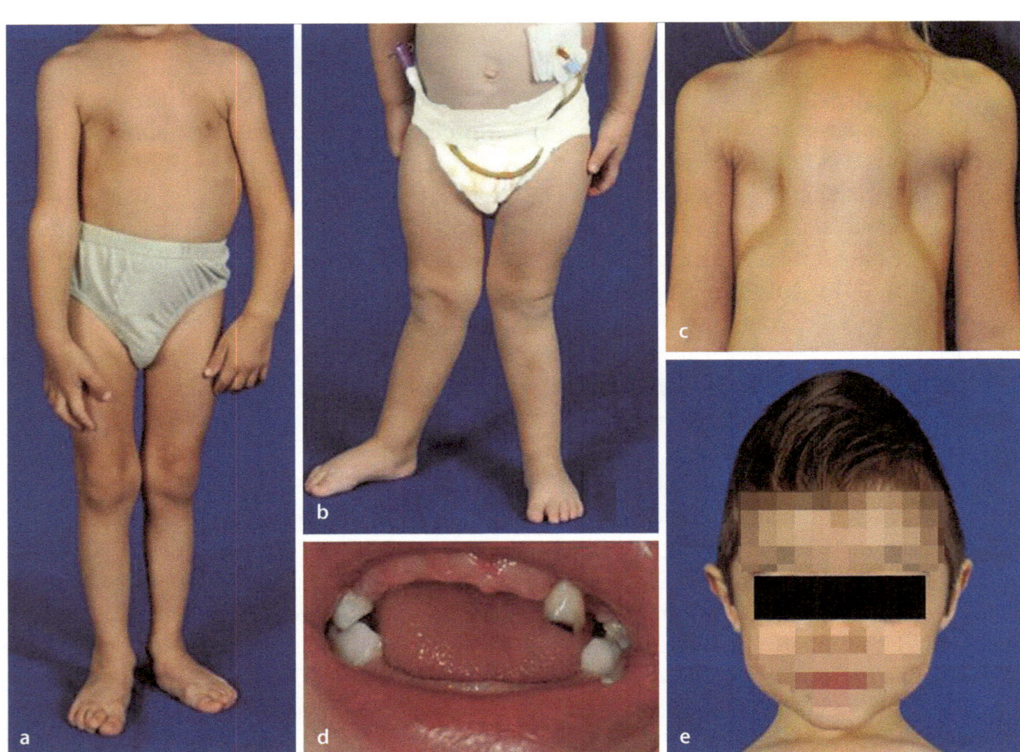

◘ Abb. 6.7a–e   Infantile und kindliche Formen der Hypophosphatasie (HPP): **a** Kind mit Kleinwuchs, rachitisähnlichen Auffälligkeiten des Thorax, metaphysären Auftreibungen und Skoliose. **b** Kleinkind mit Genua valga, metaphysären Auftreibungen der unteren Extremität und PEJ. **c** Mädchen mit ausgeprägter Thoraxdeformität. **d** Zahnstatus nach vorzeitigen Zahnausfall und ausgeprägter Karies. **e** Junge mit Kraniosynostose (Pansynostose)

Vorliegen einer Skoliose, einer Kraniosynostose mit Verdacht auf erhöhten intrakraniellen Druck oder bei pulmonalen Problemen. Gegebenenfalls kann zur Diagnosestellung und Einschätzung des Schweregrades bei milderen pädiatrischen Formen die Anfertigung gezielter Röntgenaufnahmen hilfreich sein. Klassischerweise finden sich u. a. rachitisähnliche Veränderungen, becherartige metaphysäre Auftreibungen, Verbiegungen der langen Röhrenknochen, Bowdler-Sporn und eine mehr oder weniger stark ausgeprägte Mineralisierungsstörung (◘ Abb. 6.9).

Zum Ausschluss einer Nephrokalzinose kann eine Nierensonographie durchgeführt werden. Bei klinischem Verdacht auf ein akutes inflammatorisches Geschehen in Muskulatur, periartikulärem Weichteilgewebe sowie im Knochen ist die Durchführung einer Magnet-

resonanztomographie indiziert. Des Weiteren sind bei Vorliegen einer Kraniosynostose regelmäßige augenärztliche (Ausschluss Stauungspapille) und neurologische Untersuchungen zum Ausschluss eines erhöhten intrakraniellen Druckes indiziert. Regelmäßige zahnmedizinische/parodontologische Untersuchungen sollten bei allen Kindern erfolgen. Ergänzende Untersuchungen sind in Abhängigkeit der entsprechenden klinischen Symptomatik sinnvoll.

> **Eine Anbindung der Familie an ein mit HPP-Patienten erfahrenes multidisziplinäres Zentrum ist für eine gute interdisziplinäre Betreuung mit regelmäßigen klinischen, laborchemischen und apparativen Untersuchungen zur Verlaufsbeurteilung sinnvoll.**

Klinischer Verdacht auf Hypophosphatasie (HPP)

↓

AP-Aktivität im Serum (37°C, IFCC Methode):

Säuglinge	110-590 IU/l
Kleinkinder	110-550 IU/l
Schulkinder	130-700 IU/l
Frauen	55-147 IU/l
Männer	62-176 IU/l

AP normal

Weiterführende Diagnostik
zur Abklärung möglicher
Differentialdiagnosen

AP ↓ : laborchemischer V.a. HPP

- ggf. Ausschluss sekundärer Ursachen

- **Labordiagnostik:**
  - Ca, P, PTH, 25 OH Vit D, Nierenfunktionstests
  - ggf. PLP im Serum
  - ggf PEA im Urin

- **Genetik**: ALPL-Gen

- **Radiologische Diagnostik**:
  - Sonographie Niere
  - ggf. Röntgen: Schädel, Thorax, Knie
  - ggf. MRT: kraniell, Ganzkörper

- **Multidisziplinäre Diagnostik/Betreuung:**
  Regelmäßige augenärztliche, neurologische/neuro-
  chirurgische, zahnmedizinische Untersuchungen

◘ **Abb. 6.8**   Mögliches diagnostisches Vorgehen bei Verdacht auf Hypophosphatasie (HPP)

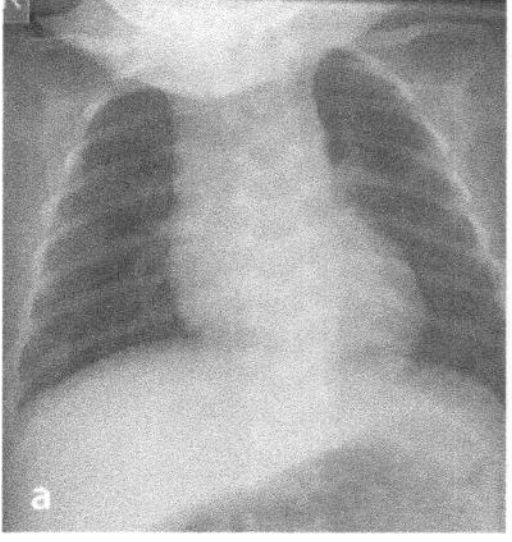
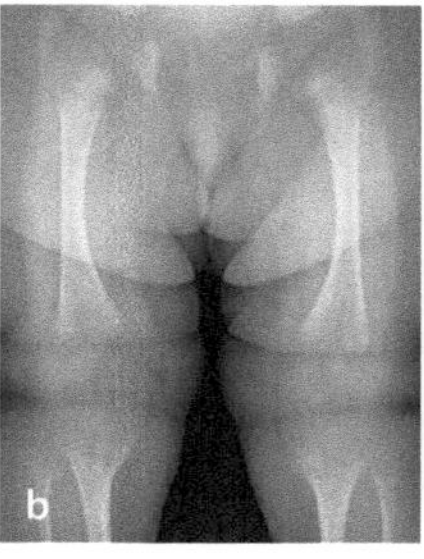
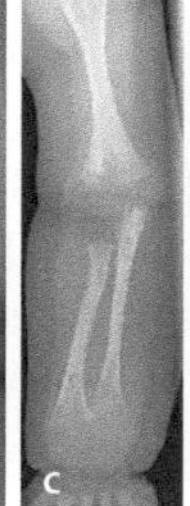
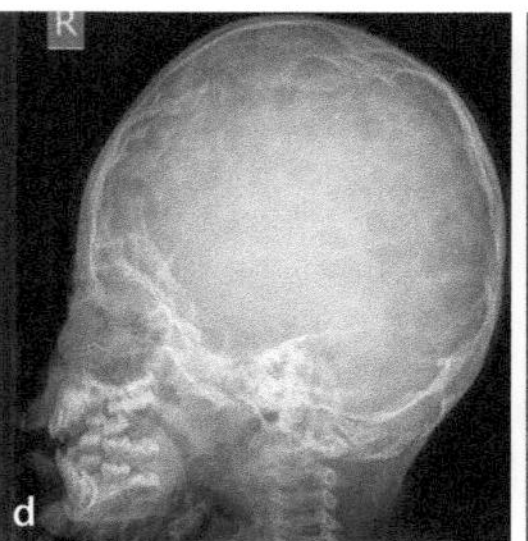
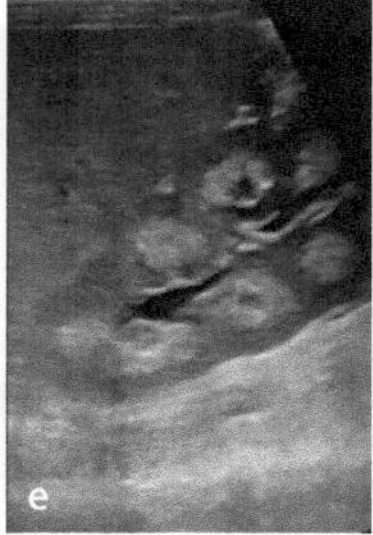

◘ **Abb. 6.9a–e**   Konventionelles Röntgen und Sonographie bei Hypophosphatasie: **a** Thoraxröntgenbild mit ausgeprägter Mineralisierungsstörung des Thoraxskeletts und sehr dünnen Rippen. **b** Röntgenbild des Beckens und der Kniegelenke mit Deformierung und Mineralisierungsstörung, insbesondere metaphysär. **c** Röntgenbild der oberen Extremität mit becherartigen metaphysären Auftreibungen. **d** Röntgenbild eines Schädels mit vermehrten Impressiones digitatae bei typischem Bild eines sog. Wolkenschädels bei Kraniosynostose. **e** Ausgeprägte Nephrokalzinose

Differenzialdiagnostik

Mögliche Differenzialdiagnosen der HPP sind vom Alter des Patienten und der entsprechenden Symptomatik abhängig (s. Übersicht). Vor allem milde Formen der HPP wie die kindliche Form bereiten oftmals differenzialdiagnostisch große Schwierigkeiten.

Mögliche Differenzialdiagnosen der Hypophosphatasie

- **Differenzialdiagnosen in utero/im Neugeborenen-/Säuglingsalter**
  - Osteogenesis imperfecta
  - Campomelische Dysplasie
  - Chondroplasie
  - Kindesmisshandlung
- **Differenzialdiagnosen im Kleinkind- und Schulkindalter**
  - angeborene Stoffwechselstörung
  - organische Azidurie
  - primäre und sekundäre Rachitis-formen
  - Osteogenesis imperfecta
  - Osteopenie/Osteoporose
  - Achondroplasie
  - Kindesmisshandlung
  - Trauma
  - chronische nichtbakterielle Osteo-myelitis
  - kindliches Rheuma (JIA)
  - Osteosarkom/andere Knochen-tumoren

6.3.4 Therapeutische Möglichkeiten

Familien mit HPP sollten im Rahmen eines multimodalen, multidisziplinären Managements (Pädiater, Radiologe, Orthopäde, Neurochirurg, Zahnarzt, Physiotherapie, Ernährungsberatung) betreut werden. Im Kindesalter ist eine frühzeitige Anbindung an eine wohnortnahe Frühförderstelle sinnvoll, um motorischen Entwicklungsverzögerungen durch unterstützende Therapiemaßnahmen entgegenwirken zu können. Sportliche Aktivitäten und Krankengymnastik zum Aufbau einer stabilen Muskulatur zur Stützung des Skeletts können den Krankheitsverlauf positiv beeinflussen.

Zerebrale Krampfanfälle, wie sie bei sehr schweren Formen auftreten, können mit hochdosiertem Pyridoxin (Vitamin B_6) behandelt werden. Vermutlich bestehen bei diesen Patienten eine erniedrigte Anfallsschwelle aufgrund eines intrazellulären PLP-Mangels (aktiver Metabolit von Vitamin B_6, der im phosphatierten Zustand die Plasmamembran nicht überwindet) im Gehirn und eine verminderte PLP-abhängige Neurotransmittersynthese (Baumgartner-Sigl et al. 2007; Hofmann et al. 2013a, b; Mornet et al. 2014).

Bei HPP-Patienten im Kindesalter mit häufigen Schmerzen der unteren Extremitäten konnte in einer Fallserie eine Therapie mit einem nichtsteroidalen Antiphlogistikum (NSAID) eine Senkung der bei diesen Patienten erhöhten Prostaglandin-E_2-Spiegel auf altersentsprechende Werte erreichen einhergehend mit einer signifikanten Schmerzreduktion und Zunahme der körperlichen Aktivität. Nach Beendigung der Therapie hielt der Effekt für 3–4 Wochen an, sodass derzeit unter Berücksichtigung der Nierenfunktion eine Therapie nach Bedarf empfohlen werden kann (Beck et al. 2009a; Girschick et al. 1999; 2006).

Insbesondere bei Hyperkalzämie bzw. Hyperphosphatämie erscheint eine Ernährung mit kalzium-/phosphatarmer Kost sinnvoll. Die Supplementierung von Zink oder Magnesium (katalytische Ionen der TNAP) hingegen zeigte keinen Benefit. Zusätzliche Maßnahmen können bei schweren Hyperkalzämien erforderlich werden. Eine Bisphosphonatgabe (PPi-Analogon) erscheint aus pathophysiologischen Gesichtspunkten generell nicht empfehlenswert. Eine Substitution mit Vitamin D dagegen sollte, je nach Serumspiegel, durchgeführt werden und tendenziell sich eher im unteren Bereich (500–1000 IE) ansiedeln, um einer erhöhten Phosphataufnahme keinen Vorschub zu leisten.

> **Eine professionelle Ernährungsberatung erscheint bei Säuglingen und Kleinkindern mit Gedeih-/Wachstumsstörung für eine**

adäquate, altersentsprechende Ernährung essenziell. In schweren Fällen kann die Ernährung über die Magensonde erforderlich sein, ggf. muss die Anlage einer PEJ oder PEG erfolgen.

Traumata sollten soweit möglich vermieden werden, da sich die Frakturheilung sehr langwierig und die operative Versorgung oftmals sehr schwierig gestalten kann. Bei Femurfrakturen haben sich Marknagelungen bewährt, da hierdurch eine rasche Stabilisierung und eine frühzeitige Belastung erzielt werden kann (Hofmann et al. 2013a). Chirurgische und konservative Maßnahmen sollten jedoch mit einem HPP-erfahrenen Therapiezentrum abgestimmt werden.

Eine weitere wichtige Therapiesäule stellt die kieferorthopädische und parodontologische Betreuung des Patienten dar.

Bei Patienten mit vorzeitiger Verknöcherung von Schädelnähten (Kraniosynostosen) mit chronisch erhöhtem intrakraniellem Druck ist eine neurochirurgische Intervention zur Dekompression erforderlich und sollte durch einen erfahrenen Operateur erfolgen.

Inzwischen existiert mit Asfotase alfa eine zur Therapie der Knochenmanifestation zugelassene Therapie bei Manifestation der Erkrankung im Kindesalter. Hierbei handelt es sich um ein humanes rekombinantes TNAP-Enzymersatztherapiepräparat, welches im Rahmen der Zulassungsstudien u. a. eine vielversprechende Wirkung auf den Knochen mit zunehmender Mineralisierung im Röntgenbild und sukzessive Verbesserung der respiratorischen Situation und der motorischen Entwicklung bei schwer betroffenen Kindern mit HPP gezeigt hat (Whyte et al. 2012). Für pädiatrische Patienten mit schwerer HPP konnte ein verbessertes Überleben nach bis zu 5-jähriger Enzymersatztherapie beschrieben werden.

6.4 Achondroplasie

Thomas Vetter

6.4.1 Einleitung

Die Achondroplasie ist die bekannteste Kleinwuchsform. Sie gilt als die häufigste unter den inzwischen über 400 beschriebenen unterschiedlichen Formen der Skelettdysplasien.

Bereits vor vielen hundert Jahren waren Betroffene mit Achondroplasie bei Hofe sehr beliebt, sie trugen zur Belustigung der Herrschaft bei und galten nicht selten als enge Vertraute der Könige und Adligen. Später dann verdienten diese Kleinwüchsigen ihr Geld nicht selten im Zirkus als Zwerge und Narren. In jüngster Zeit gewinnen die Betroffenen von Kleinwuchs zunehmend an Selbstbewusstsein und Respekt, sodass auch in der Fachnomenklatur die Bezeichnung Minderwuchs durch Kleinwuchs ersetzt wurde.

Vor einigen Jahren konnte das Achondroplasie-Gen auf dem Chromosom 4 als Defekt des Rezeptor 3 eines Fibroblasten-Wachstumsfaktors (FGFR-3-Defekt = Fibroblasten-growth-Faktor-Defekt) lokalisiert werden.

6.4.2 Klinik

Das klinische Bild des von Achondroplasie Betroffenen ist geprägt von einem disproportionierten Kleinwuchs.

Die Patienten haben einen großen Kopf mit prominenter Stirn. Auffällig sind im Verhältnis zu einem langen Rumpf kurze Extremitäten. Dabei besteht ein Missverhältnis zwischen sehr kurzen Oberarmen und im Verhältnis langen Unterarmen. Auch besteht in Analogie zu den oberen Extremitäten ein gleiches Verhältnis zwischen kurzen Oberschenkeln und längeren Unterschenkeln (◘ Abb. 6.10).

Ein besonderes Merkmal der Achondroplasie ist die verkürzte Schädelbasis. Dadurch entsteht eine oftmals deutlich sichtbar eingezogene Nasenwurzel. Diese anatomische Veränderung führt zu verengten Nasenwegen, chronischen

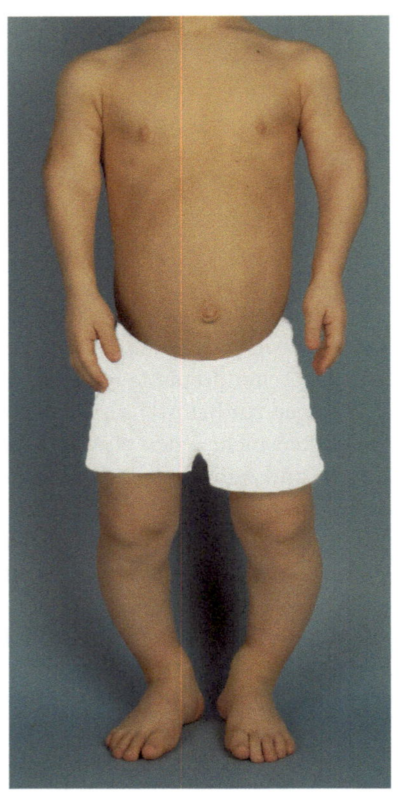

Abb. 6.10 Klinisches Bild der Achondroplasie: disproportionierte Extremitäten, langer Oberkörper, kurze Extremitäten

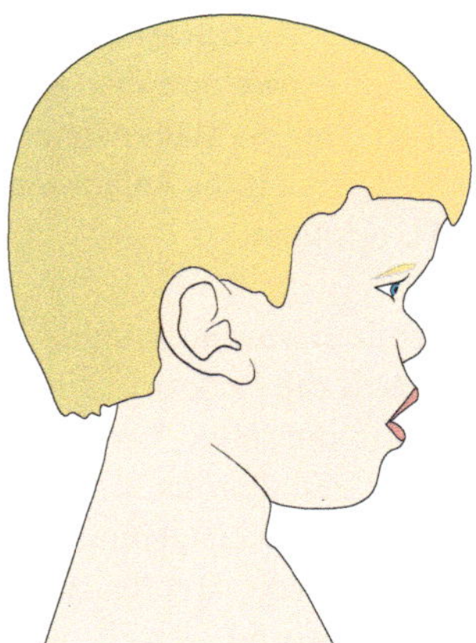

Abb. 6.11 Klinisches Bild der Achondroplasie: verkürzte Schädelbasis

Infekten im Nasen-Rachen-Raum und zu rezidivierenden Paukenergüssen, insbesondere in den ersten Lebensjahren. Die Kinder müssen deshalb immer wieder mit Paukenröhrchen versorgt werden. Bei Missachtung der Symptome führt dies zu Schwerhörigkeit (**Abb. 6.11**).

In Zusammenhang mit der verkürzten Schädelbasis steht auch eine Einengung des Foramen magnum. Dadurch entsteht ein Hydrocephalus externus oder internus sowie eine Einengung der Medulla oblongata. In den 1970-er Jahren führte der Hydrozephalus dazu, dass bei den betroffenen Kindern ein Shunt implantiert wurde. Es konnte jedoch herausgefunden werden, dass der Hydrozephalus bei diesen Kindern keinerlei negative Auswirkung auf deren Entwicklung hatte, sodass dieser Eingriff heute nicht mehr durchgeführt wird.

Im 1. Lebensjahr können die genannten anatomischen Veränderungen jedoch zu einer Atemdepression und zu Schlafapnoen führen. Die Gefahr des plötzlichen Kindstodes ist bei den Betroffenen im Vergleich zum normalen Klientel erhöht.

Die Kinder mit Achondroplasie leiden in den ersten Lebensjahren unter einer muskulären Hypotonie mit einer deutlichen motorischen Entwicklungsverzögerung. Es ist nicht ungewöhnlich, dass die kleinen Patienten erst nach dem 2. Lebensjahr zum Stehen und zum Laufen kommen. Dies ist unter anderem auf die Einengung des Foramen magnum zurückzuführen. Eine chirurgische Erweiterung des Hinterhauptloches führt in vielen Fällen zu einer deutlichen Reduzierung der muskulären Hypotonie und zur guten weiteren motorischen Entwicklung (**Abb. 6.12**).

Typisch für die Achondroplasie sind die Veränderungen an den Händen. Die Finger sind weitestgehend gleich lang, dies wird als Tatzenform beschrieben. Zwischen dem 3. und 4. Finger besteht eine Lücke, sodass die Hände der Patienten auch Dreizackhand genannt werden. Die Form der Hände ist so typisch, dass die Diagnose Achondroplasie nicht selten klinisch direkt postpartal gestellt werden kann (**Abb. 6.13**).

Die Ellenbogengelenke weisen i. Allg. Streckhemmungen auf, die 30° oder 40° ausma-

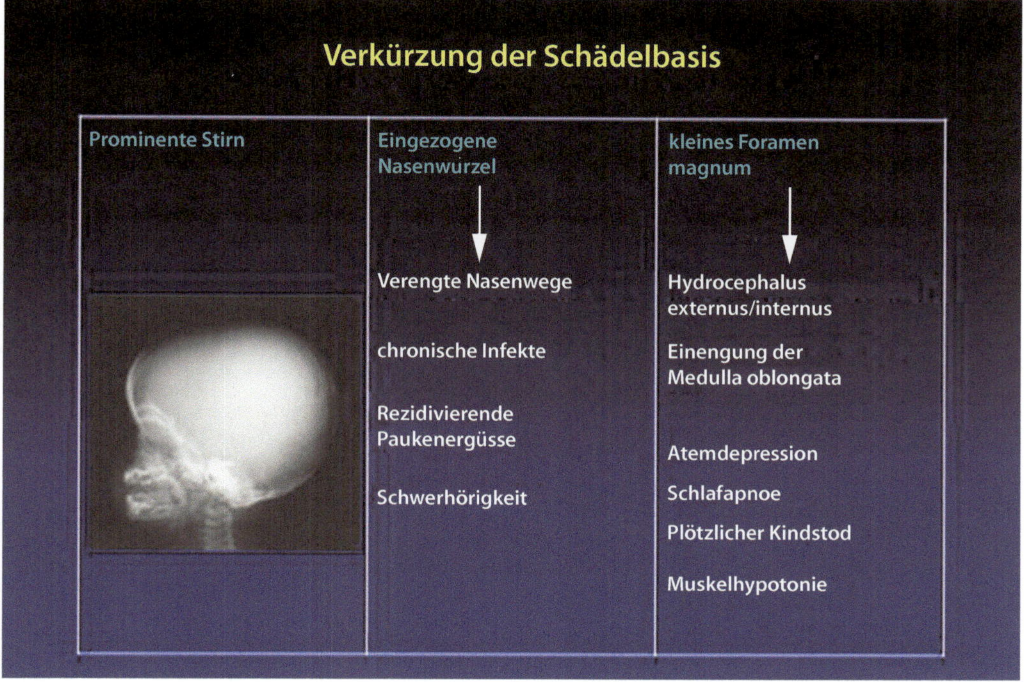

Abb. 6.12   Röntgen Schädel seitlich; Auflistung der Konsequenzen der verkürzten Schädelbasis

chen können. Dadurch ist die Mobilität der Betroffenen über den bestehenden Kleinwuchs hinaus zusätzlich eingeschränkt, da es den Patienten noch weniger möglich ist, z. B. an Türklinken oder Lichtschalter heranzukommen. Die Pronations- und Supinationsbewegungen sind frei.

Sobald sich die Kinder zum Sitzen aufrichten, fällt eine thorakolumbale Kyphose auf, die nicht selten so stark ausgeprägt ist, dass sich die

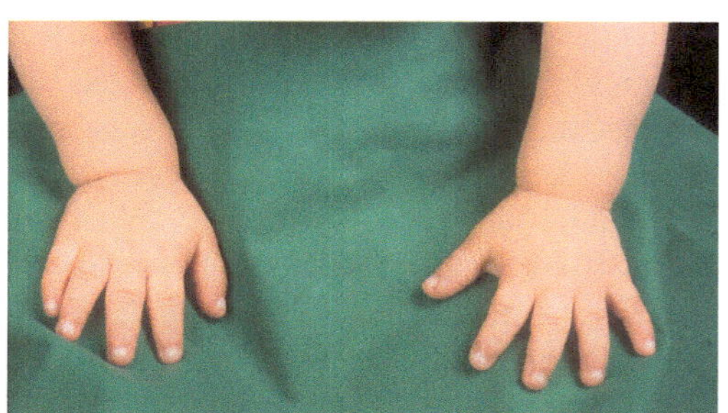

Abb. 6.13   Klinisches Bild der Achondroplasie: Tatzenhand/Dreizackhand

Eltern sorgenvoll an ihren Orthopäden wenden. Die Fehlstellung der Wirbelsäule wird zu einem großen Teil durch die bestehende muskuläre Hypotonie gefördert. Im Verlauf der weiteren körperlichen Entwicklung der Kinder bessert sich die Kyphose, sodass eine Versorgung mit einem Korsett sehr kritisch und zurückhaltend bewertet werden muss. Sie sollte einer sehr starken Verkrümmung vorbehalten bleiben, die sich im Verlauf der Entwicklung nicht wesentlich bessert (**Abb. 6.14**).

Die älteren Kinder und Erwachsenen haben einen flachen Rücken mit einer ventralen Kippung des Beckens, das eine starke Hyperlordose der unteren Lendenwirbelsäule zur Folge hat. Die Beckenkippung ist auf anatomische Veränderungen des Beckens zurückzuführen mit verkürzten Schenkelhälsen. Im Sitzen weist die Wirbelsäule beim Erwachsen thorakolumbal weiterhin eine Kyphosierung auf, die jedoch nicht behandlungsbedürftig ist.

Sobald die Kinder zum freien Laufen gekommen sind, steht die Beinachsfehlstellung

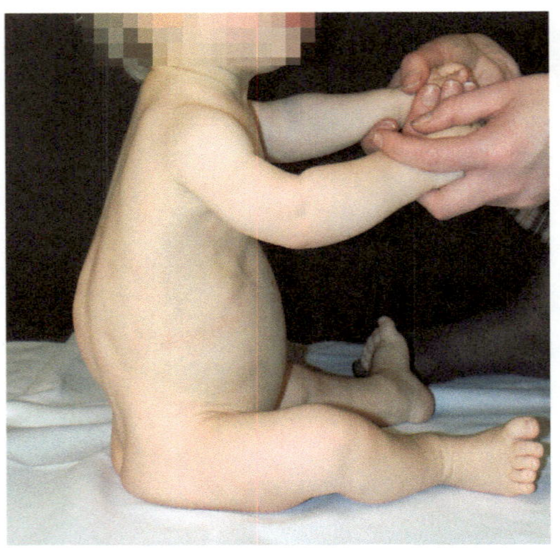

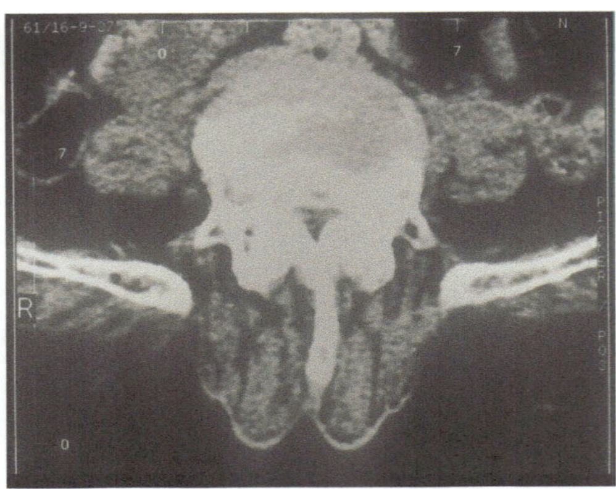

Abb. 6.15   MRT transversal: spinale Stenose der LWS durch verkürzte und verdickte Wirbelbögen

Abb. 6.14   Klinisches Bild der Achondroplasie: Gibbus infolge muskulärer Hypotonie

im Vordergrund. Durch die gelockerten Kniebandstrukturen, insbesondere der Kollateralbänder, aber auch durch die im Verhältnis zur Tibia bestehende Überlänge der Fibula entsteht in den meisten Fällen ein Genu varum. Es lässt sich beobachten, dass sich im Verlauf des Wachstums ein Crus varum einstellt, d. h. die Fehlstellung verlagert sich vom Kniegelenk auf den Unterschenkel. Dies wird durch die unterschiedliche Wachstumspotenz von Tibia und Fibula erklärt. Darüber hinaus kann beobachtet werden, dass durch die gelockerten Kollateralbänder bei manchen Kindern unter Umständen eine leichte Valgusstellung im Kniegelenk besteht und eine Varusstellung im Unterschenkel.

Während im Kleinkindesalter die Einengung des Foramen magnum und im Kindesalter die Beinfehlstellung im Vordergrund steht, ist die spinale Stenose beim Erwachsenen mit seinen klinischen Ausfällen von besonderer Bedeutung. Die Einengung des Wirbelkanals ist auf anatomische Besonderheiten der Achondroplasie zurückzuführen. Die Wirbelbögen sind anlagebedingt verkürzt und verplumpt, der Sagittaldurchmesser der Wirbelkörper ist vermindert (**Abb. 6.15**).

Dies führt bei den Betroffenen in unterschiedlichem Alter und in unterschiedlicher Ausprägung zu lumbalen Schmerzen und zu Lumboischialgien. Zusätzlich entstehen neurologische Ausfälle mit sensomotorischem Defizit, Blasen-Mastdarm-Störungen bis hin zur unter Umständen plötzlich auftretenden Paraparese. Die Krankheitsentwicklung entsteht im Allgemeinen schleichend, kann jedoch in seltenen Fällen sehr dramatisch verlaufen. Interessant ist, dass in gewissen Fällen Schmerzen im Wesentlichen wegfallen und die neurologischen Ausfälle im Vordergrund stehen. Diese Patienten arrangieren sich im Allgemeinen mit ihrer Situation.

Zu diskutieren ist nun, wann die spinale Stenose bei einem von Achondroplasie Betroffenen chirurgisch angegangen werden soll. Bei bestehenden ausgeprägten Beschwerden in Verbindung mit neurologischen Ausfällen besteht eine absolute Operationsindikation. Doch wie soll gehandelt werden, wenn nur Schmerzen ohne neurologische Ausfälle auftreten? Oder soll bereits bei beginnenden Beschwerden gehandelt werden, da die spinale Stenose stets ausgeprägt sein wird, um dauerhafte Einschränkungen zu vermeiden? Dagegen steht ein stets hohes Operationsrisiko wegen der besonderen Gefahr der Duraverletzungen und eines Sanduhrphänomens am Übergang der durchgeführten Dekompression. So kann es in einem höheren Prozentsatz als bei einem nicht Betroffenen durch die Operation zu reversiblen oder nicht reversiblen neurologischen Ausfällen kommen.

Wichtig ist, dass die Patienten bei beginnenden Beschwerden engmaschig einer kompetenten orthopädischen Betreuung zugeführt werden und dass die jeweils möglichen Therapieoptionen ausführlich mit dem Patienten besprochen werden.

6.4.3 Radiologische Veränderungen

Becken und Hüftgelenke

Die Patienten haben ein kleines, quadratisches Becken. Die Lendenwirbelsäule stellt sich tief in die Beckenschaufel ein. Die Pfannendächer stehen horizontal. Die Hüftköpfe kommen regulär zur Darstellung. Auffällig sind dagegen kurze und plumpe Schenkelhälse.

Extremitäten

Die Beinachsen stehen im Allgemeinen varisch, wobei diese Fehlstellung nicht auf entsprechende Achsveränderungen der Röhrenknochen zurückzuführen ist. Die kniegelenknahen Metaphysen kommen aufgetrieben zur Darstellung. Symptomatisch ist die Überlänge der Fibulae.

Wirbelsäule

Es besteht eine Verkürzung und Verplumpung der Wirbelbögen. Der Wirbelbogenabstand nimmt von kranial nach kaudal ab. Der Sagittaldurchmesser der Wirbelkörper ist vermindert. Am Scheitel der bereits klinisch beschriebenen thorakolumbalen Kyphose entsteht ein Keilwirbel. Als Folge der bereits seit Geburt bestehenden spinalen Stenose fällt in der seitlichen Ansicht eine dorsale Imprimierung der Wirbelkörper auf. Das Sacrum zeigt eine horizontale Ausrichtung, welche als Sacrum acutum bezeichnet wird (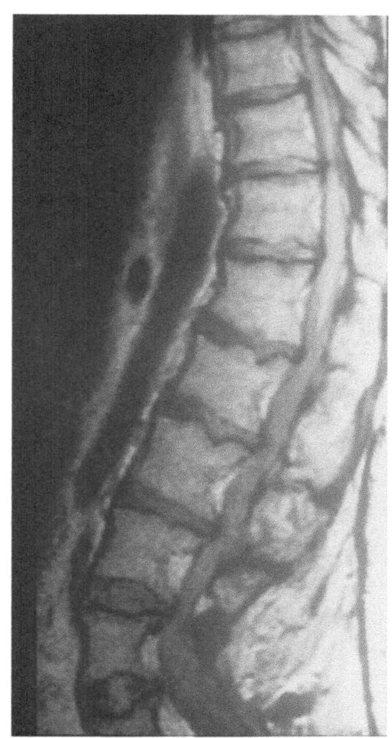 Abb. 6.16).

6.4.4 Diagnostik

Sinnvolle bzw. erforderliche Untersuchungen sind entsprechend der Altersgruppe der Patienten jeweils unterschiedlich.

Abb. 6.16 MRT sagittal: konkave Eindellung der dorsalen Wirbelkörper bei spinaler Stenose

Säuglings- und Kleinkindesalter

Abhängig von eventuell vorhandenen Atemdepressionen und abhängig von dem Ausmaß der muskulären Hypotonie ist die Durchführung eines MRT des kraniozervikalen Überganges sinnvoll, um das Vorliegen und das Ausmaß einer Stenosierung zu beurteilen. Diese Untersuchung ist nicht selten nach dem 6. Lebensmonat und vor Vollendung des 1. Lebensjahres erforderlich und muss dann in entsprechender Sedierung erfolgen.

Kindesalter

In diesem Lebensabschnitt steht die Beinachsenfehlstellung im Vordergrund und sollte regelmäßig, z. B. einmal pro Jahr, klinisch-orthopädisch kontrolliert werden. Bei deutlich sichtbaren Veränderungen wird die Anfertigung von Beinachsaufnahmen nach dem 3. Lebensjahr empfohlen.

> **Praxistipp**
> Um die Strahlenbelastung zu reduzieren, kann in regelmäßigen Abständen eine Photodokumentation sinnvoll sein. Hier werden 6-monatliche Abstände ausreichend sein. Bei der Anfertigung der Bilder sollte darauf geachtet werden, dass die Kniescheibe nach vorne ausgerichtet ist.

Erwachsenenalter

Nach Abschluss des Wachstums bereiten die bereits beschriebenen Veränderungen der Wirbelsäule, insbesondere die spinale Stenose regelmäßig Probleme.

Eine ausführliche Erhebung der Anamnese ist erforderlich, um das Ausmaß und den Verlauf der Beschwerden beurteilen zu können. Es sollte sich eine ebenfalls ausführliche klinische und klinisch-neurologische Untersuchung anschließen. Hier kann sich der Untersucher ein objektives Bild körperlicher Veränderungen machen und sie mit der Anamnese korrelieren.

Eine Röntgenuntersuchung der Lendenwirbelsäule in 2 Ebenen ist sicherlich sinnvoll, um einen ersten Eindruck des Ausmaßes der knöchernen Veränderungen der Wirbelsäule zu gewinnen. Im Zeitalter moderner diagnostischer Maßnahmen kann jedoch über die Notwendigkeit einer solchen Bildgebung durchaus diskutiert werden.

Bei entsprechenden Beschwerden bzw. bei neurologischen Ausfällen sollte ein MRT des thorakolumbalen Übergangs und der gesamten Lendenwirbelsäule durchgeführt werden. Geht es um die Entscheidung eventuell erforderlicher operativer Maßnahmen, ist zusätzlich ein CT des genannten Wirbelsäulenabschnittes sinnvoll.

Bei nicht eindeutigen neurologischen Veränderungen bzw. bei bestehender Diskrepanz zwischen Beschwerdebild und klinischem Erscheinungsbild wird die Durchführung einer Elektrophysiologie mit SSEP und EMG des M. tibialis empfohlen. Sollten Blasen-Mastdarm-Störungen angegeben werden, ist die Durchführung einer Restharnbestimmung und ggf. eine Urodynamik erforderlich.

6.4.5 Therapie

Konservative Maßnahmen

Sollte im Säuglingsalter bzw. im Kleinkindesalter in einer Bildgebung eine Stenosierung des kraniozervikalen Übergangs vorliegen, die einem entsprechenden klinischen Bild zuzuordnen ist, dann wird eine neurochirurgische Intervention und Dekompression im Bereich des kraniozervikalen Übergangs erforderlich werden. Erfahrungsgemäß lässt sich dadurch die muskuläre Hypotonie reduzieren, und die Kinder entwickeln sich danach motorisch gut. Auch die Atemsituation der kleinen Patienten lässt sich nach einem solchen Eingriff verbessern.

Im Kindesalter bis hin in das Jugendalter reichend steht die Beobachtung und Therapie der Beinachsfehlstellung im Vordergrund. Aufgrund der im Verhältnis zur Tibia bestehenden Überlänge der Fibula führt dies bei den betroffenen Kindern fast immer zu einer Varusfehlstellung der Beine. Diese wird durch die gelockerten Kollateralbänder der Kniegelenke verstärkt. Allerdings kann die Bandinsuffizienz auch zu einer kombinierten Valgusstellung in den Kniegelenken und zu einer Varusstellung in den Unterschenkeln führen.

Als konservative Therapie der O-Beinstellung kann eine Schuhaußenranderhöhung von 0,3 cm durchgeführt werden, um die Belastung des medialen Kompartimentes der Kniegelenke zusätzlich auf das laterale Kompartiment zu verteilen.

Infolge der gelockerten Kniebandstrukturen lässt sich die Beinachsfehlstellung auch sehr suffizient durch Oberschenkelgehorthesen korrigieren. Dies setzt jedoch eine sehr gute Kooperation der kleinen Patienten und deren Familien voraus.

Operative Maßnahmen

Operative Korrekturen der **Achsfehlstellungen** im Vorschulalter sollten nach Möglichkeit noch nicht durchgeführt werden. Es gibt derzeit jedoch keine sicheren Erfahrungswerte, in welchem Alter operative Maßnahmen bei Beinfehlstellungen ergriffen werden sollten. Eine Valgusstellung bis 7° von der Trageachse ist nicht behandlungsbedürftig. Eine Varusstellung, die über die 0° von der Trageachse abweicht, sollte behandelt werden.

Im Wachstumsalter kann chirurgisch eine Wachstumslenkung durch eine partielle Epiphyseodese der knienahen Wachstumsfugen mittels Eight-Plates erfolgen. Bei einer Varusfehlstellung gelingt es durch eine Epiphyseodese der lateralen knienahen Wachstumsfugen des Femurs, der Tibia und ggf. auch der Fibula, eine Achskorrektur zu erreichen. Im Falle einer Fehlstellung im Sprunggelenk kann zusätzlich auch eine Eight-Plate-Implantation im Bereich der distalen Fibula durchgeführt werden.

Regelmäßige radiologische Kontrollen der Beinachsen postoperativ sollten in 6-monatlichen Abständen durchgeführt werden, um eine optimale Korrektur der Fehlstellung rechtzeitig zu erkennen und um die Eight-Plates zum richtigen Zeitpunkt wieder zu entfernen.

Die Eigth-Plates können bis zu 3 Jahre belassen werden, ohne dass die Gefahr entsteht, die Wachstumsfugen zu beschädigen.

Sollte das Kind in seinem Wachstum jedoch schon fortgeschritten sein, bzw. ist gleichzeitig eine Beinverlängerung gewünscht, dann wird ein Fixateur externe zum Einsatz kommen. Die Nachfolgemodelle der Ilizarov-Methode bieten hier hervorragende Chancen, eine Beinachsfehlstellung zu korrigieren und zusätzlich einen Längenzuwachs von bis zu 10 cm zu erreichen.

Die Behandlung der **spinalen Stenose** im Hinblick auf die Indikationsstellung zur Operation wurde unter dem Absatz Klinik bereits ausführlich erwähnt (▶ Abschn. 6.4.2).

Die konservativen Behandlungsmaßnahmen bei fehlenden neurologischen Ausfällen entsprechen dem Behandlungskonzept bei nicht kleinwüchsigen Patienten mit spinaler Stenose. Sie umfassen sämtliche balneophysikalischen Maßnahmen und intensive Physiotherapie. Auch hier wird kein spezielles Konzept favorisiert. Wichtig ist, dass der Physiotherapeut sich auf die veränderten anatomischen Strukturen einstellt und sein Konzept entsprechend transformiert.

Im Falle einer operativen Intervention steht die Dekompression des Spinalkanals entsprechend den neurologischen Ausfällen im Vordergrund. Da die Wirbelbögen sehr kompakt sind, wird eine primäre Spondylodese i. Allg. nicht erforderlich werden. Es sollte darauf geachtet werden, dass der Spinalkanal großzügig erweitert wird und dass ein Sanduhrphänomen vermieden wird (plötzliche Einengung des Myelons am Ende der Dekompression). Hierdurch können unter Umständen iatrogene neurologische Ausfälle provoziert werden.

> Für den Achondroplasiepatienten mit spinaler Stenose gilt der Leitsatz: So lange wie möglich eine konservative Therapie durchzuführen und so früh wie nötig operative Maßnahmen zu ergreifen. Hierzu muss der Patient jedoch einer regelmäßigen orthopädischen Betreuung zugeführt werden.

6.5 Kleinwuchs bei Contergan-Schädigung

Klaus M. Peters

6.5.1 Geschichte

Unter dem Namen Contergan wurde die Substanz Thalidomid am 01.10.1957 in Deutschland als rezeptfreies Schlaf- und Beruhigungsmittel zugelassen. Anders als bei den bis zu diesem Zeitpunkt verfügbaren Schlafmitteln, den Barbituraten, führte eine Überdosierung mit Thalidomid nicht zum Tode.

Kinderärzte waren die ersten, die seit 1960 in Westdeutschland eine zunehmende Häufung von Neugeborenen mit Extremitätenfehlbildungen (Dysmelien) oft in Kombination mit Fehlbildungen von Sinnesorganen und inneren Organen beobachteten. Am 19.11.1961 warnte PD Dr. Widukind Lenz, Universitätskinderklinik Hamburg, vor der Einnahme von Thalidomid bei Schwangeren. Er hatte festgestellt, dass

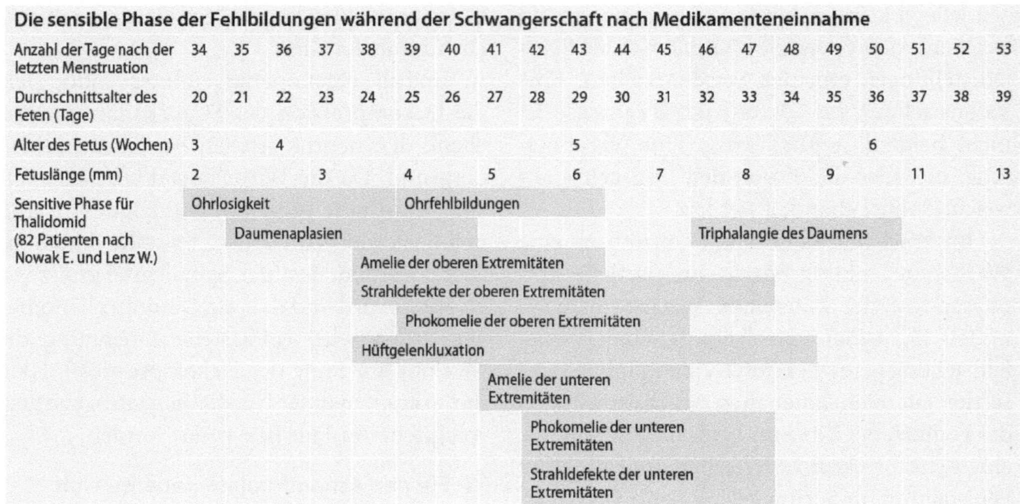

Die sensible Phase der Fehlbildungen während der Schwangerschaft nach Medikamenteneinnahme

Anzahl der Tage nach der letzten Menstruation	34	35	36	37	38	39	40	41	42	43	44	45	46	47	48	49	50	51	52	53
Durchschnittsalter des Feten (Tage)	20	21	22	23	24	25	26	27	28	29	30	31	32	33	34	35	36	37	38	39
Alter des Fetus (Wochen)	3		4							5							6			
Fetuslänge (mm)	2			3			4		5		6		7		8		9		11	13

Sensitive Phase für Thalidomid (82 Patienten nach Nowak E. und Lenz W.):

- Ohrlosigkeit
- Ohrfehlbildungen
- Daumenaplasien
- Triphalangie des Daumens
- Amelie der oberen Extremitäten
- Strahldefekte der oberen Extremitäten
- Phokomelie der oberen Extremitäten
- Hüftgelenkluxation
- Amelie der unteren Extremitäten
- Phokomelie der unteren Extremitäten
- Strahldefekte der unteren Extremitäten

◘ Abb. 6.17 Die sensible Phase der Fehlbildungen während der Schwangerschaft nach Medikamenteneinnahme von Thalidomid (Contergan). (Mod. nach Masuyama 1971)

14 Mütter von Kindern mit schweren Extremitätenfehlbildungen in der Frühschwangerschaft Thalidomid eingenommen hatten.

Am 27. November 1961 nahm die Firma Grünenthal als Hersteller Contergan und alle anderen Thalidomid-haltigen Präparate vom deutschen Markt. In den Jahren 1958–1962 kamen allein in Deutschland ca. 5.000 behinderte Kinder mit verkürzten und veränderten Gliedmaßen, häufig verbunden mit schwerwiegenden Schäden an den inneren Organen zur Welt. Viele dieser Kinder überlebten nicht. Von den primär ca. 5.000 Betroffenen leben heute noch ca. 2.700 in Deutschland.

Die Contergan-Katastrophe ist bis heute der größte Arzneimittelskandal Deutschlands geblieben.

Die Einnahme von Thalidomid in der Schwangerschaft führte zur sog. Thalidomid-Embryopathie mit Missbildungen am Skelettsystem, Sinnesorganen, inneren Organen sowie neurologischen Ausfällen (Fazialisparese, Gaumensegellähmung, Hirnschaden).

Die Schäden hängen davon ab, wann Thalidomid in der Schwangerschaft eingenommen wurde (◘ Abb. 6.17).

Hervorstechend bei den Contergan-Ursprungsschäden sind die Skelettfehlbildungen (Dysmelien) der oberen und unteren Extremitäten durch Hypoplasien oder Aplasien von Knochen.

6.5.2 Fehlbildungsmuster

Bei Dysmelien unterscheidet man generell longitudinale Fehlbildungen (Ektromelien) von transversalen Fehlbildungen (Peromelien) (◘ Abb. 6.18 und ◘ Abb. 6.19). Bei den Thalidomid-bedingten Dysmelien handelt es sich stets um longitudinale Fehlbildungen mit beidseitigen radialen, humeralen, tibialen und femoralen Defekten unterschiedlicher Ausprägung. Liegt eine transversale Fehlbildung vor, spricht dies gegen eine Contergan-Schädigung.

Die Extremitätenschäden durch Contergan können unterschiedliche Schweregrade aufweisen und reichen von einer Amelie, d. h. einem völligen Fehlen einer oberen oder unteren Extremität, über eine Phokomelie (Robbengliedrigkeit) bis hin zur Triphalangie (Dreigliedrigkeit) des Daumens.

Bei der Phokomelie hängt ein Handrudiment locker an den Schulterweichteilen bzw. ein Fußrudiment an den Beckenweichteilen.

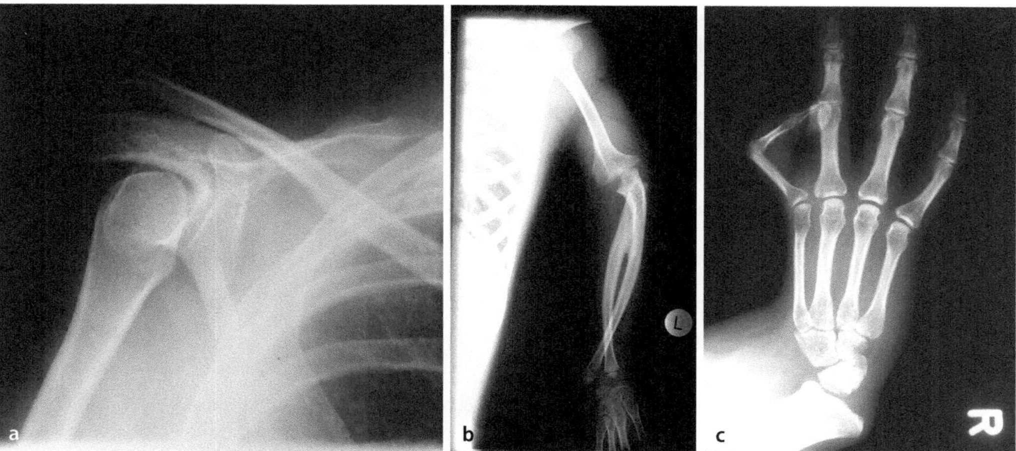

�‍ Abb. 6.18a–c   Contergan-Schädigung mit longitudinaler Dysmelie der oberen Extremitäten

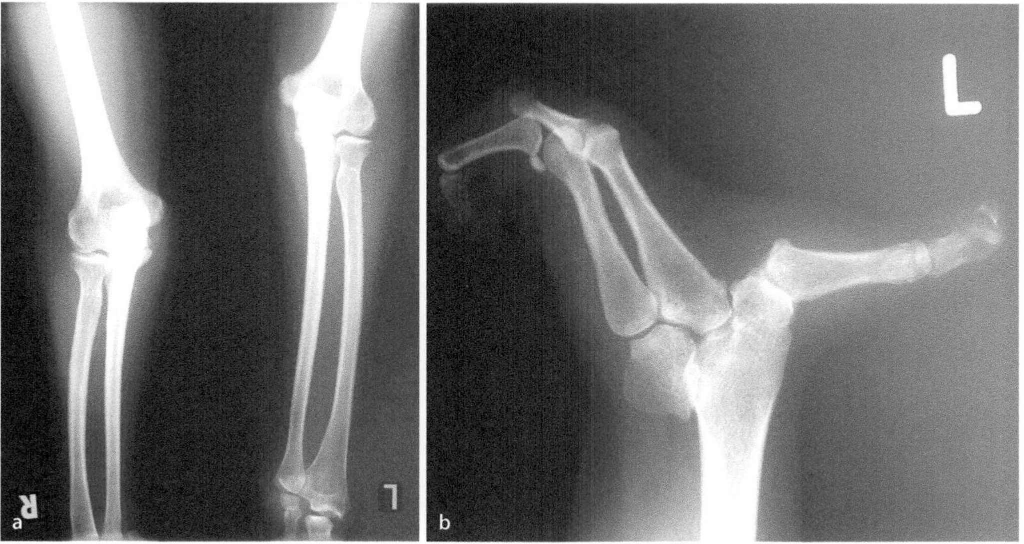

◍ Abb. 6.19a, b   Nicht Contergan-bedingte transversale Dysmelie des linken Armes

Typisch für eine Contergan-Schädigung sind Ein- oder Zweifingerphokomelien oder eine Einfingerphokomelie der einen und eine Amelie der anderen Seite. Die größte Gruppe der Contergan-bedingten Fehlbildungen der Gliedmaßen stellen Strahldefekte der oberen Extremitäten dar ◍ Abb. 6.20, die wiederum weiter unterteilt werden ◍ Tab. 6.7.

6.5.3 Charakteristika der Contergan-bedingten Dysmelien

Die longitudinalen Dysmelien der Contergan-Geschädigten haben folgende Charakteristika:

- Sie treten in der Regel beidseits auf, sind fast symmetrisch.
- Die Hypoplasien sind radial betont, d. h. die Schwere der Schädigung nimmt vom 1. zum 5. Strahl hin ab.

- Ebenso können Dysmelien der unteren Extremitäten auftreten, die aber nur dann als Contergan-bedingt angesehen werden, wenn sie mit Dysmelien der oberen Extremitäten kombiniert vorliegen.
- Isolierte Dysmelien der unteren Extremitäten sprechen gegen eine Contergan-Schädigung ◘ Tab. 6.8.

Bei der Contergan-bedingten Phokomelie der unteren Extremitäten sitzt der Fuß bzw. das Fußrudiment direkt an den Beckenweichteilen. Das Becken ist deformiert (sog. Kastenbecken).

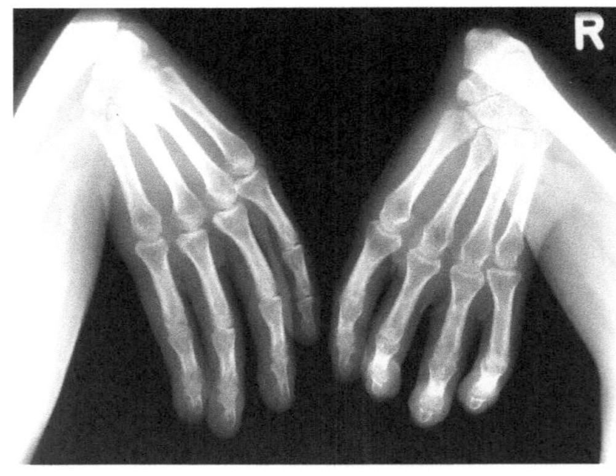

◘ **Abb. 6.20**   Radiale Klumphand beidseits bei Radiusaplasie und Aplasie des 1. Strahls

◘ **Tab. 6.7**   Strahldefekte der oberen Extremitäten

1. Distale Form der Ektromelie

1.1 Daumentyp	Hypoplasie oder Aplasie des Daumens und des ersten Mittelhandknochens
	Häufige Syndaktylie mit teilweiser oder vollständiger Weichteilverbindung
	Dreigliedriger Daumen als radialseitiger überzähliger Langfinger
	Kontrakturen der vorhandenen ulnaren Langfinger, Kleinfinger am wenigsten betroffen
	Funktionsloser Pendeldaumen
	Hypoplastisches Os naviculare
1.2 Radiustyp	Hypoplasie, partielle bis totale Aplasie des Unterarmes
	Von radial nach ulnar abnehmender Schweregrad der Hypoplasie
	Radiale Klumphand
	Radioulnare Synostosen, meist proximal
	Oft dysplastisches Ellenbogen- und Schultergelenk
	Muskelverschmächtigung am Oberarm

2. Axiale Form der Ektromelie

2.1 Langer Achsentyp	Radiustyp + Hypoplasie des Humerus, dysplastisches Schultergelenk + Ellenbogengelenk, prominentes Akromion
2.2 Übergangsachsentyp	Zusätzlich partieller Humerusdefekt mit fehlendem Schultergelenk, dysplastisches funktionsloses Ellenbogengelenk, Drei- bzw. Vierfingerhand
2.3 Kurzer Achsentyp	Fehlen von Humerus, Schulter- und Ellenbogengelenk, dysplastische Skapula

◻ Tab. 6.8   Contergan-bedingte Ursprungschäden der unteren Extremitäten

Form	Kennzeichen
1. Distale Form der Ektromelie	
1.1 Großzehentyp	Kein Strahldefekt
	Hypoplastische, dreigliedrige Großzehe oder Doppel- bzw. Mehrfachbildung
1.2 Tibiatyp	Großzehentyp + Hypo- bis Aplasie der Tibia: O-Bein und Klumpfuß
	Meist Beugekontraktur des Kniegelenks
	Verkrümmte Fibula, die insbesondere beim totalen Tibiadefekt am Femur sowie an der Fußwurzel vorbei wächst
	Knöcherner Block des Sprung- und Fersenbeins
2. Axiale Form der Ektromelie	Unterschneidung in langen Achsentyp, Übergangsform des Achsentyps und kurzen Achsentyp (mit zunehmendem Schweregrad)
	Reduktionsfehlbildungen des Femurs und der Tibia bis zur Aplasie
	Klumpfußstellung
	Instabiles Hüft- und Kniegelenk
	Unterschenkel und Fuß vom „Tibiatyp"
	Femur varum, Coxa vara, Hüftdysplasie und Hüftluxation
	Deformierung und Defekte des proximalen Femurs
	Erhebliche Verkürzung des Femurs bei weitgehend normal entwickeltem Unterschenkel und Fuß
3. Proximale Form der Ektromelie	Unterscheidung in – langen proximalen Typ, – Übergangsform des proximalen Typs, – kurzen proximalen Typ (mit zunehmendem Schweregrad)
	Hypoplasie und Verkürzung des Femurs, Femur varum und Coxa vara sowie proximaler Defekt
	Instabilität des Hüft- und Kniegelenks, Beugekontrakturen
	Unterschenkel und Fuß: weitgehend normal entwickelt, ggf. Großzehentyp

6.5.4 Weitere Contergan-bedingte Fehlbildungen der unteren Extremitäten

Neben Dysmelien sind weitere Fehlbildungen an den unteren Extremitäten möglich:
- Dysplasien der Hüftgelenke,
- Hüftluxationen,
- Perthes-ähnliche Befunde des Femurkopfs,
- Bandinstabilitäten des Kniegelenks,
- Dysplasien des femuropatellaren Gleitlagers,
- Klumpfüße, auch ohne Tibiahypoplasie.

Gerade Dysplasien des Kniegelenks sind häufig wenig ausgeprägt und wurden bzw. werden gerne übersehen ◻ Abb. 6.21.

Die Hüftdysplasien zeigen ein weites Spektrum, sie reichen von diskreten Dysplasien ohne Einschränkung der Beweglichkeit bis zu

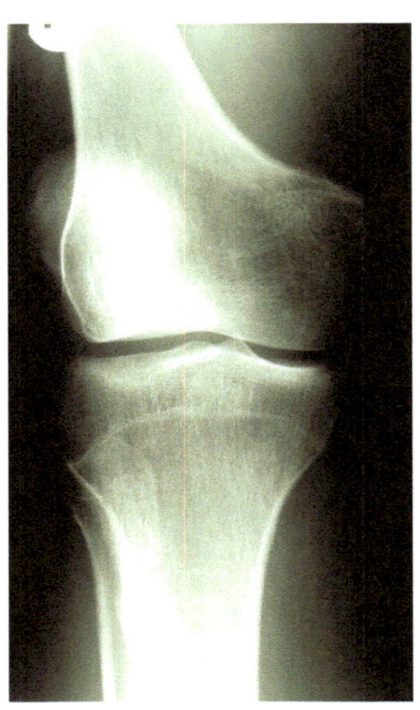

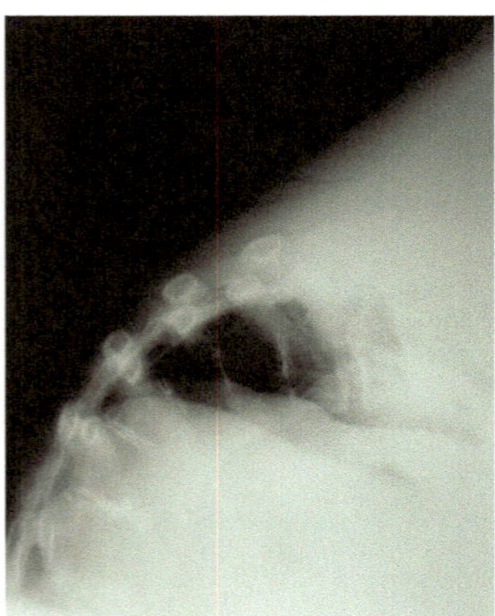

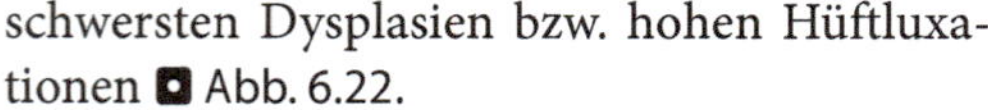

Abb. 6.21 Contergan-Schädigung mit Dysplasie des linken Kniegelenks

Abb. 6.23 Massive Hyperkyphosierung der BWS bei mehrsegmentaler Blockwirbelbildung

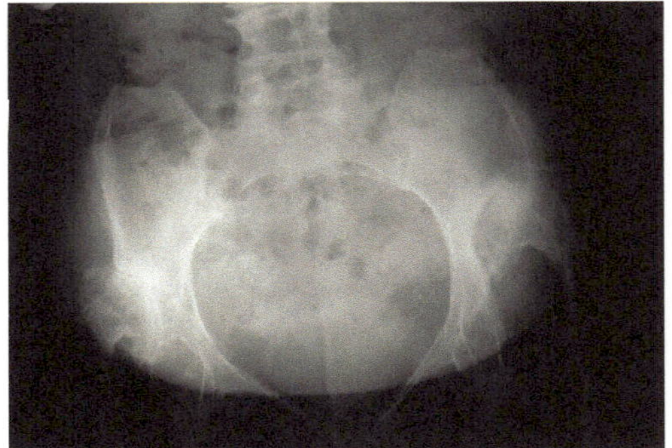

Abb. 6.22 Hüftdysplasie rechts mit sekundärer schwerer Koxarthrose sowie hohe Hüftluxation links mit Ausbildung einer Sekundärpfanne

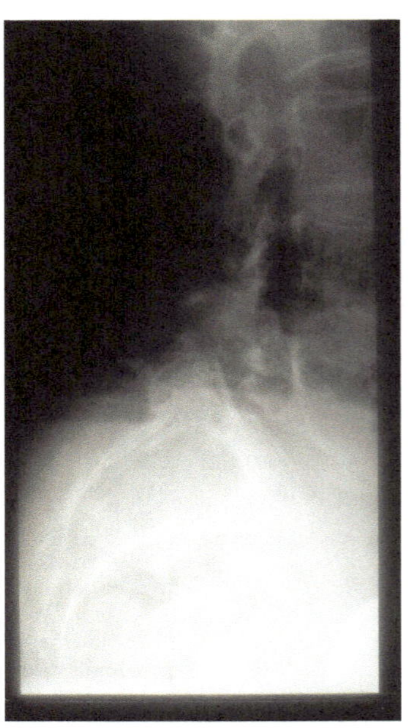

Abb. 6.24 Spondylolisthese L5/S1

schwersten Dysplasien bzw. hohen Hüftluxationen **Abb. 6.22**.

6.5.5 Contergan-bedingte Fehlbildungen der Wirbelsäule

Auch an der Wirbelsäule können Thalidomidbedingte Fehlbildungen vorkommen. Sie reichen von geringen Entwicklungsstörungen mit Fehlbildungen im Bereich des Bandscheibenraums, Chordarückbildungsstörungen und ventralen Verknöcherungsstörungen über Blockwirbelbildungen, Hyperkyphosierungen bis zu ausgeprägten Skoliosen (**Abb. 6.23**).

Weitere Contergan-bedingte Wirbelsäulenschäden sind die Kreuzbeindysgenesie sowie die Spondylolyse bzw. Spondylolisthese (**Abb. 6.24**).

Skoliosen treten bei ca. 35% der Contergan-Geschädigten auf. Die Spondylolyserate ist mit ca. 9% beim Contergan-Geschädigten gegenüber der Häufigkeit bei der weißen Bevölkerung (6%) erhöht.

Hinsichtlich der Häufigkeit des Auftretens von Dysgenesien des Kreuzbeins liegen die Angaben zwischen 6% und 25%.

6.5.6 Kleinwuchs bei Contergan-Schädigung

Eine seltenere und weniger bekannte Folge der Contergan-Schädigung ist der Kleinwuchs.

Als Kleinwuchs (Mikrosomie) wird eine Körpergröße bezeichnet, welche die 10. Perzentile der Wachstumskurve für das entsprechende Alter unterschreitet. Bei Frauen bedeutet dies derzeit eine Endgröße nicht über 140 cm, bei Männern nicht über 150 cm nach Abschluss des Wachstums.

Bei 2.540 Contergan-Geschädigten mit Fehlbildungen sind 91 Fälle (3,6%) mit Kleinwuchs dokumentiert. Beim Thalidomid-bedingten Kleinwuchs handelt es sich um einen disproportionierten Kleinwuchs, der durch longitudinale Fehlbildungen der unteren Extremitäten bedingt ist. Die Dysmelien sind im Wesentlichen durch Femur- und Tibiadefekte verursacht.

6.5.7 Extraossäre Contergan-Schädigungen

Thalidomid-bedingte extraossäre Ursprungsschäden betreffen die Augen, die Ohren, Nase und Mund und innere Organe, des Weiteren können neurologische Schäden vorliegen. Hier sind insbesondere die Fazialisparese, Gaumensegellähmung zu nennen, aber auch Hirnschäden werden bei knapp 5% der Contergan-Geschädigten beschrieben (◘ Tab. 6.9).

◘ Tab. 6.9 Thalidomid-bedingte extraossäre Schäden

Augen	Blindheit
	Sehschäden
	Augenmuskellähmung
	Unvollständiger Lidschluss
Ohren	Ohrmuscheldefekt
	Schwerhörigkeit
	Taubheit
	Gehörgangsenge
Nase/Mund	Flachnase
	Gaumenspalte
Neurologisch	Fazialisparese
	Gaumensegellähmung
	Hirnschaden
Innere Organe und Sonstiges	Herzfehler
	Darmfehlbildung
	Aplasie der Gallenblase
	Pylorusstenose
	Nierenfehlbildungen
	Vagina- und/oder Uterusfehlbildungen
	Penis-, Skrotumspaltbildung
	Hodenhochstand
	Leistenbruch

6.5.8 Spezialsprechsunde für Contergan-Geschädigte und Dysmelie-Patienten

Seit dem Jahr 2000 existiert an der Dr. Becker Rhein-Sieg-Klinik eine Spezialsprechsunde für Contergan-Geschädigte und Dysmeliepatienten, die gemeinsam mit dem Interessenverband Contergan-Geschädigter und deren Angehörige Köln e. V. aufgebaut wurde.

Wesentliche Anliegen der Patienten sind die Erfassung noch nicht anerkannter Contergan-Ursprungschäden, die Diagnose und Behandlung von Folgeschäden sowie in Einzelfällen auch die Frage, ob überhaupt eine Contergan-Schädigung vorliegt (s. Übersicht).

> **Kein Zusammenhang mit einer Contergan-Schädigung**
> - Transversale Defekte (Peromelie)
> - Hypo- oder Aplasie des Humerus bei normal entwickeltem Unterarm und normaler Hand, Fünffingerhand an der Schulter
> - Amelie mit breiten Schultern und gutem Weichteilpolster
> - Ulnare, fibulare, fibulofemorale und isolierte femorale Defekte
> - Peripher zentrale Defekte, z. B. Spalthand und Spaltfuß
> - Synbrachydaktylien, endogene Syndaktylien, Löffelhände

6.6   Operative Versorgung der unteren Extremitäten bei Kleinwuchs

Andreas Roth, André Sachse

Patienten mit Kleinwuchs kommen bei Problemen zu operativen Eingriffen in Form von
- Wachstumslenkung,
- Achskorrekturen,
- Osteosynthesen und
- Gelenkersatz.

> ❯ Wachstumskorrekturen können bei Kleinwuchs in Form von temporären Hemiepiphyseodesen mittels Plättchen oder Krampen erfolgen, wenn die Patienten rechtzeitig kommen. Diese Implantate hemmen das Wachstum auf einer Seite des Gelenkes und führen so über definierte Zeitabstände zu einer Korrektur der Achse. Ist die Achse physiologisch eingestellt, wird das Implantat wieder entfernt, und es erfolgt meist ein weiteres orthogrades Wachstum.

6.6.1   Achondroplasie

Eine wichtige Kleinwuchsform stellt die Achondroplasie dar. Es handelt sich hierbei um die häufigste Skelettdysplasie. Die betroffenen Patienten sind häufig pränatal oder bereits bei Geburt auffällig. Der Kopf ist relativ groß, die Arme und Beine kurz, die Lendenwirbelsäule stark überstreckt, und es finden sich Achsfehlstellungen der Extremitäten mit Streckdefiziten in Hüften und Ellenbogen, während Knie und Handgelenke überstreckbar sind. Die mittlere Größe von Erwachsenen mit Achondroplasie beträgt 132 cm für Männer und 125 cm für Frauen (Horton et al. 1978).

Bei Achondroplasie findet sich häufig an den unteren Extremitäten ein ausgeprägtes Genu varum. Diese Fehlstellung kann asymptomatisch sein oder auch verbunden mit Schmerzen, Instabilität verbunden mit lateralem Aufklappen des Kniegelenks im Stand, eingeschränktem ROM („range of motion") und einer Gangstörung. Erschwerend ist neben der Fehlstellung und der ligamentären Instabilität die veränderte Anatomie (Kim et al. 2011).

Die Ursachen des Genu varum bei Achondroplasie werden kontrovers gesehen. So wird eine Instabilität des lateralen Bandes und ein überschießendes Wachstum der Fibula diskutiert (Shirley u. Ain 2009). Daher wurden bereits Verkürzungsosteotomien oder Epiphysiodesen im Bereich der Fibula empfohlen (Lee et al. 2007).

Beinachsenkorrektur

Andere Autoren empfehlen hingegen die Versorgung der Deformität sowohl an Tibia und Femur (Shirley u. Ain 2009). Eine Tibiaosteotomie mit oder ohne Femurosteotomie kann intern oder extern fixiert werden. An der Tibia findet sich immer eine charakteristische, verminderte Außenrotation und am Femur eine vermehrte Anteversion. Insbesondere der Rotationsfehler der Tibia muss dabei beachtet und korrigiert werden (Song et al. 2006).

Patienten mit Skelettdysplasie profitieren ganz klar von der Korrektur von Winkeln, Rotationsfehlern und gelenkstabilisierenden

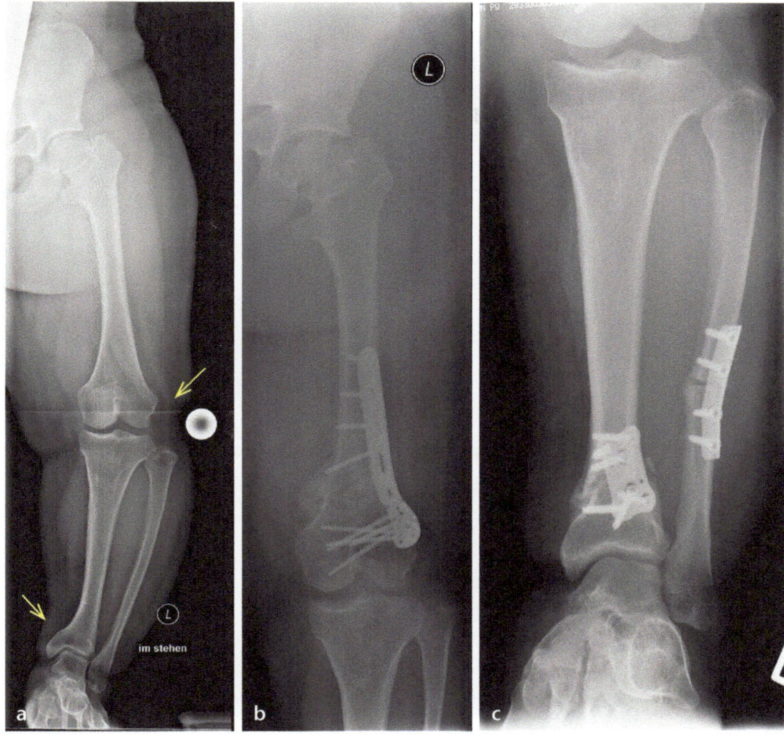

◘ Abb. 6.25a–c Kombinierte Fehlstellung am linken Femur und der linken Tibia. Zunächst erfolgte die Korrekturosteotomie des distalen Femurs und dann der linken Tibia und Fibula

Eingriffen (Herzenberg u. Paley 1995). Hier wird häufig zum Abschluss des Wachstums etappenweise eine **Korrektur der Achsen** durchgeführt, so z. B. zunächst am Femur (◘ Abb. 6.25) und anschließend an der Tibia und der Fibula mit Korrektur der Tibiaachse und Verkürzungsosteotomie der Fibula. Dabei profitieren die kleinwüchsigen Patienten von der Auswahl kleiner bzw. kurzer stabiler Platten. Eine Alternative zur Verwendung von Platten zur Osteosynthese ist der Einsatz eines Fixateur externe. Mitunter ist eine ausgedehnte Mobilisation von Bändern oder eine Versetzung dieser erforderlich (Kim et al. 2011).

Verlängerungsosteotomie

Obwohl die chirurgischen Voraussetzungen theoretisch existieren, wird die Indikation zur Verlängerungsosteotomie weiterhin kontrovers diskutiert. Nicht zuletzt benötigen diese Eingriffe eine sehr lange Zeit im Kindesalter (Riretti et al. 1995, Trivella et al. 1996, Shirley u. Ain 2009).

Verlängerungsosteotomien werden ungefähr im Alter von 7 Jahren begonnen, der Behandlungsprozess endet etwa mit 12 Jahren. Die absolute Dauer der chirurgischen Eingriffe und der postoperativen Therapie kann bis zu 3 Jahre in Abhängigkeit der Verlängerungsstrecke dauern (Trivella et al. 1995, Shirley u. Ain 2009). Nicht zuletzt sind bei Verlängerungsosteotomien Komplikationen in Form von Frakturen, frühzeitiger Konsolidierung der Osteotomie, Pseudarthrosen, Fehlstellungen, Gelenksteifigkeit und Infektionen zu erwarten (Shirley u. Ain 2009).

Endoprothetische Versorgung

Eine besondere Herausforderung stellt die endoprothetische Versorgung bei den häufig auftretenden sekundären arthrotischen Veränderungen des Hüft- und des Kniegelenks dar. Dabei sind Modifikationen der OP-Technik und der Implantate mitunter nicht zu umgehen. Traditionelle Implantate haben hier zum Teil erhebliche Nachteile. An der Hüfte sind das

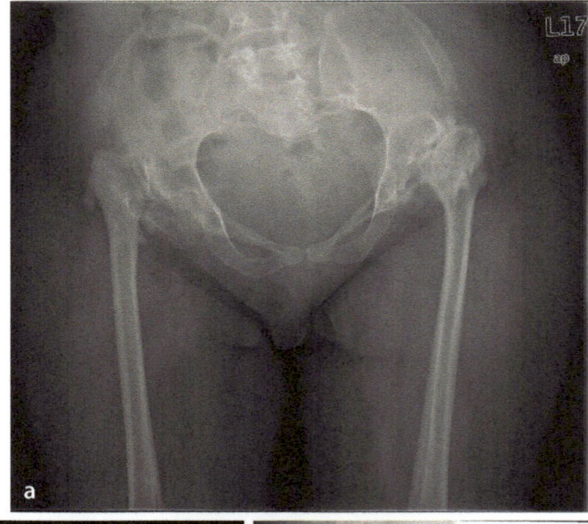

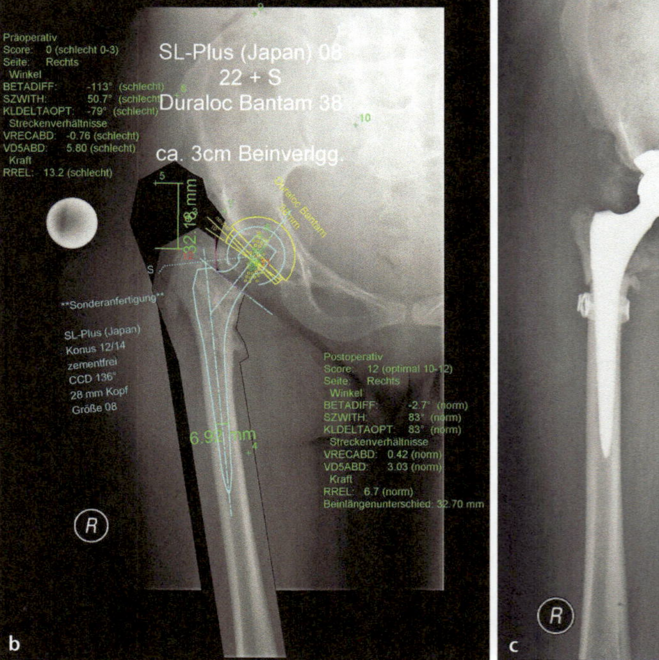

◨ Abb. 6.26a–c Hochstehende Dysplasiekoxarthrose bei Achondroplasie beidseits (**a**). Planung der endoprothetischen Versorgung der rechten Hüfte (**b**) und endoprothetische Versorgung des rechten Hüftgelenks (**c**). Ein subtrochantäres Segment des Femurs wurde zur Verkürzung entfernt, um die Reposition der Prothese zu ermöglichen

Offset und die Halslänge der Implantate zudem häufig viel zu groß für diese sehr kleinen Patienten.

Sowohl die dysplastischen Verhältnisse als auch die sehr kleinen knöchernen Verhältnisse erfordern eine sorgfältige Planung möglichst mit Größeneinschätzungen der zu verwendenden Implantate. Nicht zuletzt muss der kleine Durchmesser des Femurmarkraums beachtet werden. Hier sind häufig besonders kleine Implantate erforderlich (Sekundiak 2005).

Bei hochstehender Dysplasie kann eine Verkürzungsosteotomie durch Entnahme eines knöchernen Segmentes aus dem proximalen Femur erforderlich sein, da die Weichteile eine Extension mit Implantation und Reposition am originären Drehpunkt der Hüfte nicht gestatten (◨ Abb. 6.26).

Die wenigen vorhandenen Studien zur endoprothetischen Versorgung bei Achondroplasie zeigen eine signifikante Verbesserung der Gelenkfunktion, allerdings mit einem höheren

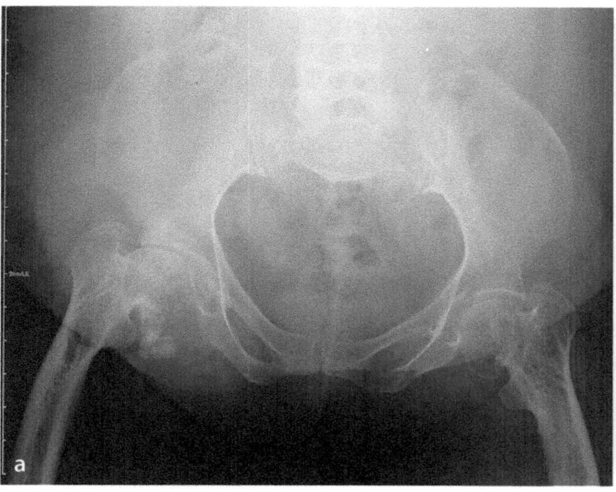
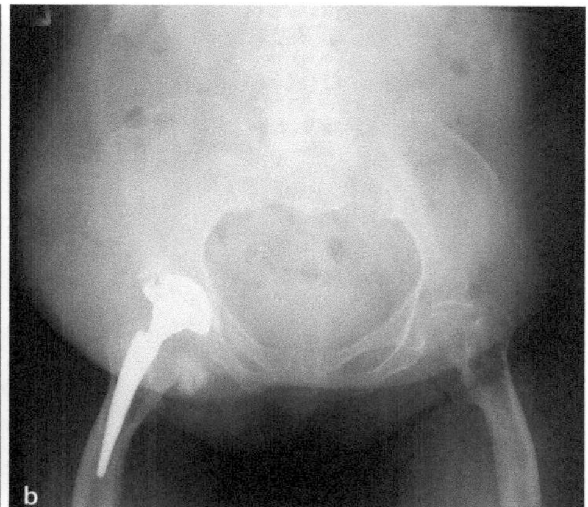

Abb. 6.27a, b Ausgeprägte Koxarthrose beidseitig bei Osteogenesis imperfecta (Typ I); Operationsergeb- nis nach endoprothetischer Versorgung der rechten Hüfte

Risiko von Komplikationen im Vergleich zur primären Endoprothetik bei Patienten mit Normwuchs (Sekundiak 2005).

6.6.2 Osteogenesis imperfecta (Typ I und IV)

In Folge der vermehrten Lebenszeit haben auch Patienten mit Osteogenesis imperfecta heutzutage eine erhöhte Inzidenz von Koxarthrosen (Krishnan et al. 2013). Der Prozess der Gelenkzerstörung wird durch zwei unterschiedliche Mechanismen erklärt: einmal durch intraartikuläre Frakturen, welche die Oberfläche des Gelenks durch eine Stufenbildung schädigen, oder durch wiederholte sog. subklinische Frakturen (Goldmann 1980, 1988).

Eine besondere Herausforderung stellt die endoprothetische Versorgung der Hüft- (**Abb. 6.27**) und Kniegelenke bei diesen Patienten dar (OI Typ I und IV). Die Erkrankung geht mit Osteoporose, Knochenbrüchigkeit, Bandlaxizität, wiederholt auftretenden Frakturen, Fehlstellung der Gelenke und Protrusio acetabuli einher (Burnei et al. 2008). Die Anatomie des Beckens, des Femurs und des Azetabulums ist in der Regel schwer gestört (Bullough 1981). Nicht selten finden sich eine Protrusio acetabuli und eine Hirtenstabdeformität des Femurs (Root 1984).

Die wichtigsten Knochendeformitäten bei Patient mit Osteogenesis imperfecta sind die anteriore und seitliche Verbiegung des Femurs sowie die anteriore Verbiegung der Tibia (King u. Bobechko 1971). Seltener kommen Veränderungen im Sinne eines Genu valgum vor. Alle Veränderungen sind bei den Formen I und IV beschrieben. Sie erfordern unter Umständen extra- oder intraartikuläre Osteotomien, um die Achsen zu korrigieren. So wurden bei Knietotalendoprothesenimplantationen Korrekturosteotomien von Tibia oder Femur bei Deformitäten von >15° empfohlen (Cameron u. Welsh 1988; Windsor et al. 1986).

> **Sowohl bei Hüft- als auch bei Kniegelenksersatz wird bei einer schweren begleitenden Osteoporose und problematischer Verankerung von einigen Autoren daher eine zementierte Verankerung empfohlen (Rosenberg et al. 1990).**

Diese Bedingungen stellen sowohl bei der primären, speziell jedoch bei der Revisionsendoprothetik eine große Herausforderung dar. Insbesondere besteht das intraoperative Risiko von Frakturen bei engem Markraum sowie aseptischen Lockerungen. Revisionen sind besonders bei Patienten mit Protrusio acetabuli zu erwarten (Krishnan et al. 2013). Die mittleren bis Langzeitergebnisse bei primärer Hüft-TEP zeigen nach 10–17 Jahren mit 97,3% (95%-

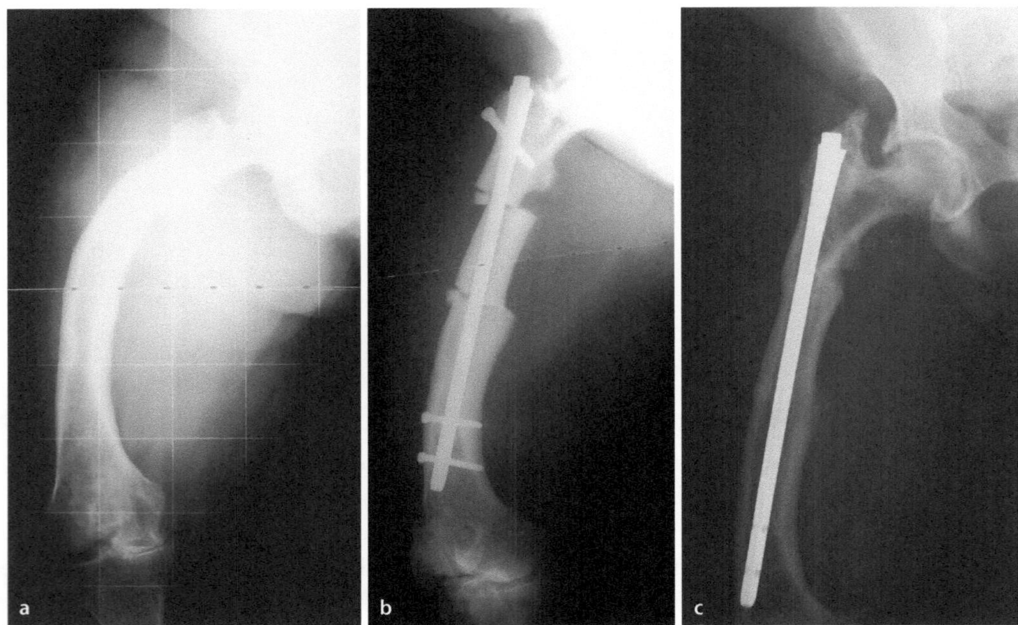

◘ Abb. 6.28a–c   Ausgeprägtes Femur varum bei Hypophosphatämie; „Schaschlik-Osteotomie" und deren Ausheilung.

KI, 95 bis 99) allerdings eine exzellente Überlebensrate (Muirhead-Allwood et al. 2010).

Bereits die präoperative Planung erlaubt die Einschätzung der resultierenden biomechanischen Belastungsverhältnisse und die zu erwartende Größe der Prothese. Die Planung ist daher besonders sorgfältig durchzuführen, ggf. sind intraoperativ periprothetische Cerclagen zur Stabilisierung des Knochens zu verwenden. Entsprechende Individualprothesen oder aber auch kleine Prothesen werden empfohlen (Krishnan et al. 2013).

Extreme Deformierungen des Femurs lassen nicht immer eine endoprothetische Versorgung des Kniegelenks zu. Andererseits sind Korrekturosteotomien unter Umständen sehr riskant. Die Indikation dazu sollte sehr zurückhaltend gestellt werden. Lässt die Achse in der Planung eine orthograde Belastung des Kniegelenks erwarten, so kann auch hier die endoprothetische Versorgung erfolgen.

6.6.3 Hypophosphatämie

Korrekturosteotomien von schwerwiegenden Fehlstellungen sind auch bei Kleinwuchs durch Hypophosphatämie erforderlich. Die Erkrankung wird durch einen Phosphatmangel durch vermehrten Verlust von Phosphat über die Nieren ausgelöst. Sie ist im Kindesalter, bei frühzeitiger Erkennung und richtiger medikamentöser Behandlung, im Prinzip reversibel. Deformierungen finden sich in Form von Valgus- oder Varusstellungen an Ober- und Unterschenkel, häufig einhergehend mit einer vermehrten Innenrotation, was zu einem „Watschelgang" führt.

Betroffene Patienten erreichen eine Körpergröße von 145–165 cm. Ausgedehnte Varusfehlstellungen sind hier durch Mehrfachosteotomien – sog. Schaschlik-Osteotomien – mittels intramedullärer Nagelung (Platzer et al. 2005) (◘ Abb. 6.28) oder extramedulläre Kraftträger (Petje et al. 2008) zu versorgen.

> Korrekturosteotomien sollen mit rigiden Verfahren über den gesamten Knochenabschnitt fixiert werden, wobei parallel immer eine adäquate medikamentöse Versorgung gefordert wird (Eyres et al. 1993).

6.6.4 Hypophosphatasie

Bei Kleinwuchs durch Hypophosphatasie infolge einer verminderten Aktivität der alkalischen Phosphatase kommt es zu Deformierungen des Schädels durch frühzeitig verknöcherte Schädelnähte, fast alle Knochen sind fragil oder verformen sich, insbesondere unter Belastung. Häufig sind die Wachstumsfugen betroffen. Es kommt zu einem Minder- bzw. Kleinwuchs.

Der Knochen bei diesen Patienten ist teilweise extrem weich und porös, und es kommt nach Frakturen bzw. Osteotomien zu einer teils erheblich verlangsamten knöchernen Durchbauung, selbst bei gut ausgeprägtem Kallus.

> Die Wahl der Osteosynthesematerialien ist entscheidend für das Gelingen notwendiger Umstellungsosteotomien oder Osteosynthesen. Daher ist bei diesem Krankheitsbild die Verwendung intramedullärer Lösungen anderen Verfahren deutlich überlegen (Leung et al. 2008).

Plattenosteosynthesen sind als äußerst problematisch zu betrachten, da die Kortikalis sehr schwach ist und horizontal verlaufende Bohrungen als potenzielle Sollbruchstellen gelten. Zur Verhinderung von Pseudofrakturen hat sich eine prophylaktische Marknagelung von Tibia oder Femur bewährt. Das Material soll so lange wie möglich im Knochen belassen werden. Falls eine Materialentfernung unumgänglich ist, sollte möglichst sofort neues Osteosynthesematerial eingebracht werden (Coe et al. 1986; Randle et al. 1999). Dies gilt auch für das Kindesalter, da der Knochen sich nach der Materialentfernung erneut deformiert. Alternativen sind moderne Teleskopnägel.

Literatur

Literatur zu ▶ Abschn. 6.1

Ahmed ML, Allen AD, Sharma A, Macfarlane JA, Dunger DB (1993) Evaluation of a district growth screening programme: the Oxford Growth Study. Arch Dis Child 69 (3): 361–365

Andersen PE Jr, Hauge M (1989) Congenital generalised bone dysplasias: a clinical, radiological, and epidemiological survey. J Med Genet 26 (1): 37–44

Barbosa-Buck CO, Orioli IM, da Graca Dutra M, Lopez-Camelo J, Castilla EE, Cavalcanti DP (2012) Clinical epidemiology of skeletal dysplasias in South America. Am J Med Genet A 158A (5): 1038–1045. doi: 10.1002/ajmg.a.35246

Baxter L, Bryant J, Cave CB, Milne R (2007) Recombinant growth hormone for children and adolescents with Turner syndrome. Cochrane Database Syst Rev (1): CD003887. doi: 10.1002/14651858.CD003887.pub2

Bernstein PS, Divon MY (1997) Etiologies of fetal growth restriction. Clin Obstet Gynecol 40 (4): 723–729

Binder G (2011) Short stature due to SHOX deficiency: genotype, phenotype, and therapy. Horm Res Paediatr 75 (2): 81–89. doi: 10.1159/000324105000324105 [pii]

Binder G, Woelfe J (2010) AWMF S1-Leitlinie Kleinwuchs. AWMF Register Nr. 174/004 http://www.awmf.org/uploads/tx_szleitlinien/174–004l_S1_Kleinwuchs_2017–03.pdf

Franco B, Laura F, Sara N, Salvatore G (2013) Thyroid function in small for gestational age newborns: a review. J Clin Res Pediatr Endocrinol 5 Suppl 1: 2–7. doi: 10.4274/jcrpe.846

Hwang IT (2014) Efficacy and safety of growth hormone treatment for children born small for gestational age. Korean J Pediatr 57 (9): 379–383. doi: 10.3345/kjp.2014.57.9.379

Keller C, Keller KR, Shew SB, Plon SE (1999) Growth deficiency and malnutrition in Bloom syndrome. J Pediatr 134 (4): 472–479. doi: S0022–3476 (99)70206–4 [pii]

Khadilkar VV, Frazer FL, Skuse DH, Stanhope R (1998) Metaphyseal growth arrest lines in psychosocial short stature. Arch Dis Child 79 (3): 260–262

Kramer MS (1987) Determinants of low birth weight: methodological assessment and meta-analysis. Bull World Health Organ 65 (5): 663–737

Lewy JE, New MI (1975) Growth in children with renal failure. Am J Med 58 (1): 65–68

Lifshitz F (2009) Nutrition and growth. J Clin Res Pediatr Endocrinol 1 (4): 157–163. doi: 10.4008/jcrpe.v1i4.39

Lindsay R, Feldkamp M, Harris D, Robertson J, Rallison M (1994) Utah Growth Study: growth standards and the prevalence of growth hormone deficiency. J Pediatr 125 (1): 29–35. doi: S0022–3476 (94)70117–2 [pii]

Lubchenco LO, Hansman C, Boyd E (1966) Intrauterine growth in length and head circumference as estimated from live births at gestational ages from 26 to 42 weeks. Pediatrics 37 (3): 403–408

Lubchenco LO, Hansman C, Dressler M, Boyd E (1963) Intrauterine Growth as Estimated from Liveborn Birth-Weight Data at 24 to 42 Weeks of Gestation. Pediatrics 32: 793–800

Marshall WA, Tanner JM (1968) Growth and physiological development during adolescence. Annu Rev Med 19: 283–300. doi: 10.1146/annurev. me.19.020168.001435

Marshall WA, Tanner JM (1969) Variations in pattern of pubertal changes in girls. Arch Dis Child 44 (235): 291–303

Marshall WA, Tanner JM (1970) Variations in the pattern of pubertal changes in boys. Arch Dis Child 45 (239): 13–23

Orioli IM, Castilla EE, Barbosa-Neto JG (1986) The birth prevalence rates for the skeletal dysplasias. J Med Genet 23 (4): 328–332

Palmert MR, Dunkel L (2012) Clinical practice. Delayed puberty. N Engl J Med 366 (5): 443–453. doi: 10.1056/NEJMcp1109290

Pedicelli S, Peschiaroli E, Violi E, Cianfarani S (2009) Controversies in the definition and treatment of idiopathic short stature (ISS). J Clin Res Pediatr Endocrinol 1 (3): 105–115. doi: 10.4008/jcrpe.v1i3.53

Ranke MB (1996) Towards a consensus on the definition of idiopathic short stature. Horm Res 45 Suppl 2: 64–66

Rasmussen SA, Bieber FR, Benacerraf BR, Lachman RS, Rimoin DL, Holmes LB (1996) Epidemiology of osteochondrodysplasias: changing trends due to advances in prenatal diagnosis. Am J Med Genet 61 (1): 49–58. doi: 10.1002/(SICI)1096-8628 (19960102)61: 1<49: AID-AJMG10>3.0.CO;2-W [pii]

Rikken B, Wit JM (1992) Prepubertal height velocity references over a wide age range. Arch Dis Child 67 (10): 1277–1280

Sedlmeyer IL, Palmert MR (2002) Delayed puberty: analysis of a large case series from an academic center. J Clin Endocrinol Metab 87 (4): 1613–1620. doi: 10.1210/jcem.87.4.8395

Voss LD, Mulligan J, Betts PR, Wilkin TJ (1992) Poor growth in school entrants as an index of organic disease: the Wessex growth study. BMJ 305 (6866): 1400–1402

Warman ML, Cormier-Daire V, Hall C, Krakow D, Lachman R, LeMerrer M, Mortier G, Mundlos S, Nishimura G, Rimoin DL, Robertson S, Savarirayan R, Sillence D, Spranger J, Unger S, Zabel B, Superti-Furga A (2011) Nosology and classification of genetic skeletal disorders: 2010 revision. Am J Med Genet A 155A (5): 943–968. doi: 10.1002/ajmg.a.33909

Wehkalampi K, Vangonen K, Laine T, Dunkel L (2007) Progressive reduction of relative height in childhood predicts adult stature below target height in boys with constitutional delay of growth and puberty. Horm Res 68 (2): 99–104. doi: 000101011 [pii]

Wehkalampi K, Widen E, Laine T, Palotie A, Dunkel L (2008) Patterns of inheritance of constitutional delay of growth and puberty in families of adolescent girls and boys referred to specialist pediatric care. J Clin Endocrinol Metab 93 (3): 723–728. doi: jc.2007-1786 [pii]

Wollmann HA (1998) Intrauterine growth restriction: definition and etiology. Horm Res 49 (Suppl 2): 1–6. doi: hre9b001 [pii]

Literatur zu ▶ Abschn. 6.2

Barros ERG, Saraiva GL et al. (2012) Safety and efficacy of a 1-year treatment with zoledronic acid compared with pamidronate in children with osteogenesis imperfecta. J Pediatr Endocrinol Metab 25 (5–6): 485–91

Bianchi ML, Leonard MB et al.; International Society for Clinical (2014). Bone health in children and adolescents with chronic diseases that may affect the skeleton: the 2013 ISCD Pediatric Official Positions. J Clin Densitom 17 (2): 281–294

Gatti D, Antoniazzi F et al. (2005) Intravenous neridronate in children with osteogenesis imperfecta: a randomized controlled study. J Bone Miner Res 20 (5): 758–63

Hoyer-Kuhn H, Semler O et al. (2014a) Effect of denosumab on the growing skeleton in osteogenesis imperfecta. J Clin Endocrinol Metab 99 (11): 3954–5

Hoyer-Kuhn H, Semler O et al. (2014b) A specialized rehabilitation approach improves mobility in children with osteogenesis imperfecta. J Musculoskelet Neuronal Interact 14 (4): 445–53

Marini JC, Blissett AR (2013) New genes in bone development: What's new in Osteogenesis imperfecta? J Clin Endocrinol Metab 8 (8): 3095–30103. doi: 10.1210/jc.2013-1505

Marini JC, Forlino A et al (2017). Osteogenesis imperfecta. Nat Rev Dis Primers 3: 17052

Rauch F, Glorieux FH (2004) Osteogenesis imperfecta. Lancet 363 (9418): 1377–85

Semler O, Hoyer-Kuhn H et al. (2012) Osteogenesis imperfecta. Medizinische Genetik 4: 297–309

Wirth T (2012) Osteogenesis imperfecta. Orthopäde 41 (9): 773–82; quiz 83–4

Literatur zu ▶ Abschn. 6.3

Baumgartner-Sigl S, Haberlandt E, Mumm S, Scholl-Burgi S, Sergi C, Ryan L, Ericson KL, Whyte MP, Hogler W (2007) Pyridoxine-responsive seizures as the first symptom of infantile hypophosphatasia caused by two novel missense mutations (c.677T>C, p.M226T; c.1112C>T, p.T371I) of the tissue-nonspecific alkaline phosphatase gene. Bone 40 (6): 1655–1661. doi: S8756-3282(07)00052-X [pii]

Beck C, Morbach H, Richl P, Stenzel M, Girschick HJ (2009a) How can calcium pyrophosphate crystals induce inflammation in hypophosphatasia or chronic inflammatory joint diseases? Rheumatol Int 29 (3): 229–238

Beck C, Morbach H, Stenzel M, Schneider P, Collmann H, Girschick G, Girschick HJ (2009b) [Hypophosphatasia]. Klin Padiatr 221 (4): 219–226

Girschick HJ, Schneider P, Haubitz I, Hiort O, Collmann H, Beer M, Shin YS, Seyberth HW (2006) Effective NSAID treatment indicates that hyperprostaglandinism is affecting the clinical severity of childhood hypophosphatasia. Orphanet journal of rare diseases 1: 24. doi: 1750–1172–1-24 [pii]

Girschick HJ, Seyberth HW, Huppertz HI (1999) Treatment of childhood hypophosphatasia with nonsteroidal antiinflammatory drugs. Bone 25 (5): 603–607

Hofmann C, Girschick H, Mentrup B, Graser S, Seefried S, Liese J, Jakob F (2013a) Clinical aspects of hypophosphatasia: an update. Clin Rev Bone Miner Metab 11: 60–70. doi: 10.1007/s12018–013–9139–0

Hofmann C, Girschick H, Mornet E, Schneider D, Jakob F, Mentrup B (2014) Unexpected high intrafamilial phenotypic variability observed in hypophosphatasia. Eur J Hum Genet. doi: 10.1038/ejhg.2014.10

Hofmann C, Liese J, Schwarz T, Kunzmann S, Wirbelauer J, Nowak J, Hamann J, Girschick H, Graser S, Dietz K, Zeck S, Jakob F, Mentrup B (2013b) Compound heterozygosity of two functional null mutations in the ALPL gene associated with deleterious neurological outcome in an infant with hypophosphatasia. Bone 55 (1): 150–157. doi: S8756–3282(13)00089–6 [pii]

Leung EC, Mhanni AA, Reed M, Whyte MP, Landy H, Greenberg CR (2013) Outcome of perinatal hypophosphatasia in Manitoba mennonites: A retrospective cohort analysis. JIMD Rep. doi: 10.1007/8904_2013_224

Mornet E (2007) Hypophosphatasia. Orphanet J Rare Dis 2: 40

Mornet E, Hofmann C, Bloch-Zupan A, Girschick H, Le Merrer M (2014) Clinical utility gene card for: hypophosphatasia - update 2013. Eur J Hum Genet 22 (4). doi: 10.1038/ejhg.2013.177

Rathbun JC (1948) Hypophosphatasia; a new developmental anomaly. Am J Dis Child 75 (6): 822–831

Rockman-Greenberg C (2013) Hypophosphatasia. Pediatric endocrinology reviews : PER 10 Suppl 2: 380–388

Wenkert D, McAlister WH, Coburn SP, Zerega JA, Ryan LM, Ericson KL, Hersh JH, Mumm S, Whyte MP (2011) Hypophosphatasia: nonlethal disease despite skeletal presentation in utero (17 new cases and literature review). J Bone Miner Res 26 (10): 2389–2398. doi: 10.1002/jbmr.454

Whyte MP, Greenberg CR, Salman NJ, Bober MB, McAlister WH, Wenkert D, Van Sickle BJ, Simmons JH, Edgar TS, Bauer ML, Hamdan MA, Bishop N, Lutz RE, McGinn M, Craig S, Moore JN, Taylor JW, Cleveland RH, Cranley WR, Lim R, Thacher TD, Mayhew JE, Downs M, Millan JL, Skrinar AM, Crine P, Landy H (2012) Enzyme-replacement therapy in life-threatening hypophosphatasia. N Engl J Med 366 (10): 904–913. doi: 10.1056/NEJMoa1106173

Whyte MP, Leung E, Wilcox W, Liese J, Reeves A, Melian A, Ordrljin T, Zhang H, Hofmann C (2014) Hypophosphatasia: A retrospective natural history study of the severe perinatal and infantile forms. Abstract Hypophosphatasia: A retrospective natural history study of the severe perinatal and infantile form-sECTS 2014

Literatur zu ▶ Abschn. 6.4

Hecht JT, Butler IJ (1990) Neurologic morbidity associated with achondroplasia. J Child Neurol 5: 84–97

Spranger J, Langer LO, WiedemannH-R (1974) Achondroplasia; Bone dysplasias, An Atlas of Constitutional Disorders of Skeletal Development; Gustav Fischer Verlag, Stuttgart, S 55–61

Stanley G, McLoughlin S, Beals RK (2002) Observations on the cause of bowlegs in achondroplasia. J Pediatr Orthop 22: 112–6

Zichner L (2003) Achondroplasie. Orthopädie und Orthopädische Chirurgie, Systemerkrankungen. Thieme Verlag, Stuttgart, S 17–28

Literatur zu ▶ Abschn. 6.5

Masuyama M (1971) Thalidomide. Tokyo Univ Press, Tokyo

Literatur zu ▶ Abschn. 6.6

Bullough PG, Davidson DD, Lorenzo JC (1981) The morbid anatomy of the skeleton in osteogenesis imperfecta. Clin Orthop 159: 42–57

Bundesverband Kleinwüchsige Menschen und ihre Familien e. V. Webseite des Bundesverbandes Kleinwüchsige Menschen und ihre Familien e.V.; . http://bkmf.de/letzter Zugriff 30.01.2015

Burnei G, Vlad C, Georgescu I, Gavrilliu TS, Dan D (2008) Osteogenesis imperfecta: diagnosis and treatment. J Am Acad Orthop Surg 16: 356–366

Cameron HU, Welsh RP (1988) Potential complications of total knee replacement following tibial osteotomy. Orthop Rev 17: 39–43

Coe JD, Murphy WA, Whyte MP (1986) Management of femoral fractures and pseudofractures in adult hypophosphatasia. J Bone Joint Surg Am 68: 981–990

Eyres KS, Brown J, Douglas DL (1993) Osteotomy and intramedullary nailing for the correction of progressive deformity in vitamin D-resistant hypophosphataemic rickets. J R Coll Surg Edinb 38: 50–54

Goldmann AB (1988) Osteogenesis imperfecta. In: Diagnosis of bone and joint disorders. Edited by Donald Resnick and Gen Niwayama. Ed. 2, , W.B. Saunders, Philadelphia, pp 3389–3400

Goldmann AB, Davisdon D, Pavlov H, Bullough PG (1980) "Popcorn" calcifications: a prognostic sign in osteogenesis imperfecta. Radiology 136: 351–358

Herzenberg JE, Paley D (1998) Leg lengthening in Children. Curr Opin Pediatr 10: 95–97

Horton WA, Rotter JI, Rimoin DL, Scott CI, Hall JG (1978) Standard growth curvers for achondroplasia. J Pediatr 93: 435–438

Kim RH, Scuderi GR, Dennis DA, Nakano SW (2011) Technical challenges of total knee arthroplasty in skeletal dysplasia. Clin Orthop Relat Res 469: 69–75

King JD, Bobechko WP (1971) Osteogenesis imperfecta. An orthopaedic description and surgical review. J Bone Joint Surg Am 53B: 72–85

Krishnan H, Patel NK, Skinner JA, Muirhead-Allwood SK, Briggs TW, Carrington RW, Miles J (2013) Primary and revision total hip arthroplasty in osteogenesis imperfecta. Hip Int 23: 303–309

Lee ST, Song HR,Mahajan R, Makwana V, Suh SW, Lee SH (2007) Development of genu varum in achondroplasia: Relation to fibular overgrowth. J Bone Loint Surg Br 89: 57–61

Leung HW, Wong CW, Shen WY (2008) Intramedullary nailing for adult hypophosphatasia: a case report. J Orthop Surg (Hong Kong) 16: 385–388

Muirhead-Allwood SK, Sandiford N, Skinner JA, Hua J, Kabir C, Walker PS (2010) Uncemented custom computer-assisted design and manufacture of hydroxyapatite-coated femoral components: survival at 10 to 17 years. J Bone Joint Surg Br 92: 1079–1084

Papagelopoulos PJ, Morrey BF (1993) Hip and knee replacement in osteogenesis imperfecta. J Bone Joint Surg Am 75: 572–580

Peretti G, Memeo A, Paronzini A, Marzorati S (1995) Staged lengthening in the prevention of dwarfism in achondroplastic children: a preliminary report. J Pediatr Orthop B 1995: 58–64

Petje G, Meizer R, Radler C, Aigner N, Grill F (2008) Deformity correction in children with hereditary hypophosphatemic rickets. Clin Orthop Relat Res 466: 3078–3085

Platzer P, Thalhammer G, Vecsei V, Wozasek GE (2005) Surgical treatment of femoral bending deformity in a patient with vitamin D-resistant rickets. Wien Klin Wochenschr 117: 721–724

Randle JA, Meisami-Fard B, McKee MD (1999) Mechanical failure of a gamma nail in a patient with an impending pathologic subtrochanteric fracture. Can J Surg 42: 384–386

Root L (1984) The treatment of osteogenesis imperfecta. Orthop. Clin. North America 15: 775–790

Rosenberg AG, Barden RM, Galante JO (1990) Cemented and ingrowth fixation of the Miller-Galante prosthesis. Clinical and roentgenographic comparsion after three- to six-year follow-up studies. Clin Orthop Relat Res 260: 71–79

Sekundiak TD (2005) Total hip arthroplasty in patients with dwarfism. Orthopedics 28 (9 Suppl): 1075–1078

Shirley ED, Ain MC (2009) Achondroplasia: manifestations and treatment. J Am Acad Orthop Surg 17: 231–241

Song HR, Choonia AT, Hong SJ et al. (2006) Rotational profile oft the lower extremity in achondroplasia: Computed tomographic examination of 25 patients. Skeletal Radiol 35: 929–934

Trivella GP, Brigadoi F, Aldegheri R (1996) Leg lengthening in Turner dwarfsim. J Bone Joint Surg (Br) 78: 290–293

Windsor RE, Insall JN, Sculco TP (1986) Bone grafting of tibial defects in primary and revision total knee arthroplasty. Clin Orthop Relat Res 205: 132–137

Serviceteil

© Springer-Verlag GmbH Deutschland, ein Teil von Springer Nature 2018
K. M. Peters et al. (Hrsg.), *Fortbildung Osteologie 4*, Fortbildung Osteologie
https://doi.org/10.1007/978-3-662-52748-1

Sachverzeichnis

O

P

Q

R

S

T

Sachverzeichnis